医道宗源

吴作智 著

（二）

『走进仲景脏腑用药式』

中国科学技术出版社
·北京·

图书在版编目（CIP）数据

医道宗源 . 二，走进仲景"脏腑用药式" / 吴作智著 . — 北京：中国科学技术出版社，2019.1（2020.7重印）

ISBN 978-7-5046-8130-0

Ⅰ.①医… Ⅱ.①吴… Ⅲ.①伤寒（中医）—中医临床—研究 Ⅳ.①R24

中国版本图书馆CIP数据核字（2018）第198500号

策划编辑	焦健姿　韩　翔
责任编辑	黄维佳
装帧设计	长天印艺
责任校对	龚利霞
责任印制	李晓霖

出　　版	中国科学技术出版社
发　　行	中国科学技术出版社有限公司发行部
地　　址	北京市海淀区中关村南大街16号
邮　　编	100081
发行电话	010-62173865
传　　真	010-62173081
网　　址	http://www.cspbooks.com.cn

开　　本	710mm×1000mm　1/16
字　　数	274千字
印　　张	15.75
版　　次	2019年1月第1版
印　　次	2020年7月第2次印刷
印　　刷	北京威远印刷有限公司
书　　号	ISBN 978-7-5046-8130-0 / R·2300
定　　价	35.00元

（凡购买本社图书，如有缺页、倒页、脱页者，本社发行部负责调换）

前　言

我们继承的是仲景的理法方药。特别强调的是：第一，理、法；第二，才是方、药。所以，我们讲的更多的是"理、法"方面的内容，区别于市面上的一些中医书籍，大部分都是讲"方、药"。

"理、法"足了，"方、药"就简单了。

"理、法"弱了，"方、药"就复杂了。

中医，从来都是强调"理、法、方、药"的。"理、法"，是中医理论最核心的根基。

我们从最基础部分开始，梳理当人体感受寒邪的时候，随着病邪的入侵，人体出现的一系列的病变表现，以及对其生理、病理的剖析和组方、用药的讨论等。

在第一篇中，梳理了寒邪入侵到腠理层之后，临床常见的、可能出现的一些发展方向，并且简单讨论了一下这些发展方向中可能存在的一些疾病表现。这也是本书的一个主轴，是纲领性的、脉络性的东西。后面的内容都将沿着这个脉络逐渐展开。

从第二篇之后，都在着重讲解寒邪入侵腠理之后，沿着太阳经层向里发展的一些常见变化，以及随后入侵阳明经层出现的一些常见的寒化、热化的临床病变。并且在文中详细讨论了病邪在发展中出现的临床表现，以及仲景的基本应对方法和方药解析。同时，也补充了仲景没有谈及而临床客观存在的一些基础理论。（仲景之所以没有谈及，主要是这些东西太过基础。但是在现代的中医理论中又严重缺失，所以这些基础内容的补充，对研读仲景的《伤寒杂病论》及更早的《黄帝内经》体系，都有一些意义）限于篇幅，更多内容我们会在后面的分卷中逐次展开讨论。

最有意义的是,通过这些生理、病理的表现,把以仲景为代表的汉唐中医理论体系的运用中,对人体的生理、病理的认识,以及划分的身体"六大架构"等,逐一拆分、展示出来。从而引出仲景的"脏腑用药式"。

吴作智

内容提要

《医道宗源(二):走进仲景"脏腑用药式"》是在《医道宗源(一):中医精准诊疗的计算与谋势》的基础上,展开讨论汉唐中医最核心的基础理论与运用。通过解析仲景《伤寒杂病论》的一些基础内容,剖析和展示这些基础理论的贯穿与融合,并且按照仲景的六经层的架构,重点讨论了寒邪在入侵人体之后,进入太阳经层、阳明经层的过程、表现,以及一些处理方法和联动机制。

从本书开始,我们将逐步展开讨论仲景理论架构的应用模式,我们称其为"仲景用药式"。通过梳理和讲解仲景的一些条文,逐步展开仲景理论的六大架构,以及这六大架构的基础用药。能把这些基础的用药和组方理论有机的灵活掌握和运用,就基本能做到仲景所说的"思过半矣"。绝大多数的临床疾病,都能轻松治疗。

目 录

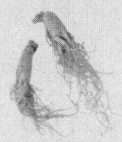

医道宗源（二）
走进仲景"脏腑用药式"

001　第一篇　太阳病传变的脉络体系

> 风寒之邪入侵人体后，有多种演变的方向和途径。"病邪"在"太阳经层"的时候，存在多种传变可能，也可能和其他经层的病邪形成"合病""并病"，所以，对寒邪从太阳经层传经的不同情况进行梳理显得十分必要。

腠理方向	003
本经方向	003
手太阴经层方向	004
肺脏方向	005
手阳明经层方向	006
足阳明经层方向	006
足太阴经层方向	009
脾脏方向	010
足少阴经层方向	011
肾脏方向	011
足少阳经层方向	011

手少阳经层方向 012
手少阴经层方向 012
膀胱腑方向 012

013　第二篇　寒邪入侵太阳经层

太阳病是《伤寒论》全书中篇幅最大、内容涵盖最多的一个理论体系，与其他内容的篇幅总和相差不多。总体来说，太阳病篇阐释了两方面的内容：一是"正治"，二是误治后如何"救逆"。太阳病的诊断必然要从症状和体征入手。因此，寒邪入侵太阳经层的常见表现是学习中医的重要内容。

什么是太阳病 014
　　太阳病的太阳是什么 014
　　太阳病脉证并治 017
知常而达变 018
　　太阳伤寒 018
　　太阳中风 024
伤寒症状的条文解析 027

033　第三篇　条文中的味道

《伤寒论》条文所蕴含的内在意义远远超出其文字本身所表达的含义。太阳病条文中隐藏了许多值得挖掘的信息，其中首要传达的信息即是"传经"的内容，也就是病邪发展演变的情况。

目 录

本经传经 ·· 034

　　什么是本经传经 ·· 034

　　认识本经传经的意义 ·· 037

经络之中的外邪 ·· 046

　　邪气，在经络中的哪里 ··· 048

　　邪气，在经络中的层次 ··· 050

　　喧闹的经络 ··· 056

　　太阳病的身痛 ··· 061

　　太阳病中几个常见的脉象 ··· 063

081　第四篇　麻黄汤与汗法

> 很多人都喜欢尊奉"桂枝汤"为仲景第一方，其实麻黄汤才是真正意义上的仲景第一方，伤寒散寒祛邪第一方，是伤寒入侵人体第一层防线"太阳层"的根本方药，更是变化之后可以治疗很多深层阴寒的一个重要组合。

仲景第一方——麻黄汤 ··· 082

　　麻黄汤，是寒邪入侵足太阳的专方 ······································ 082

正确理解麻黄汤 ·· 085

　　麻黄汤是一个基础方 ·· 085

　　麻黄汤的气机 ··· 088

麻黄汤精讲 ··· 090

　　麻黄 ··· 091

　　桂枝 ··· 096

杏仁 ·· 099
　　炙甘草 ··· 101
麻黄汤的使用 ·· 104
　　麻黄汤的出身 ·· 104
　　麻黄汤的煎煮法 ······································ 106
　　麻黄汤的服用方法与禁忌 ···························· 108
汗法——发汗的技法 ··································· 118
　　发汗的季节与程度 ···································· 118
　　发汗时汤药的用法 ···································· 120
　　停药时机 ··· 123
　　"发汗太过"的情况 ·································· 123
　　发汗的方法与剂型 ···································· 125
　　"汗后"的养摄 ······································ 125
　　汗出自愈 ··· 126

130　第五篇　寒邪入侵阳明经层

> 　　阳明经层，是人体的第二层防线，是人体在表的一个大的经层。病邪入侵太阳经层后，随着病势的加重，病邪会从两个方向同时入侵太阳经层的下一个经层，即阳明经层。

何为阳明经层 ·· 131
　　入侵方向 ··· 131
　　症状表现 ··· 132
阳明经层的分区 ·· 134
　　手阳明寒证 ··· 134

足阳明寒证 ………………………………………………………… 155

阳明热证 …………………………………………………………… 163

181　第六篇　太阳阳明的发病脉络

> 当病邪进入太阳经层，疾病的发展演变方向有很多种可能。对这些发展和转归的探讨是张仲景最核心的理论，通过对它们的"理、法、方、药"的展示，呈现的是仲景"脏腑经络用药式"，是《伤寒论》的精华。

太阳经层 ……………………………………………………………… 182

　麻黄的用法 ………………………………………………………… 182

　用药理论 …………………………………………………………… 184

阳明经层 ……………………………………………………………… 195

197　第七篇　感冒到底是怎么回事

> 感冒是我们日常生活中最常见的外感病，主要症状为鼻塞、流涕、咳嗽、发热等。在中医理论中，所谓的"感冒"是描述人体受外邪影响发病的两种途径，分别是"感"和"冒"。

聊聊感冒 ……………………………………………………………… 198

　感冒的定义 ………………………………………………………… 198

　感冒的病因 ………………………………………………………… 199

打喷嚏、鼻塞、流涕 ………………………………………………… 201

　打喷嚏 ……………………………………………………………… 201

　鼻塞 ………………………………………………………………… 201

流涕、清涕 202

食欲不佳与排便次数减少 206

　　具有自我保护性 206

　　属于一种生理反应 207

　　排便次数减少 207

　　小结 208

关于咳嗽 210

　　咳痰 211

　　久咳 215

关于喘 217

　　实喘 218

　　虚喘 228

发热 231

　　郁热 231

　　邪热 232

汗与杂病 237

　　关于汗 237

　　关于杂病 239

242 后记

医道宗源（二）：走进仲景"脏腑用药式"

第一篇 太阳病传变的脉络体系

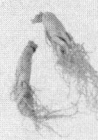

风寒之邪入侵人体后，有多种演变的方向和途径。"病邪"在"太阳经层"的时候，存在多种传变可能，也可能和其他经层的病邪形成"合病""并病"，所以，对寒邪从太阳经层传经的不同情况进行梳理显得十分必要。

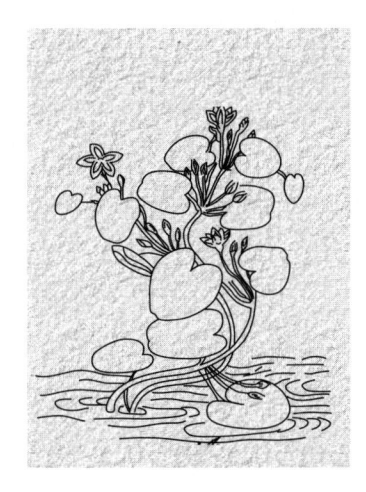

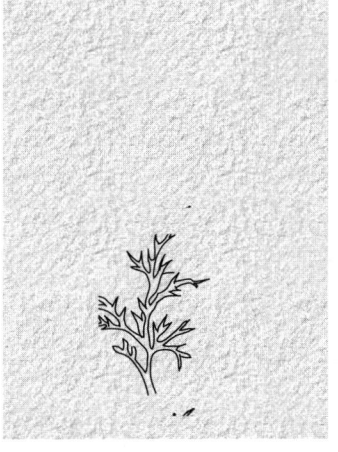

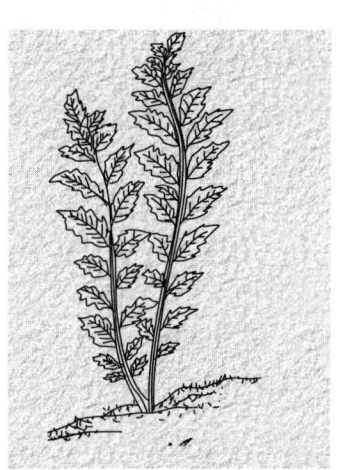

我们在《医道宗源（一）》中已经详细讨论了当风寒之邪入侵腠理，进入"太阳经层"的时候，会常见哪些生理、病理上的表现。

下面我们来具体看看，当病邪来到"太阳经层"之后，疾病存在哪些入侵的方向和途径。如下图。

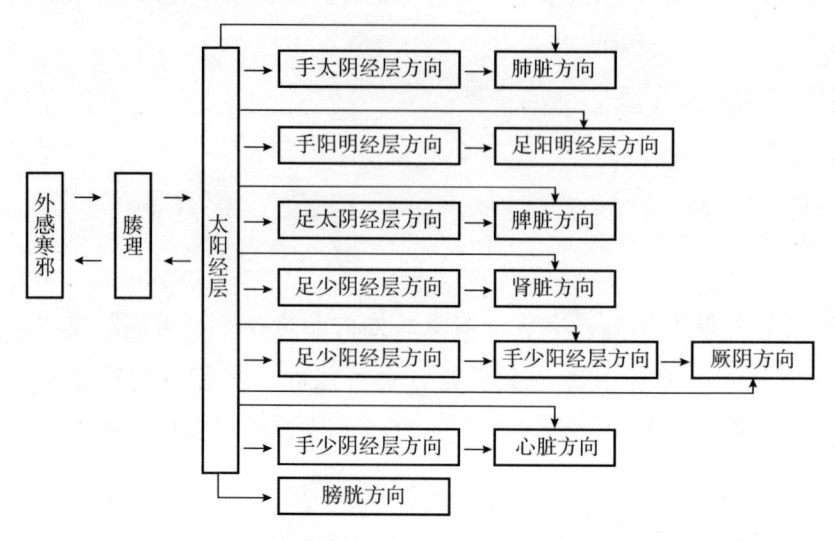

```
                          ┌→ 手太阴经层方向 → 肺脏方向
                          │
                          ├→ 手阳明经层方向 → 足阳明经层方向
                          │
外感寒邪 → 腠理 → 太阳经层 ├→ 足太阴经层方向 → 脾脏方向
                          │
                          ├→ 足少阴经层方向 → 肾脏方向
                          │
                          ├→ 足少阳经层方向 → 手少阳经层方向 → 厥阴方向
                          │
                          ├→ 手少阴经层方向 → 心脏方向
                          │
                          └→ 膀胱方向
```

"太阳经层"病邪大略走向示意图

随着病邪入侵到"太阳经层"的时候，病邪就面临着很多方向的选择。上面的图中，我们就粗略地把一些常见的入侵走向列举出来了。从图中看，病邪在"太阳经层"的时候，是具备很多种入侵可能的。不仅潜在的变量很大，而且可以导致的症状也很多。太阳病很容易和其他一些经层的发病形成"合病""并病"。也正是由于这些原因，所以仲景在他的《伤寒论》中，关于"太阳病"的内容，就占据了全书2/5以上的篇幅。也正因为如此，我们在讨论中医最基础、最核心的基础理论时，也要把这个"太阳病"的基础内容，尽可能阐述得更详细、更入微。就是希望大家能够通过这里，认识到仲景想要传达给大家的意思。伤寒，是一个很大的病证体系。《伤寒论》就是结合病人生理、病理以及症状表现，来分析、讨论、认识人体的一个庞大的理论体系架构。并不是简单的"方证对应"。

下面，我们简略地浏览一下，当寒邪从"太阳经层"向不同方向入侵的时候，会出现哪些情况、哪些常见病症。（下面的内容，都是建立在"寒邪"走向的基础上的讨论。其他外邪的情况，我们后文中会有专项讨论。）

第一篇 太阳病传变的脉络体系

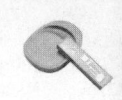

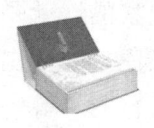

腠理方向

我们先来看看病邪可能传递或者入侵的第一种方向——腠理方向。其实，这个很常见。大家在感冒之后，经过一段时间的抗邪，身体把病邪重新推向"腠理"，并且排出体外，从而达到恢复健康的目的。这个就是病邪在入侵人体的时候，受到了比较有效的抵抗，最终被身体正气赶出体外的表现。

在这里，病邪向体外退散的时候，就是病邪向"腠理方向"的走向。病邪向外走的时候，就是邪势减轻、病邪退散的表现。《黄帝内经》说"从阴转阳"是病退的表现。其实，所有的病邪"从深出浅""从内向外"等，都是病势衰减的表现。

所以，腠理不仅是病邪入侵人体的一个通道；也是病邪外出的一个重要通道。

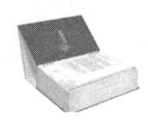

本经方向

这个我们在前面的"本经传经"的时候已经讲解比较详细了。大家可以回顾一下前面的传经部分的内容。

我们以"刻诊"取得的信息，作为基准点。观察在随后的时间内，病邪在本经中的发展趋势，是向着深处发展（病进）、还是向着浅处发展（病退）。

这个观察很简单：一个从症状上观察；一个从色脉中观察。

从症状上观察：就是观察病人当前出现的症状，与之前症状之间存在的程度上的差异。例如本来有一个"咳嗽"的症状，过了几个小时，没有增加新的症状，只是"咳嗽"在加重，变得频繁了。例如现在的"发热"比之前的发热，热势更重一些了。这些反应，都是病邪在本经层中向里入侵的表现。相反，症状在逐渐减轻，则说明病邪在本经层中，正逐渐向外、向浅消退。

从色脉上观察：色脉，反应病邪进退变化，是最快速、最准确的。所以，《黄帝内经》中说："色脉者，上帝之所贵也。"所以，我们要想学好仲景的东西，"色脉"也同样是一个必不可少的条件和要求。

"色"，主要是指病人"面上的气色"（当然，更多内容还包括身体其他部分气色的表现。但是最常用、最方便观察的，就是这个面上的气色）。当病邪在本经层深入的时候，病人的面上的气色，就会出现非常直观的变化，就像天空中的云层一样，"晴转多云""多云转阴"等，变化总是很快、很细微。病邪进退，就会导致面上的气色变化，也如天上的云卷云舒一般，在明朗和晦暗之间变化。这个其实很简单，多注意观察病人的面色（尤其是孩子的），就会很快看出病人的气色转化。

"脉"，主要是指病人人迎、寸口的脉象变化。例如寸口脉，同样是"紧脉"，但是在病邪向里入侵、病势加重的时候，紧脉的"紧"的程度，也是不同的。

能明白这些基本的四诊信息，我们就能很轻易地根据"色脉"来"追踪"病邪的所在、病势的轻重、病邪的发展方向等有用信息。这样，对病情的了解，就会非常直观、明朗。这个就是《孙子兵法》中所说的"知彼"。孙子说："知己知彼，百战不殆。"所以，做到"知彼"，是决定胜局的重要先决条件。

更多关于"色脉"的内容，请参看相关章节。这里只是讨论"病邪的发展走向"，所以就不过多论述了。

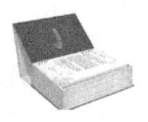

手太阴经层方向

当病人在"太阳经层"受邪的时候，经常会出现一系列"呼吸系统"方面的症状。最常见的，例如我们在"受寒"感冒的时候，即使在发病初期，也很常见伴有"咳嗽"等呼吸系统的症状反应。其实，是因为"肺"与"足太阳"有一个管辖重叠通道——"腠理"和"皮毛"区域。所以，当外感寒邪入侵到"腠理"的时候，它在进入"足太阳经层"的同时，也会有向"肺"入侵的趋势。这个通道，就是连接"肺"与"腠理""皮毛"的"手太阴经层"。

所以，当病邪入侵到"腠理"的时候，它最先接触到的是"腠理层"阳气的抵御，这就是"足太阳经层"的防御力量。为什么先接触到的是"太阳之气"的抵抗呢？因为阳气在外，卫气在最外。

第一篇 太阳病传变的脉络体系

然后，很快就会接触到另一支防御力量，这就是从"肺"出发的偏阴属性的"正气"的抵御。这支力量的循行通道，也同时会被外邪作为一个入侵的次重要通道。所以，一般人在伤寒感冒的时候，很快就会出现"咳嗽""咳痰""胸闷""呼吸急促"或者"喘促"等"呼吸道"的症状。当然，这个里面，是存在外邪入侵的"病理性的症状"，同时也存在由于正常的气机受到外邪入侵的干扰，造成的"生理性的症状"。但是，两者造成的症状，又不可能在相合的状态下，区分出哪一个"咳嗽"是外邪导致的，哪一个是由于正常的生理气机出现上逆所导致的。所以，这个时候的用药，是需要根据具体情况来两者兼顾的。具体药力在组方时候的分配，需要精细的四诊来提供依据。

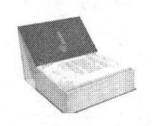

肺脏方向

相比较而言，虽然"太阳"与"少阴"在生理上是互为"表里"的。一般情况下，"表"有邪，一般很容易入侵到"里"，导致"里"的症状。但是，这个也不是绝对的。

人体受邪之后，很多时候，并不是简单的"表里相传"。例如这里的"太阳受邪"之后，最常见的病邪随后最先入侵并不是与"太阳"互为表里的"少阴肾"，而是"手太阴肺"。就是因为脏腑、经络之间，除了"互为表里"之外，还有彼此间的"快速通道"。一般来说，这种"快速通道"的存在，是依托两者之间存在的共有或相关的一些生理上的关联，或者是气机上的影响来完成的。例如这里，就是因为"太阳"和"手太阴肺"之间存在腠理、皮毛这样共同管辖的区域，导致着"太阳"和"手太阴肺"的连接，比与"太阳"相为"表里"的"足少阴"更紧密。也正因为如此，外感寒邪之后，最常见的是肺系的疾病，而不是肾系。即便是对脏腑造成影响，最常见的也是"肺炎"，而不是"肾炎"。原因就在这里。

总体来说，一旦寒邪从"腠理"入侵到"太阳经层"，就同时（或随之）开始向"肺系"造成影响了。最先出现的，当然是"手太阴经层"的问题；随之，就会通过影响"肺系"的生理功能（包括气机），进而影响到"肺脏"，从而出现"肺脏"的一系列症状，如"咳嗽""咳痰""胸闷胀满"等。

关于这其中会出现的各种生理的、病理的一系列症状、治疗等，我们在后面会有详细讨论。这里，我们只是先把仲景给我们的框架搭建起来。

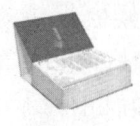

手阳明经层方向

外感寒邪在入侵"腠理""太阳"之后，很容易出现向"手阳明经层"入侵的临床表现。例如"肩周炎"，就是我们常见的在感受"风寒"之后，出现的一种大家很熟悉的症状。这个症状很典型。当寒邪从"腠理"直接向下，进入"阳明层"（肌肉层）的时候，就会出现受邪部位肌肉酸痛等症状。此外，当寒邪从"太阳经层"向"阳明经层"入侵的时候，就会沿着"手足阳明经"循行的部位，出现肌肉、关节痛等症状。在《素问·阳明脉解篇》中说："阳明主肉。"所以说，我们人体第二道大的防线（肌肉层），主要是受"阳明"管辖的。而这里的"阳明"，是指"手、足阳明"二者。所以，当病邪开始入侵到第二道防线的时候，就会导致其所统辖部分受邪之处的功能异常，或者感知异常。常见的如肌肉的"酸、麻、痛、痒、不仁"等。

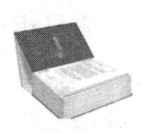

足阳明经层方向

在《伤寒论》的传经中，出现的"一日太阳、二日阳明"的传经情况，所指的基本都是"足阳明经层"的。虽然"手足阳明"同属"阳明"，而且气机、统辖都非常近似；但是，真正能主一身之肌肉的，还是"足阳明经层"。凡是腠理、毛皮之下，都是足阳明统辖的"肌肉层"。所以，在"太阳所主一身之肌表"（毛皮）受邪之后，病邪是很容易通过"毛皮层"向下深入，进入"肌肉层"的。这个就是"层"之间的入侵，是可以不通过"经络"入侵来直接完成的。但是，这种"层入侵"虽然存在，影响力却是有限的，远远没有通过经络"循经入侵"造成的影响大、面积大。在临床中，很多病人的肩背腰腿痛，开始是"太阳"的症状，但是随着病程的发展、病邪的入侵，很容易合并出现"阳明"的肩背腰腿痛的症状。这种情况类似于上面说的"肩周炎"（手阳明经层）的症状，也是病邪入侵"肌肉层"所致的。不过这里是通过"足阳明经层"入侵，所以影响面积更大些，也可能更重些。

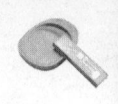

当病邪入侵，传经进入"足阳明经层"的时候，表现出来的恶症状会很多。例如在病邪入侵"足阳明经"达到一定值的时候，就必然会对本经的"生理功能"造成影响，甚至是削弱。所以，当寒邪、湿邪入侵"手（或足）阳明经"到一定值的时候，病人就可能会出现"腹泻"的症状。

这个道理很简单，人体的脏腑，就像我们的家用电器；而经络，是给这些家用电器供电的线路。当这条供电线路中的电压、电流都正常的时候，相关电器的工作就能正常。而当供电线路中的电压或者电流出现问题的时候，用电器的工作状况就必然会不正常，甚至会被损坏。同样道理，平人状态下，当"手阳明大肠经"处在正常状态的时候，大肠的生理功能应该就是正常的。当寒邪入侵"手阳明经"，该经络中正常通过的"经气"就会因为有"寒气"的夹杂而相对减少；而当经气总量小于某个下限值的时候，就会使"大肠"由于供养不足，而导致功能下降。此外，由于"寒气"的入侵，也同时可以导致该经之中的"阳气"（阴阳在人体中任何一个点上，都是同时存在的）受到损耗。而阳气不足到一定程度，也同样会影响到大肠的生理功能。这两个方面都是"本经经气"受到损伤，所以，导致大肠功能出现障碍的表现，也是不足方面的。大肠功能不足，就会导致对肠容物水分、营养成分等吸收不足，从而出现"大便不成形"，严重的甚至可以导致"腹泻"。

在此基础上，有两种情况，我们单独整理出来。

一、局部疼痛

"寒"入侵到经络之后，也会随着经络中经气的滋养灌溉所管辖的区域，导致这些被管辖区域也受寒。由于寒性"收引"，所以，这些被灌溉的区域，不仅在单位时间内得到的滋养减少；同时还会导致由于寒性"收引"引起的局部疼痛。这也是阳明受邪多有疼痛的原因之一。

由于受邪经络对"肌肉层"滋养的不足，也同时导致肌肉层的生理功能减弱，这样就会导致肌肉层里产生的代谢废物被收集、运走的能力也会减弱，进而导致肌肉间的代谢通道变得更壅滞甚至阻塞。这样的情况下，肌肉层也会出现"酸、胀、痛"等。

所以说，"阳明经层"受邪导致的肌肉层的疼痛，原因会同时有虚、实两方面的。也正是由于这些原因，很多伤寒病人，在阳明病寒证的时候，我们可以通过使用"葛根汤"取汗的方法，让病人"肌肉层"病邪垃圾都随着汗而出，病人的症状，也就会随之而愈了。这种病人的病程越长、病势越重、垃圾囤积得越多，这种汗法中，病人很可能会散出一身"黏汗"来。这层"黏汗",其实就是"肌肉层"由于病邪影响、不能及时代谢出来的垃圾成分。在我们中医理论中,这种东西,也可以称为"痰浊"。

二、急性腹泻

寒邪在入侵经络之后,由于寒的属性,必然会导致经络之中的"阳气"折损。这样会有什么后果?首先,自然是受邪之处由于阳气的不足,温煦能力就会不足,从而出现畏寒、怕冷的表现。然后呢?如果长时间处在经络受寒、阳气不足的情况,就会进一步影响到对应脏腑的"阳气"。而当该脏腑阳气不足的时候,相对应的生理功能就不能得到正常表达。例如这里的"足阳明经"受寒,如果受寒较重,就可以在很短的时间内,影响到其对应的脏腑"胃"的正常生理功能。原因很简单,当经络之中的寒气重,就会向里折损胃中阳气。不仅是阳明经会这样,所有的经络都是这样。经络之气,永远都是在和对应脏腑一刻不停地进行气机交换的,二者之气的区别不过是脏腑之气的体量像是大水库,经络只是小沟渠而已。所以,经络中的寒气,也会随着经络与脏腑的交换,造成对脏腑气机的影响(注意,这里初起的时候,只是影响到经络,病邪发展到一定程度,才会真正入侵到脏腑的。这是两个概念)。回到这里,当"寒气"能够足够多地影响到"胃"的"阳气"的时候,胃正常的气机升降就会被打破。即,当寒邪足以影响到足够多的胃的阳气,就会导致胃的阳气出现不足。而胃的阳气出现不足的时候,依赖于胃气阳气"升"的能力,就会减弱。"升"的能力减弱,则原本能够保持升降平衡中"降"的能力,就会相对出现有余。这样,就会出现"胃气"降的功能"太过"。而这种"通降"太过,表现出来的症状就是急性腹泻。

所以,很多病人在寒邪入侵"阳明经层"较重的时候,就会表现出"腹泻"的症状。虽然此时"胃"并没有真的受邪,但是正常的生理气机已经被邪气影响和干扰了。

我们之所以把这部分单独提出来先讨论一下,就是提醒很多读过一些《伤寒论》的朋友,虽然仲景在"辨阳明病脉证并治"之中,讨论的大多是"热证"的表现,但不能就以为"阳明病"就没有"寒证"了。很多人在这里都陷入了这个误区。

从经络影响到脏腑的情况,不是"足阳明胃经"与"胃"所独有的,基本所有对应的经络与脏腑之间,都会存在这种现象。只不过是有些会表现出明显的症状,如"手太阴经"受邪,也会导致"肺"的咳嗽等;而有些经络受邪,表现出来的症状就没这么明显,甚至几乎看不到有什么症状。例如肝、脾、肾三脏，在它们经络受邪的时候，在一定程度内，基本是没有什么症状反应的；但是等到出现症状的时候，病情就已经很重了。

总体来说，在仲景《伤寒论》的理论架构里，"手阳明"和"足阳明"的症状很类似、受邪的情况也很类似，所以仲景把"手、足阳明"的情况合并在一起讨论。例如"辨阳明病脉证并治"中的"承气汤"系列，就既有针对"手阳明经层"乃至"大肠"的受"邪热"的论述；也有针对"足阳明"的讨论。而所谓的"阳明大热"，则是"手、足阳明"都有可能出现的。

但是，两者还是存在同中有异的。例如在"伤寒"的"热病"阶段再传阶段，区别就更明显些。当病人触冒的"风寒之邪"中的"风"是"偏阳"属性的情况下，病邪化热之后，两者的影响方向就不一样了。偏"手阳明"的情况下，化热则容易导致"热邪"向"手少阴""手厥阴"方向入侵，导致出现"心脑"系的重证。而偏"足阳明"受邪的影响方向，更多的是影响"胃肠系"的重证（当然也有些情况下，也会影响到"心脑"系）两者受"寒"邪影响，所表现出来的症状，也同样很类似，常见的有"腹痛""腹泻"等症状。但是，也同样存在一些差异。

当出现这种再传（再次传经），主要出现在误治、失治之后，一般都属于重证了。

"阳明"方向的内容，也是很多的，是除了"太阳病"之外内容最多、最复杂的一个经层。后面我们会逐一展开来讨论的。

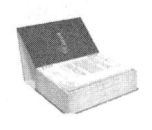

足太阴经层方向

在临床中，也常见伤寒病邪在入侵"太阳"之后，直接跨经传入"足太阴经层"方向。（所谓的"跨经"，是指病邪不是按照"一日太阳、二日阳明、三日少阳、四日少阴、五日太阴、六日厥阴"的这种既定传变次序来逐次传经入侵，而是直接跳过某些经层，入侵进入后面的某一经层的情况。）

寒邪传"太阴经层"，出现的症状相对来说比较单一，最常见的就是"腹痛""腹泻"。在症状上，和传"阳明"有些类似；但发病机制却是有差异的。

在临床上，寒邪从"太阳"直接传入"足太阴"还是很常见的，一般情况下大多都是表现为寒证的症状。

除了"太阳"直接跨经传入"足太阴"之外，"阳明寒证"也很容易入侵到"足太阴经层"。所以说"足太阴经层"病证的出现，不一定比传"少阳经层"少见。而我们把这个内容安排在向"少阳经层"方向之前，就是因为"足太阴"还与"阳明经层"有传递性。

在临床上看，仲景和《黄帝内经》虽然都说"伤寒一日太阳受之，二日阳明受之，三日少阳受之。"但是真正看到从"阳明"到"少阳"的，远远没有从"太阳"直接到"少阳"的多；也没有从"阳明"到"太阴"的多。病邪发病，不一定真的就是乖乖地按照这个套路走的，而是完全根据自己的属性、自己的脾气、宿主（病人）的体质来随机取向的。简单来说，病邪是"活"的，也有自己的"意识"（虽然绝大多数情况下这个只是"下意识"，但是有些久病、重病，当病势达到一定程度的时候，病邪很可能会出现真的"意识"），也懂得趋利避害，喜欢随机挑"弱者"欺负。现代人的体质，由于长期贪凉、饮冷，入侵"太阴"已经变得比较容易了。

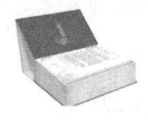

脾脏方向

病邪从"太阳"也有直接向"脾脏"入侵的趋势。虽然没有前面的那些常见，但临床也不少见。这种情况导致出现的症状，最常见的是"腹痛""腹泻"，这点与"阳明"有些类似。

同时，除了这种从"太阳"直接入侵"脾脏"的情况之外，还有太阳病久病、手太阴久病、阳明病久病以及足太阴久病的情况下，也会导致病邪对"脾脏"的入侵。相比较而言，脾脏是一个比较容易受邪的脏器，容易受到各个方向的欺负。这也是脾土的属性所造成的，——脾为至阴，为土脏，主承载，所以包容性就非常强。当脾脏受邪较久、较重时，就会出现很多免疫系统疾病、血液系统疾病等。

第一篇 太阳病传变的脉络体系

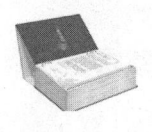

足少阴经层方向

太阳病，向"足少阴经层"方向入侵，应该是理所当然的。毕竟两者互为表里，是存在内部联通的。所以，当"太阳"受邪较重、较深的时候，病邪也很容易透过太阳直接向"少阴"入侵。最常见的表现，一个是"小便量"增多；一个是咽痛的症状。再严重些，会出现急性肾炎等。

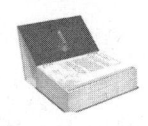

肾脏方向

肾脏方向，一般都是太阳病邪深重，同时由于病人素体肾气虚弱、加上病期养摄不谨，导致病邪直接入侵"肾脏"方向，常见的可以出现急性肾炎等。一般来说，病邪入侵三阴的时候，症状除了"厥阴肝"比较复杂之外，少阴、太阴的症状相对就简单多了。

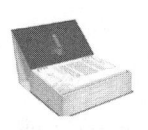

足少阳经层方向

虽然《黄帝内经》和仲景都说"伤寒一日太阳受之，二日阳明受之，三日少阳受之"，但其实在临床上，"少阳"的发病，很多情况下，都不是从"阳明"传过来的，而是从"太阳"直接入侵少阳的。常见的表现也很多，如典型的"寒热往来""耳鸣""口苦"等。此外，如果素有胆结石的患者，在病邪向"足少阳经层"入侵的时候，很容易诱发"胆石痛"。

"少阳"是一个阴阳交界的地方，病邪在这里，就很容易入阴了。所谓的病邪入阴，就是病势发展较重，开始向脏腑深层入侵的表现。所以，"少阳"也常在临床上被作为三阳层的最内层的一道防线，战略意义非常重大。

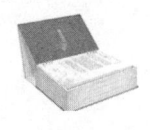

手少阳经层方向

病邪从"太阳"入侵"手少阳经层"的时候，会出现"偏头痛""耳聋""耳鸣"等症状。以及肩胛骨天宗穴附近不舒服等的表现。

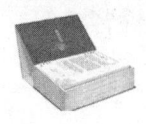

手少阴经层方向

病邪从"太阳"入侵"手少阴经层"的情况，相对来说比较少见一些。但是在临床中，也只是"相对而言"少见，例如由一次外感风寒，直接导致"心肌炎"的症状表现，也是并不陌生的。这个就是风寒之邪从"太阳"直接入侵到"手少阴"的表现。

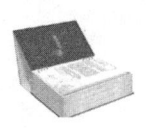

膀胱腑方向

当病邪较重，或者"太阳"经气不足等情况下，"太阳经层"的病邪，可能直接会从太阳经入侵"膀胱"，常见的如男性的急性前列腺炎等；严重的可能出现"蓄水证""蓄血证"等。

上面，我们大致梳理了一下，寒邪从"太阳经层"传经（走向）的不同情况。大家可以思考一下，这其中，包含了多少临床常见的疾病和症状呢？是不是很多？

医道宗源（二）：走进仲景"脏腑用药式"

第二篇 寒邪入侵太阳经层

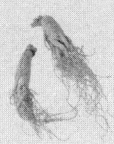

太阳病是《伤寒论》全书中篇幅最大、内容涵盖最多的一个理论体系，与其他内容的篇幅总和都相差不多。总体来说，太阳病篇阐释了两方面的内容：一是正治，二是误治后如何救逆。太阳病的诊断必然要从症状和体征入手。因此，寒邪入侵太阳经层的常见表现是学习中医的重要内容。

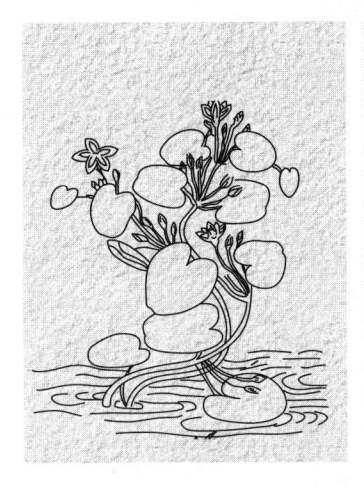

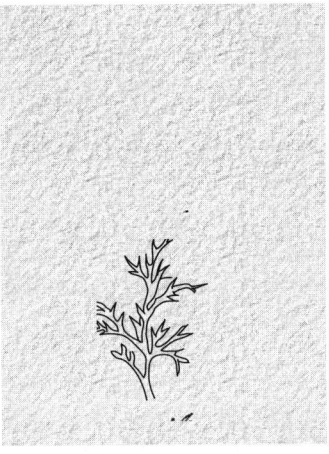

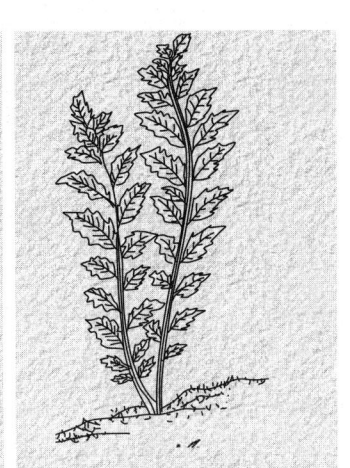

什么是太阳病

前几天，一位朋友微信询问"什么是'太阳病'，太阳病篇里提到的'太阳病'的条文，是不是都是指'太阳之为病，脉浮，头项强痛而恶寒'"。

其实，回忆当年，这个问题也曾经困扰过我很长一段时间的。那还是在20世纪90年代，书籍出版、流通还不像现在这么发达；学习中医的条件、交流也没有现在这样方便。有问题，得不到解答，就那么带着问题学。个中辛苦，经历过的人估计都知道。也是有感于此，所以今天写这些东西的时候，总想尽可能从最基础的讲起，让读者不再有找不到解答的困惑。

太阳之为病，脉浮，头项强痛而恶寒。（《伤寒论》）

那么，太阳病，指的就是"脉浮，头项强痛而恶寒"吗？

回答：这个"脉浮，头项强痛而恶寒"，只是太阳病的一种常见的症状表现。但不是"所有太阳病"的表现。在经文中，所有前面带有"太阳病"三个字的条文，讲的都是"太阳病"的不同症状表现；还有一些没有冠以"太阳病"的条文，在阐述一些"合病"、"并病"的时候，也会讨论到"太阳病"的情况。所以，"太阳病"不仅仅是"脉浮，头项强痛而恶寒"。

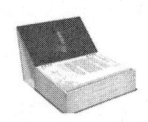

太阳病的太阳是什么

这是一个复杂的话题。即所谓的"六经辨证"，真的指的是"足三阴三阳"（足太阳膀胱经、足阳明大肠经、足少阳胆经、足少阴肾经、足太阴脾经、足厥阴肝经）这六条经络吗？回答：不是。

仲景说的"太阳病""阳明病"等，并不是完全指"足太阳经病"和"足阳明经病"等具体的经络的病变情况。这六经的经络病变，在《黄帝内经》中早就谈过了，不是伤寒条文中仲景说的这些东西。例如在《灵枢·经脉篇》中讲到足太阳膀胱病的情况。

膀胱足太阳之脉，起于目内眦，上额交巅；其支者，从巅至耳上角；其

第二篇 寒邪入侵太阳经层

直者，从巅入络脑，还出别下项，循肩髆内，挟脊抵腰中，入循膂，络肾属膀胱；其支者，从腰中下夹脊，贯臀，入腘中；其支者，从髆内左右，别下贯胛，挟脊，内过髀枢，循髀外从后廉下合腘中，以下贯踹内，出外踝之后，循京骨，至小趾外侧。

是动则病冲头痛，目似脱，项如拔，脊痛，腰似折，髀不可以曲，腘如结，踹如裂，是为踝厥。

是主筋所生病者，痔疟，狂癫疾，头囟项痛，目黄，泪出，鼽衄，项背腰尻腘踹脚皆痛，小趾不用。（《黄帝内经·灵枢》）

这里标注的"足太阳经"的病变表现，显然和仲景在《伤寒论》中阐述的条文，是不相符的。

那么，是仲景不懂《黄帝内经》吗？不知道这种情况吗？

显然不是的。仲景在《伤寒杂病论》的自序中这样说："乃勤求古训，博采众方，撰用《素问》《九卷》《八十一难》《阴阳大论》《胎胪药录》，并平脉辨证，为《伤寒杂病论》合十六卷。"（《伤寒论》）

可见，仲景在撰写《伤寒杂病论》之前，是经过"勤求古训，博采众方"的，并且"撰用《素问》《九卷》"等经典（有一种观点说这里撰用的《九卷》，就是后世所谓的《灵枢》），所以说，仲景搜集到这么多经典著作的经典理论，并加以深入研究，是没有道理不知道这些"经病"的症状表现的。那么，仲景又为什么在他的《伤寒论》中，在讨论"太阳病"等病"脉证并治"的时候，反而没有提到这些明确的"经病"的症状呢？

只有一种解释，那就是，仲景在《伤寒论》中侧重讨论的，不是这些"经病"自身的疾病变化，而是以这些相对应的经络为依托，并且由其功能所覆盖的"层"的病变表现。所以，仲景只是说"太阳病脉证并治""阳明病脉证并治"等，而不是说"太阳经病脉证并治""阳明经病脉证并治"。所以，仲景在《伤寒论》中的"太阳"，指的并不是"太阳经"，而是以"太阳经"为依托的"太阳层"。

这个并不难理解。我们知道，人体的"足太阳膀胱经"，是从人体头部，走后颈，下背后、臀部、大腿后、小腿后，从外踝出，从脚掌外缘到小脚趾的这条循行路线，在上面引用的经文中有更详细的阐述，可以参看一下。见下图。

从这张足太阳的经络图中，我们可以清晰地看到"足太阳膀胱经"的循行部位。但是，在中医理论体系中，有另外一句话，"太阳，为一身之藩篱。""藩篱"是个什么？是篱笆院墙。是保护家园的最外的一道屏障。所以，这句话的意思，说的是：太阳，是人体最外层的一道防线。注意，是"一身"，也就是说是

015

医道宗源（二）
走进仲景"脏腑用药式"

"全身"，而不是单独指"人体后背"。那么，这里所说的"太阳"，显然并不仅仅指的是"足太阳经"这条经络，而是指人体"最外的一层"。

仲景在《伤寒论》中说的"太阳病"，也就是指这个"最外一层"被病邪入侵而出现的各种症状。

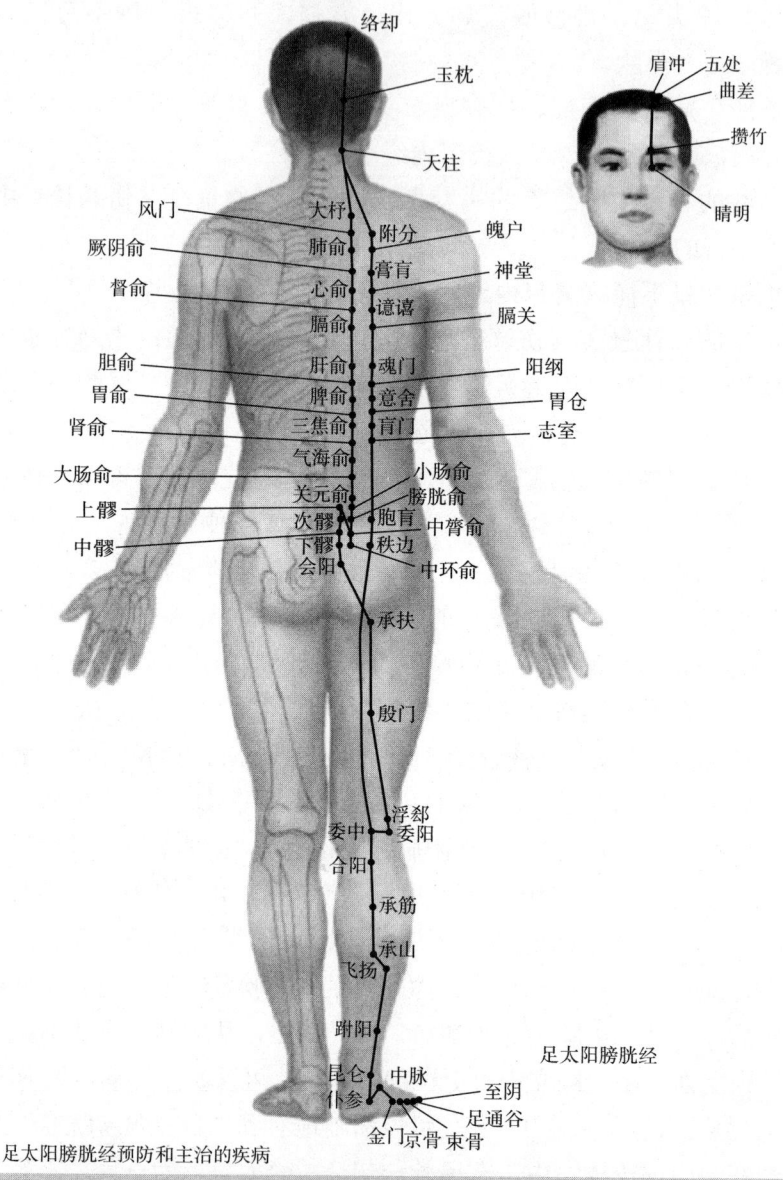

足太阳膀胱经预防和主治的疾病

呼吸系统：感冒、发热、各种急慢性支气管炎、哮喘、肺炎
消化系统：消化不良、腹痛、痢疾、胃及十二指肠溃疡、胃下垂、急慢性胃肠炎、肝炎、胆囊炎
泌尿生殖系统：肾炎、阳痿、睾丸炎、闭经、月经不调、痛经、盆腔炎、附件炎、宫颈糜烂
其他疾病：失眠、腰背痛、坐骨神经痛、中风后遗症、关节炎，经脉所过的肌肉痛

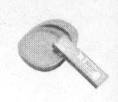

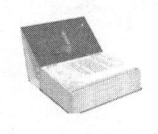

太阳病脉证并治

前面分析了"太阳"两个字,也分析了一下"太阳病"。下面我们再探讨"脉证并治"四个字,所包含的意思。

所谓的"太阳病",就是由于某些原因,导致人体"太阳层"出现的疾病。

能够导致"太阳病"的病因不多,最常见的,一个是外因中的"寒",另一个就是外因中的"风"。

由"寒"所致的"太阳病",叫作"伤寒太阳病",也叫作"太阳伤寒"。

由"风"所致的"太阳病",叫作"伤风太阳病",也叫作"太阳中风"。

讨论由于"太阳中风"或者"太阳伤寒"所导致的"脉象改变""证候症状",以及"组方用药"等内容,就叫作"脉证并治"。

所以,所谓的"脉证并治",就是说("太阳病")常见的"病脉"的认识和诊查,"证候"的鉴别和分析,以及随后对应的"治疗"。这个"治疗",不仅包括了疾病的"正治";还包括了一些经过"误治"或"失治"之后出现的变证、坏证等"救逆"。所谓的"救逆",就是把别的医生治坏了的病人再救回来。

"'脉'证并治",脉,可是放在最前面的。谁说仲景不重视"脉象"?

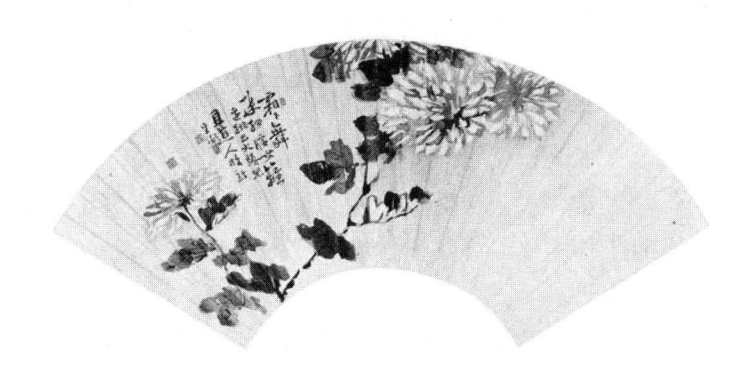

知常而达变

仲景的"太阳病篇",是伤寒全书中篇幅最大的、内容涵盖最多的一个体系,比其他篇幅的总和内容相差不多。可见仲景是多么重视这个"太阳病"的。

总体来说,"太阳病篇"主要阐释了两个方面的内容:一个是"正治";另一个是"误治"的"救逆"。

我们先来看"正治"的情况。"太阳病"的"正治"主要分以下四方面的内容:①太阳伤寒;②太阳中风;③营卫不合;④病解和自愈。

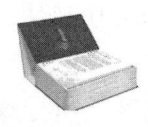

太阳伤寒

一、"太阳伤寒"的含义

太阳病,或已发热,或未发热,必恶寒,体痛,呕逆,脉阴阳俱紧者,名曰伤寒。(《伤寒论》)

这句条文,是什么意思呢?

这是仲景对"太阳病伤寒"的一个定义。首先,是有"太阳病"的。太阳病,前面解释过了,可以回头再看看。

(一)"或已发热,或未发热"

太阳病是可能会有"发热"的症状表现的。所以,发热与否,不是"太阳病"的必然特征。

(二)"必恶寒"

太阳伤寒,"必恶寒",就是说,一定有"恶寒"的症状表现。什么是"恶寒"?就是"怕冷",衣服穿得再厚,也不觉得暖和,感觉一点点风或者没有风,寒气都往身体里面侵袭。这是"恶寒"的表现。

(三)"体痛"

体痛指的是身体疼痛,多在肌肉、关节以及经络等处。有些比较严重的状

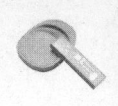

况，会出现"一身上下没哪里不疼"的，民间常说"被鬼打了一样"来描述这种"体痛"，有一种被"捆起来打过"的感觉。

这个"体痛"，我们把其挑出来再看一下，你会看到更多不可思议的东西来。这种"体痛"，有皮肤疼痛，这个好理解，皮肤、腠理，本就属于"太阳层"，所以"太阳病"而出现皮肤痛，这是正常的。但是，这个"太阳病"，不仅会出现"皮肤痛"，还会出现"肌肉痛""筋骨痛""关节痛""神经痛"，以及一身上下都痛的症状等。

那么问题来了——

什么是"肌肉痛"？《素问·阳明脉解篇》中说："阳明主肉，其脉血气盛……"《素问·热论篇》中也说："二日阳明受之，阳明主肉。"而《素问·宣明五气论》中说："五脏所主：心主脉，肺主皮，肝主筋，脾主肉，肾主骨，是谓五主。"可见，这个"肌肉"，分明是属于"阳明层"的。而"太阳病"，进而出现"阳明层"的症状，说明了什么问题？"筋骨痛""关节痛"，都属谁的？"筋"属于"肝"，而"关节、骨"属于"肾"，一个太阳病，就引出这些相关的领域出现问题。这说明了什么？对，就是"太阳"与它们的关联。

（四）"呕逆"

是指胃气上逆而出现的干呕，或呕吐的表现。仲景明言是"太阳病"，却同时会出现下一层"阳明层"的症状；甚至更深层的症状。说明什么？说明"太阳层"与下面的这些"层"，是有很密切关联的。所以，不要一看到病人出现呕吐，就习惯性地断定是"少阳"的症状、"阳明"的症状，"太阳"也一样会有"呕逆"的症状。

（五）"脉阴阳俱紧者"

这句，是重中之重，一定要搞明白。首先，是"紧"的这种脉象，也叫作"紧脉"。紧脉，主寒，主痛。也就是说，因为"寒"，会出现"紧脉"；因为"痛"，也可能出现"紧脉"。这里讨论的是"伤寒"，所以我们只讲前一种的情况。这里就要大家习惯一种特性——"伤寒、紧脉"。也就是说，在遇到"紧脉"的时候，如果病人没有"痛"的症状表现，那就要考虑这个"寒"的因素了。当然，其实在临床上还会有其他的一些情况也会导致"紧脉"的出现，例如"紧张"。有些人在"紧张"的时候，也是会出现"紧脉"的。当然不是所有人紧张都会出现的，是说有这种情况的表现。所以，在切脉的时候，还要细心鉴别一下以免误判。

其一，伤寒，为什么就会出现"紧脉"呢？

这是因为"寒"的属性所致的。"寒"性凝滞、收引，所以经脉气血就会出现收引和凝滞的表现，脉象就会从正常"和缓"的样子，变得更"紧致"一些、更"凝实"一些。也就是经文所说的"邪之入于经脉，寒则营血凝泣"。而这种"紧致""凝实"在脉象上的表现，就会出现"紧"的脉象。这就是"紧脉"了。

其二，凡是伤寒，都会出现"紧脉"吗？

不是的。只是绝大多数人在"开始"被"寒邪"所伤的时候，会出现"紧脉"。当"寒邪"向里入侵到一定程度的时候，或者病情、病势发生传变等改变时，这种"紧脉"就会消失，而被新的脉象所取代。这是"脉象"的转变。脉象的转变情况，是由病邪的发展，以及病人自身身体状况等综合决定的。

也就是说，病人"伤寒"，出现"紧脉"，就说明此时病邪还处在入侵的初期阶段，入侵的时间还不算太长。要注意，这个"入侵的时间还不算太长"，并不是一个确定值，而是相对于"病势发展程度"而言的。有些病人伤寒一发病就出现"紧脉"，随后病了三四年，甚至七八年还是"紧脉"。这两种"紧脉"，所反映的内容，有共同之处，也有各自不同的内容。而要理解这里面的"共同之处"与"各自不同"，则需要更多的基础知识。比如这一条经文中谈到的"脉阴阳俱紧"，这句话，读过伤寒的人，估计都可以读懂，但未必就懂得很透彻。

这个"脉阴阳俱紧"，究竟是什么意思呢？

意思，其实就是字面意思。但是，这句话的"内容"，可就深了去了。我们一起来看一下。

1. "脉"

"脉阴阳俱紧"中的"脉"，同时具备了几个意思。第一，指的是"取脉部位"。这个部位在哪里？在我们两手的"寸口"的部位，在《黄帝内经》中，也叫作"气口"。就是我们最常见的中医切脉所取的手腕桡动脉这里。见右侧的切脉图。第二，指的是"脉象"，即脉的表现，这个是描述"脉"的内容的。我们常说的"脉有浮、沉、迟、数、滑、涩"等，是

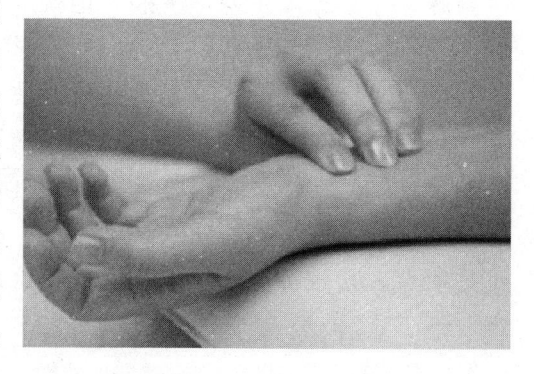

对脉象状态的描述。例如这里的脉象，则是"紧"，即"紧脉"。

2."俱"

"脉阴阳俱紧"的"俱"字的意思很直观，就是"都"的意思。"俱紧"，就是脉象都很紧的意思。这个"俱"字，单看意思很简单。但是，结合在句中，意义就很深。

3."阴阳"

"脉阴阳俱紧"的"阴阳"两个字，是这句之中的重中之重。学中医，离不开"阴阳"，所以，在中医的"八纲辨证"（阴阳、表里、寒热、虚实）中，起手就是"阴阳"二字。那么，究竟什么是"阴阳"呢？没法具象。也就是没法阐述、定义。不仅这个"阴阳"没法定义，没法定义的还有几个，例如"道""无极""混沌""三生万物"的"三"、"二生三"的"二"等。虽然没法定义，但是可以使用。例如，这句中的"阴阳"，指的是如下几个范畴：第一，左右的手寸口脉。右手为阳，左手为阴。所以，右手寸口脉，即是"阳"；左手寸口脉，即是"阴"。这是以左右分阴阳。《素问·阴阳应象大论》中说："左右者，阴阳之道路也。"所以，这句话在这个层面上的意思，就是说"病人的左右两手寸口的脉象，都是紧脉"。这是大框架的分别。这种粗略的分别，显然是不够的，因为阴阳是可以细分的。所以我们还需要继续细分下去。第二，指的是左右两手脉的"寸、关、尺"三部，都表现的是"紧脉"。所谓的"寸、关、尺"，是中医诊脉时，在人手腕桡动脉处，以"高骨为关"，就是把桡骨手腕部分高凸之处，定为"关"的部位。如上图切脉中指所按的位置。"关"是一个分水岭，"关"上九分为"寸部"，为"阳"；"关"下一寸为"尺部"，为"阴"。这样，就定下了我们切脉所取的"寸、关、尺"三个部位。在切脉部位里面，"寸部"为阳，"尺部"为阴。所以，仲景的这句话"脉阴阳俱紧"中，讲到了"寸""尺"也是表现为"紧脉"。其实，这条就包含在前一个"左右"俱紧之中了，是属于细分阴阳的延伸。第三，在"寸、关、尺"三部之中，每一部随着手指下按的轻重程度不同，又都可以分为"浮、中、沉"三个区间。例如在"寸部"，手指轻轻按上去，此时手指下体察的就是"寸口'浮'的部位"；再稍微用力按到靠近骨

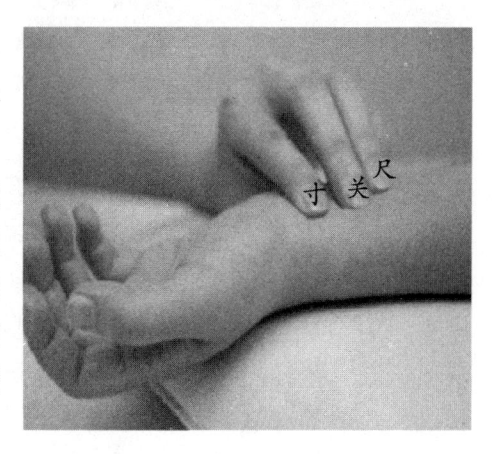

骼的底层，此时体察的就是"寸口'沉'的部位"；而在"浮""沉"中取，就是"寸口'中'的部位"。简单来说，就是"寸部"所按的不同深度。这里又分"阴阳"了，其中"浮"的部位为"阳"；"沉"的部位为"阴"。那么，仲景的这句"脉阴阳俱紧"包不包含这里呢？一样是包含的。所以，此时取脉，"浮部""沉部"都会表现为"紧脉"。

所以，这个脉'阴阳'俱紧"中的"阴阳"两个字，至少包含了"左右手"脉都紧、两手"寸关尺"都紧、每部"浮中沉"都紧，这三个概念。当然，更细分，还可以得到更多的细分内容。

4."紧"

在这句中，"紧"字，也是很有嚼头的。所表现的内容，并不是一成不变的，而是"活"的。同样一个人得病"伤寒"，同样的"太阳病"，但是，从最轻的状况到最重的状况，这个"紧"的表现，是不一样的；昨天的"紧"，和今天的"紧"，也是不一样的。要用足够的耐心，来找出这种不同表现所反映出来的"差异"，利用这个"差异"，就可以计算出病势的轻重程度、发展状况、走势等。这些，都需要一定的基础累积，才能逐渐做到。基础累积得越足，这种计算就会越精细。而这种计算越精细，在实战中胜算就会越大，在临床诊治的过程中，就能够做到四诊过后，病人的所有治疗、康复，都已经在心中计算完成了。临床用药，不过是用操作再验证一下罢了。基本是不会出现偏差的。

（六）"名曰伤寒"

看起来似乎没什么好讲的，意思很直白。

但是，把仲景的这句话连起来看——"太阳病，或已发热，或未发热，必恶寒，体痛，呕逆，脉阴阳俱紧者，名曰伤寒。"你会看出什么？这句"名曰伤寒"，意思就是前文所述内容就叫作"伤寒"。基本是给"伤寒"下一个定义。但就是这个"定义"式的句式，就能看出仲景的很多深意。这似乎无聊，是跨越2000年和古人聊天的节奏。但通过这种聊天，是可以看出一个人的有余和不足的。

二、"太阳伤寒"的表现

被"寒邪"所伤，就是伤寒。被"寒邪"伤及"太阳层"，就是"伤寒太阳病"。

第二篇 寒邪入侵太阳经层

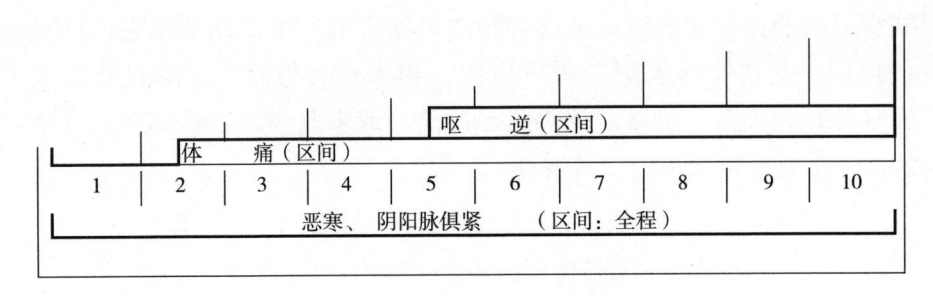

```
              |     |     |   呕   逆（区间）     |
        | 体   痛（区间）|                       |
  1  |  2  |  3  |  4  |  5  |  6  |  7  |  8  |  9  |  10
              恶寒、阴阳脉俱紧    （区间：全程）
```

太阳病轻重、症状区间图

所以，"太阳病的伤寒"，必然会有几个标志性的症状表现：第一，在"太阳"；第二，恶寒；第三，脉阴阳俱紧。满足这三点，就是"太阳伤寒"。仲景所言的"或已发热，或未发热"，本身就不是"确定项"，所以不必带进定义中来；此外"体痛，呕逆"，同样不是"太阳伤寒"的必见症状，尤其在"太阳伤寒"的早期阶段的轻证，绝大多数是没有"体痛，呕逆"这两种症状表现的；而且，即使是"太阳伤寒"的重证，"体痛、呕逆"这两种症状表现，也不是必然会同时出现的。如上图所示。仲景这句话，在伤寒太阳病的5期之后的症状表现中，可能会全部看到。而仅仅说是"太阳伤寒"的症状表现，就有些偏颇了。举个例子大家就明白了：大家都经历过风寒感冒，当开始出现"风寒感冒"的时候，一般都是"伤寒太阳病"，亦有人在一出现这种感冒症状的时候，就出现了仲景所说的"呕逆"症状？即便是有，也绝对不会是很普遍的存在。那是疾病发展迅速、症状急重，一发病就达到5期以后的程度才可能出现的情况。所以，仲景的这句条文，虽然概括了"伤寒太阳病"的大体情况，但是却把各种阶段的症状给混在一起了。

另外，这句话中，还有人喜欢把"或已发热，或未发热，必恶寒"这个凑在一起解读。说"太阳病，不管是发热也好、没发热也好，都会出现恶寒的表现"。如此解读，看似有理，其实是废话。从临床上看，伤寒太阳病，起病就会有"恶寒"的表现。从病理上来看，这里的"恶寒"与"发热不发热"没有关系；而且，"恶寒"是远远早于"发热"的病理阶段的。所以，用"或已发热，或未发热"来跟读"必恶寒"，是存在时间顺序上差异的。

的确，有的疾病会因为"发热"而导致"恶寒"。这个是由于"发热"的前因，才导致"恶寒"的后果，是因果关系的逻辑顺序。而仲景条文中的"恶寒"，是在"太阳伤寒"第一时间就表现出来的。这个症状的导致原因，是寒邪入侵太阳层，导致太阳层腠理区域的卫气通行被阻断或者阻滞，人体的皮肤

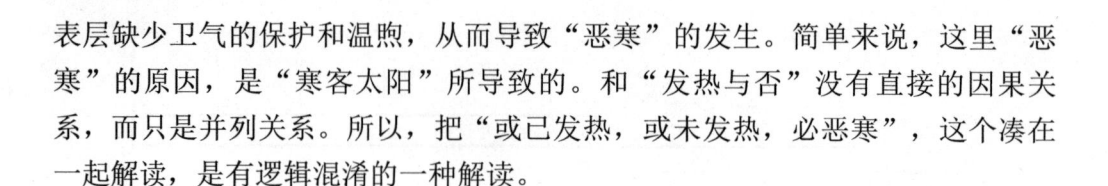

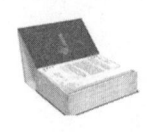

表层缺少卫气的保护和温煦，从而导致"恶寒"的发生。简单来说，这里"恶寒"的原因，是"寒客太阳"所导致的。和"发热与否"没有直接的因果关系，而只是并列关系。所以，把"或已发热，或未发热，必恶寒"，这个凑在一起解读，是有逻辑混淆的一种解读。

太阳中风

太阳病，发热，汗出，恶风，脉缓者，名为中风。（《伤寒论》）

这句话，是什么意思呢？

这是仲景对"太阳中风"的一个定义。就是说，在"太阳病"的条件下，如果病人出现的是"发热，汗出，恶风，脉缓"的这些症状表现，就是因为"太阳层"被"风邪"所伤而表现出来的症状。

一、"太阳病"

前面在讨论"太阳伤寒"的时候，我们已经说过了，就是太阳层由于受邪而出现的症状表现。

二、"恶风"

即"怕风"的意思。从字面上看，这种"怕风"，是怕"风吹"。其实，很多病情比较重的病人，这种"怕风"的程度，是让人不能理解的。例如在不透风的房间里，有些病人都能感觉到"有风吹"。关门、人行、穿衣、揭被等都会让病人感觉到"有风吹"。这种情况主要是由于"风性疏泄"，当太阳受风邪入侵，表现为疏泄太过的时候，就会导致"腠理虚"，是卫阳不固造成的。所以才有了"伤风恶风"之说。其实，"伤风"（也就是仲景所言的"中风"）不一定就是会"恶风"的。有些伤风，一样也会出现"恶寒"的表现。这两种不同的表现，主要取决于"风邪"所攻击的部位，以及这个"风邪"的属性。我们在前面讨论"风"的时候说过，"风"有两种常见的属性，一种是"疏泄"，一种是"封闭"。当风邪的属性表现为"疏泄"，并且攻击"太阳层"的时候，就会导致这种"腠理虚"的症状表现。

三、"脉缓"

这里的"缓脉"，是一种不足的脉象。正好与前面的"太阳伤寒"的"紧脉"有余的表现相反。这里虽然没说"阴阳脉俱缓"，但由于此时的风邪攻击的是"太阳层",是人体的最外藩篱,所以病人的脉象表现,其实也是"浮缓"的表现,反映的是表层的不足。

四、"名为中风"

所谓的"中风",与今天西医学所谓的"心脑血管意外"的病名"中风",是两个概念的,不要混为一谈了。这里的"中风",说的仅仅是被风邪所伤而已。

但要提醒的是:这里"中风"的风邪,其属性表现是为"阳性"的。这个一定要注意。如果所中风邪的属性是"阴性"的,就会出现"封闭"的临床表现,导致的病症与"伤寒"所导致的表现会非常类似。而这类阴性的风邪所导致的病症,在治疗上,与"伤寒"的病理分析、组方用药都基本相同。所以,在临床上很难把这种"阴性的中风"与"伤寒"绝对区分开来的。仲景在《伤寒论》中,也有很多条文中讨论到这种情况,仲景也没有办法把这些绝对区分出究竟是"伤寒"还是"中风"。后面涉及这些条文,我们再详细讨论。

其实,仲景的这条条文,是定义"太阳中风"的情况。其中最根基的部分,就是我们前面拆开讨论的"太阳病,恶风,脉缓者,名为中风"。而其中的"发热、汗出"两个症状表现,则不是必然会出现的。例如在"中风"的初期阶段,就没有这两种症状。其实,和上面的"伤寒"中的论述一样,仲景也只是把这种"中风"的"典型"症状表现列举出来,而并不是说"中风"就必然有这些症状的。

同样,这里仲景所言的"中风",是指"太阳中风"。"中风",是一个短语,是"伤于风"的意思,即被风邪所伤。所以,仅"中风"两个字,是不具备"区域性"的,没有特指病在哪里。因为这个"中风",不仅有"太阳中风""阳明中风""少阳中风""少阴中风""太阴中风""厥阴中风"之外,还会出现脏腑"中风",尤其是《黄帝内经》所言的"五脏中风"等,以后都会逐一讨论的。

五、"发热,汗出"

太阳中风,有"发热、汗出"的症状表现,但不是必然表现。所以我们把这两点放在最后来讲。

(一)"发热"

太阳中风,为什么会"发热"?其实道理很简单。太阳层,之所以叫作"太阳",就是阳气很足的地方。这里有"卫气"循行的通道,而"卫气"和与它同时生成的"营气"相比,则卫气为"阳",是"阳气"的一种。而这里

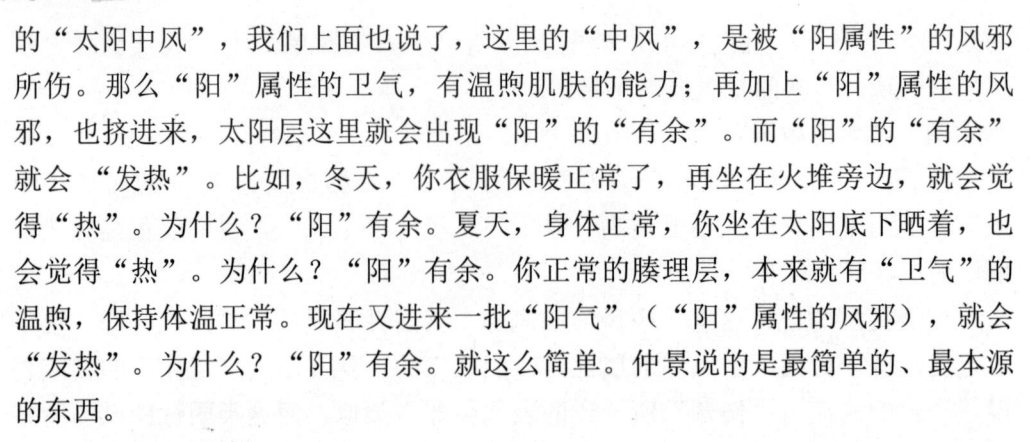

的"太阳中风"，我们上面也说了，这里的"中风"，是被"阳属性"的风邪所伤。那么"阳"属性的卫气，有温煦肌肤的能力；再加上"阳"属性的风邪，也挤进来，太阳层这里就会出现"阳"的"有余"。而"阳"的"有余"就会"发热"。比如，冬天，你衣服保暖正常了，再坐在火堆旁边，就会觉得"热"。为什么？"阳"有余。夏天，身体正常，你坐在太阳底下晒着，也会觉得"热"。为什么？"阳"有余。你正常的腠理层，本来就有"卫气"的温煦，保持体温正常。现在又进来一批"阳气"（"阳"属性的风邪），就会"发热"。为什么？"阳"有余。就这么简单。仲景说的是最简单的、最本源的东西。

（二）"汗出"

为什么会"汗出"？烤的。《黄帝内经》说得文雅，在《素问·阴阳别论篇》中说"阳加于阴谓之汗"，说的就是"阳气"大于"阴气"的时候，就会压榨阴液，导致阴液流失（出汗）。烤鸭、烤全羊看过没？烤出来滋滋地冒油，这也是"阳加于阴"。不过，这是冒油，火大了。烤竹子、烤树、烤石头、烤火取暖，都很常见到"汗出"的表现。竹子、有水分的树，会烤出水滴来；石头会越烤越湿；烤火会烤出汗来等，这些都是"阳加于阴谓之汗"的表现。不涉及组织学、细胞学；不涉及经络学、脏腑学，不涉及人文的东西，石头不懂，竹子亦不懂，烤热了就会"出汗"，本来就是很自然的东西。石头烤到不出汗，就快酥散了；竹子烤到不出汗了，就快着火了。这就是"阴脱"，阴阳离散，就毁了。

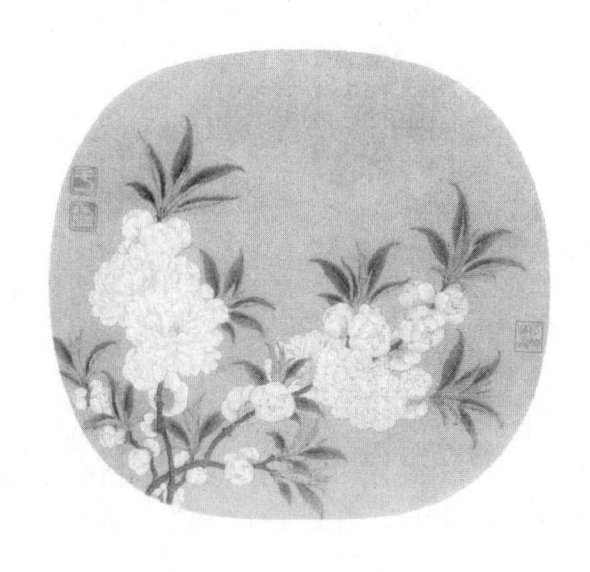

伤寒症状的条文解析

这个就是仲景所谓的"脉证并治"的内容了。

那么，常见的"伤寒太阳病"会有哪些症状呢？我们看看仲景的条文。

太阳病，头痛，发热，身疼，腰痛，骨节疼痛，恶风，无汗而喘者，麻黄汤主之。（《伤寒论》）

这条经文很有意思的。前面仲景说："太阳病，或已发热，或未发热，必恶寒，体痛，呕逆，脉阴阳俱紧者，名曰伤寒。"这条之中，就出现了很多很具体的"体痛"的表现，"头痛，身疼，腰痛，骨节疼痛"还有哪里不痛的？估计很多经历过的人，对这几点都会有体会的。在"伤寒太阳病"的重症之中，这种"体痛"的表现，是很常见的。而且，更有趣的是，这里的"头痛，身疼，腰痛，骨节疼痛"最早是各自单独出现的，当病程病势到一定程度，才会同时都出现。但是，这几个症状，又往往没有固定的出现先后顺序，但是，这几个症状表现，却是由"受邪部位"决定的。

例如，某人伤寒太阳病，邪在上，则容易出现"头痛"的症状，尤其是在发病初期，往往并不同时具有下面的几个症状，只是表现为"头痛"。全身受邪，容易出现"发热""身疼"；后背、腰腿受邪，容易出现"腰痛"；受邪较重、邪势较盛、入侵较深，则容易出现"骨节疼痛"等。

太阳病，头痛，麻黄汤主之。

太阳病，发热，麻黄汤主之。

太阳病，身疼，麻黄汤主之。

太阳病，腰痛，麻黄汤主之。

太阳病，骨节疼痛，麻黄汤主之。

太阳病，恶风、无汗而喘者，麻黄汤主之。

需要强调：每一条的前提都是"伤寒太阳病"。

在临床上，这种伤寒太阳病的症状单独出现，是非常常见的。只要确定这种症状（或者这些症状）是"伤寒"所致，并且邪在"太阳经层"，就可以使用"麻黄汤"。套用仲景的一句话，就是"但见一证便是，不必悉具"。

其他几个症状，相对都比较好理解，对于初学者来说，看明白就行了。

这里主要讲一下两个症状：第一，骨节疼痛；第二，恶风、无汗而喘。

一、骨节疼痛

在临床上，伤寒太阳病所导致的"骨节疼痛"，常见的有两种类型：第一种，就是有明显的太阳病的其他症状，例如常伴有"发热"或者"身痛"等。这种在大家熟知的感冒中常见，而且往往是全身关节，尤其是四肢关节（包括手指关节），都有明显的酸痛感。这种骨节疼痛的感觉很难描述，有一种骨节要散架、要掉下来的感觉，症状较重的，会有痛不可忍的感觉，放着不动，痛得要掉，想动；动却更痛，得温不减甚至更重。和常见的关节炎的关节痛有着非常明显的差异。第二种，就是我们常见的伤寒关节痛。此时病人除了某些关节痛，其他症状并不明显。但是，有一点是必须具备的，就是"阴阳脉俱紧"。这种"关节痛"，常表现在"腰关节""髋关节""膝关节"。这种关节痛，只要具备"阴阳脉俱紧"的，就可以使用这里的"麻黄汤"。只要驾驭得精准，往往一汗即愈。当然，具体怎样驾驭这个"麻黄汤"，我们后面会详细阐述。此外，这种症状，我们还可以使用"刮痧""拔罐""针灸"等方法，也都可以轻松解决的。

"膝关节痛"的典型案例两例：病人，男，一人63岁，一人55岁，都是膝关节痛来诊。切脉，两人都是"阴阳俱紧"脉，都是"伤寒太阳病"的范畴。所以，这两例都是用"刮痧法"，取"足太阳经"和"督脉"，直接刮痧，用泻法。一例随即"脉象松解"，膝关节痛解而愈。另一例症状缓解，次日再"刮痧"一次，也达到"脉象松解"和症状恢复的效果。

从这两个小案中，我们就可以看出，不见得所有的"膝关节痛"就是所谓的"风湿性关节炎""类风湿关节炎"。有很多也只是"太阳伤寒"而已。没必要看到所谓的"关节痛"，就需要温经散寒、通经活络的。从脉、从证，查知"病"之所在，并不难解。顺带说一下，这两个案子，同样可以使用"麻黄汤"，也一样可以达到汗出而解的效果。

二、恶风、无汗而喘

这句，有两种解读，一是"恶风，无汗而喘"；二是"恶风、无汗而喘"。仅仅是"恶风"二字后面的句读不一样，就会导致重读不同，也就是侧重点不同，所以解读出来的含义，区别也是非常大的。

一种解读：恶风与无汗而喘，是并列关系。

另一种解读：恶风与无汗而喘，是承接关系。即因为"恶风"所致的"无汗而喘"。

这两种解读，第一种在伤寒和中风的症状中，都有可能出现。但伤寒会更多一些。第二种解读，则偏"中风"的症状。

（一）基础知识点

1. 伤寒恶寒

前面一条中"太阳病，或已发热，或未发热，必恶寒，体痛，呕逆，脉阴阳俱紧者，名曰伤寒"。我们已经讲解过了，但凡"伤寒太阳病"，"必恶寒"。

2. "伤寒太阳病""麻黄汤主之"

很多了解《伤寒论》的朋友对这句话一定不陌生：太阳病，伤寒用麻黄；中风用桂枝。所谓的"麻黄"，即是指麻黄汤；所谓的"桂枝"，即是指"桂枝汤"。

3. 中风恶风

这句是从前面的"中风"的条文"太阳病，发热，汗出，恶风，脉缓者，名为中风"中出来的。

（二）"恶风"

1. "恶寒"，还是"恶风"

我们来看这句条文中的"恶风、无汗而喘者，麻黄汤主之"。刚说了"伤寒恶寒""中风恶风"，而这条经文说什么？"恶风"。如果根据"中风恶风"来看，这个"恶风"的症状表现，是由"中风"导致的。如果是由于"中风"所导致的，那么，中风则应该使用"桂枝汤"的。而这里，用的什么？"麻黄汤主之"。而我们都知道，只有"太阳伤寒"才使用"麻黄汤"的。那么，这里应该是"太阳伤寒"？"太阳伤寒"为什么不是"恶寒"，而是"恶风"？

在仲景《伤寒论》的条文中，有三种句式。

一种是"……伤寒……"。如"太阳伤寒（一作中风），脉浮紧，发热，恶寒，身疼痛，不汗出而烦躁者，大青龙汤主之"。

一种"……中风……"。如"阳明中风，脉弦浮大而短气，腹都满，胁下及心痛，久按之气不通，鼻干不得涕（一作汗），嗜卧，一身及目悉黄，小便难，有潮热，时时哕，耳前后肿，刺之小瘥。"

还有一种，是没有这种"句首"的条文。既不讲是伤寒，也不讲是中风，只是陈述症状的。如"脉浮紧者，法当身疼痛，宜以汗解之""病人手足厥冷，脉乍结，以客气在胸中；心下满而烦，欲食不能食者，病在胸中，当吐之"等。

前两种条文，明确点出了这条讨论的是"伤寒"还是"中风"。而第三种条文，并没有详细点明。就这个"没有特别点明"的条文，有没有想过仲景为什么不点明？其实，有些是无须点明；而有些，就是没法点明。而这些没法点明的，往往都有"合邪"的存在。例如本条就是。

有多少人，看到这条的时候，就认定这条经文讨论的是"太阳伤寒"？这条讨论的，的确就是"太阳伤寒"。

但是，这个"寒"，是"寒邪"的"寒"？还是寒属性"风邪"的"寒"？仲景没说。看这个"恶风"两个字，就说明此症不是，或不单纯是"寒邪"所致，也可以是由寒属性的"风邪"参与伤人的。所以，仲景也无法说是"中风"还是"伤寒"。讨论的，只是这个外邪，导致了"太阳病"的"头痛，发热，身疼，腰痛，骨节疼痛，恶风，无汗而喘者"的这些症状。那么，怎么办呢？都可以使用"麻黄汤"来解决。

2. 麻黄汤在此处的用法

从这条条文中，我们应该看到这个观点：即不论是受"寒"，还是受"风之寒"，还是"寒"加"风之寒"；只要导致了"太阳病"的这些症状表现，都是可以使用"麻黄汤"的。

也就是说，在这里病因究竟是"寒邪"，还是"风之寒"，还是"寒"加"风之寒"，不是主要的。主要的是什么？不管是谁的"寒"造成的这些"太阳病"的"症状"，都可以使用"麻黄汤"。

所以，结论是什么？

结论就是，"麻黄汤"不仅可以治疗"伤寒"的"收引"，一样可以用来治疗"风之寒"的"封闭"。这就是在汉唐医学体系中，治疗"中风"肢体偏废的组方中，常用"麻黄"的由来。例如孙思邈的大小续命汤，那是真的用来治"风"的。是寒属性的风！不要被"伤寒用麻黄""中风用桂枝"的傻瓜似的"总结"遮了眼睛。

3. "恶风"是什么

"恶风"，主要是由"伤风"所致。也说明这里的症状，是由"风之寒"的因素所致。

（三）"无汗"

这是由于"腠理闭塞"所致，是"封闭"的表现。我们前面说了，"寒"性"收引"，所以太阳伤寒会导致"腠理闭塞"而出现"无汗"的表现。这里我们在重点阐述的是"风之寒"的"封闭"的属性，所以"太阳伤风之寒"，也会导致"腠理闭塞"而出现"无汗"的表现。

（四）"而喘"

从这两个字，就能看出病人此时的情况，已经不仅仅是"太阳表证"的问题了，此时病人已经出现了"肺气壅滞"。这是"肺"的症状表现，属于"里"的范畴。

1. 致病因素

"肺气壅滞"而导致"喘"，是有很多种因素的。例如"卫气壅滞""肺气上逆""肝气上逆""胃气上逆"等，在这条条文中所表现出来的，则主要是"卫气壅滞"。

（1）当"风寒束表"，导致太阳病的时候，由于风、寒之邪入侵太阳层，导致原本循行太阳层的"卫气"因为其循行通道被"外邪"之气所占据，就会出现"卫气"的循行、宣发功能障碍，从而导致在太阳层的"卫气"开始出现"壅滞"。我们前面说过了，"卫气"，是从"肺"出发，沿着自己的通道走到太阳层的。当太阳层的卫气被壅滞，就会随之影响到这个通道的卫气通行。当太阳层通道里的卫气都被壅滞之后，最终会导致"肺"里的"卫气"出不去，就会使"肺"里的"卫气"也随之壅滞。肺里出现壅滞，出现气机有余，就会出现"气胀""气喘"的表现。

此外，和"卫气"同时被壅滞的，还有"肺气"负责"宣发"的部分。大家都知道"肺主宣发和肃降"，而肺的宣发，是由"肺气"走太阳、走腠理这个通道来完成的。而这个通道，与"卫气"的循行通道基本重合。所以，当"卫气"出现壅滞的时候，同步循行的用于宣发的"肺气"部分，也会同时被壅滞。也同样会从"太阳层通道"一直壅滞到"肺"，从而导致"肺"中的壅滞。肺中气有余，就会出现"气胀""气喘"的症状表现。

在这个阶段，病邪（风之寒）有可能没有进入"太阴肺"，这里包括两个范畴（一个是"手太阴肺经"，一个是"肺脏"本身）。只是封闭了前面的通道，而导致后续的连续壅滞。这是从"外"对"里"产生影响，从而出现"喘"这种"里证"。由于病邪还没有真正入侵到"手太阴"或者直接是"肺脏",所以还属于疾病的初期。

(2)"肺气"之中直接杂入"风寒"之气的时候,就是病邪已经入侵到"太阴肺"甚至"肺脏",导致"肺气"之中直接杂入"风寒"之气,也会导致肺气的有余,出现"气喘"的症状。这就是外邪"入里"的表现,属于"里证"。

所以,这两种情况,都会导致病人出现"喘"的症状。

(3)入侵的外邪之中有"风邪"的,除此之外,由于入侵的外邪之中有"风邪"的原因,风邪会直接影响并加强"肝气"的上升,也会导致单位时间内进入肺脏的"肝气"超量,一样会导致"肺"中气机有余,从而出现"气喘"的表现。

2. 喘的治疗

总之,上述情况下的"喘",都是由于病邪影响到"肺"中的气机出现"有余"。所以,这里的"喘",属于"实喘"。

这种"实喘"怎么办?简单,解决导致这种"有余"的病因即可。

那么,导致这个"有余"的病因是什么呢?是"风寒入侵太阳"导致肺气、卫气的循行通道壅滞,从而出现一系列症状。怎么办?仲景说,用"麻黄汤"。

说到这里,再纠正一个习惯性的说法,"麻黄治喘"。

有些人根据这条条文,并且结合麻黄的几个常用方剂,如"麻杏甘石汤""小青龙汤"等,条文中都有"喘"的症状,就把"麻黄"定义到治疗"喘"上去了。

其实,"麻黄"不是"治喘",而是治喘的根源,是祛风寒、平肺气。把喘的根源解决了,自然就生不出"喘"来了。《素问·阴阳应象大论》中说:"治病必求于本。"这是个本末的问题,不要看到麻黄汤喝下去了,喘没了,就得出"麻黄治喘"的结论。

所以,不仅要看到"喘"是怎么没的,更要看到"喘"是怎么来的。

医道宗源（二）：走进仲景"脏腑用药式"

第三篇 条文中的味道

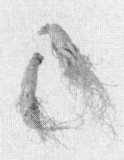

《伤寒论》条文所蕴含的内在意义远远超出其文字本身所表达的含义。太阳病条文中隐藏了许多值得挖掘的信息，其中首要传达的信息即是"传经"的内容，也就是病邪发展演变的情况。

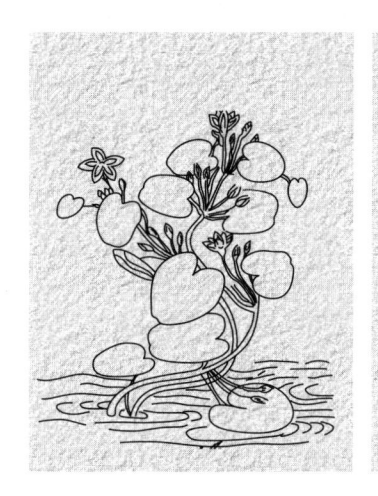

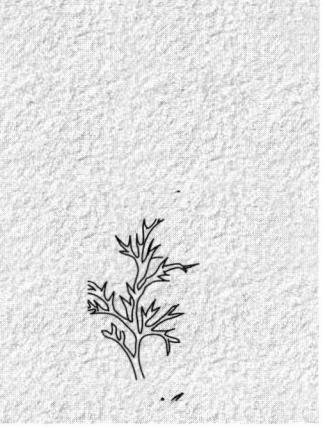

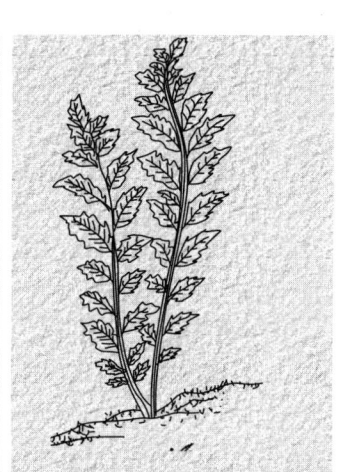

本经传经

太阳病，头痛，发热，身疼，腰痛，骨节疼痛，恶风，无汗而喘者，麻黄汤主之。（《伤寒论》）

仲景的这条条文，我们前面着重讨论了一下字面上的内容。下面，我们来看看这条条文中隐藏的一些内容。

这条，是典型的"本经传经"的代表。

读过《黄帝内经》《伤寒杂病论》的朋友，应该对"传经"两个字比较熟悉了吧？例如经文中说的"伤寒一日，太阳受之；二日，阳明受之……"，说的就是伤寒病邪在入侵人体之后，第一天会入侵到"太阳经"，第二天会入侵到"阳明经"。这个从"第一天的太阳"到"第二天的阳明"，就是所谓的"传经"，即从"太阳经"传入到"阳明经"。当然，这里的"一日""二日"，只是指明发病的先后顺序。并不是真的就是"第一天在太阳"，第二天就一定入侵到阳明的。这里要讲的，只是病邪从"太阳"传入"阳明"，这种病邪在经络之中传递的表现。

传经，可以分为两大部分：第一，是"本经传经"；第二，是"异经传经"。刚才说的"伤寒一日，太阳受之；二日，阳明受之……"，就是这种"异经传经"。"异经传经"的内容非常多，仲景的《伤寒论》，讨论的就是这个"异经传经"的相关内容。由于内容太过繁杂，我们将在后面逐一细细展开来讨论。这里，我们要点出的，就是传经的"本经传经"的形式。

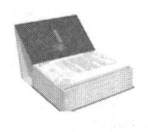

什么是本经传经

所谓的"本经传经"，是指病邪在入侵某一经之后，从该经的一处，入侵到该经的另一处的表现。一般来说，"本经传经"一般可以分为以下三种形式。

一、病邪在经络的"轴向"上入侵

所谓的"轴向",就是沿着经脉的方向。要注意的是,这里的"轴向",并不是"经络的循行方向"。经络的循行方向是"轴向";逆经络循行的方向,也是"轴向"。

病邪沿着经络的"轴向"入侵,从而出现该经统辖的区域出现某一处病症,随后又另外出现一处或多处新区域的症状。如图所示。

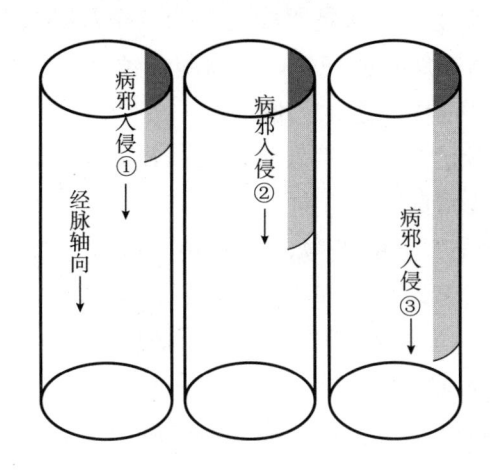

病邪在经脉中的轴向入侵

这是一种在本经的统辖层中,逐渐出现的多处症状的表现。例如在本条中出现的(太阳病、头痛、身疼、腰痛、骨节疼痛)情况,就是一个典型的"本经传经"的表现。

我们在临床诊断的时候,取得的临诊反馈,是"即时所见"的。也就是说,虽然我们现在看到的这么多的症状是同时存在的,这也只不过是我们当前所见而已。这些现在看到同时存在的症状,其实并不是同时出现的,而是有先后出现顺序的。例如可能最先出现的是"头痛",随后随着病程的发展而逐渐出现"身疼""腰痛"等。也有可能是最先出现"腰痛",随后出现"头痛,身疼"等。

这种"本经传经"的典型特征就是——随着病邪入侵的区域增多,随之而不断出现新的症状表现。

那么,利用这个特点,我们就可以通过病人的症状所在,找到"病邪当前在哪儿"。

受邪在头部,就容易出现头痛、颈项强痛等。受邪在腰背,就会出现腰痛、背痛、背酸胀等。受邪在腰腿、膝盖或小腿、脚部等，就容易出现关节痛、腿痛、腰痛等。有些也会导致头痛、颈项强痛等。受邪在上肢、小臂、手指等，会导致肩臂痛、关节痛、颈项强痛等。

所以，但凡有疼痛的部位，就必然是受邪（或者是被病邪影响到的）区域。

那么，准确找到"病邪在哪儿"，有用吗？当然。什么叫"知己知彼"？能清楚看到"病邪在哪儿"，只是"知彼"的一个基础条件。对病邪越是全面了解，才能更轻易地驾驭病邪的变化。对用药、预后，都有非常积极的意义。

二、病邪在经脉"径向"上的入侵

那么，什么是经脉的"径向"？所谓的"径向"，是指经脉横截面上从浅向深处的方向，即横截面直径的方向。

病邪在经络"径向"上的入侵，一般相对来说，表现要简单很多，就是发生症状的部位不会增多，而是现有的症状，在病情上逐渐加重。例如这里上文中提到的"太阳病，头痛"，第一天还比较轻微，而随着病邪的"径向入侵"，疾病区域并没有扩大，而是到第二天"头痛"就比较严重，到第三天"头痛"更加严重。这种情况，就是病邪在经脉"径向"上入侵，导致病势在局部区域逐渐加重所致。如图所示。

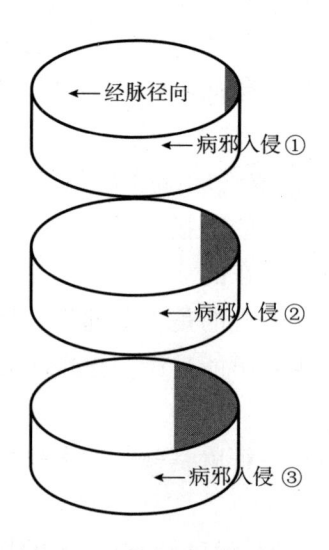

病邪在经脉中的径向入侵

一般来说，这种"径向"上的入侵，表现出的症状相对来说比较单一，只会出现病痛区域的症状程度加重。

当然，当这种病势达到一定程度之后，也会出现脏腑之间的入侵。例如这里的"太阳病，头痛"，随着病势的"径向"入侵，一方面表现为"头痛"症状不断加重；随着病势的加重，另一方面也会出现"肺系"的症状，例如咳嗽等。这个就是病势在不断深入的同时，会不按照"轴向"传经的特性，表现出本经其他区域的症状，而是直接入里，影响到"太阴肺"的本脏，从而出现肺系的症状。

三、病邪在经络的"轴向、径向"同时入侵

这种情况就是病邪同时在经络的"轴向"和"径向"两个方向上入侵，也是个非常常见的现象。例如常见的感冒，就经常会出现一方面症状在增多，另一方面症状在加重的表现。①②③

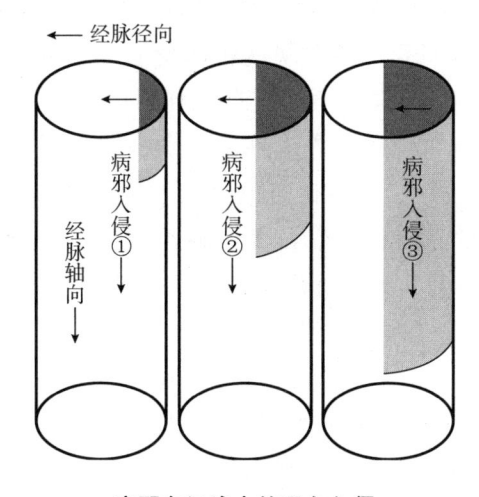

病邪在经脉中的双向入侵

这种病势的发展，后续变化很多，例如出现"异经传经"、传入脏腑等。

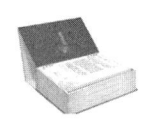

认识本经传经的意义

本经传经，就是病邪在入侵的经络中沿着经络进一步入侵的临床表现。能够精准地查看到"本经传经"，就能在第一时间发现"病邪的所在"、疾病的发展方向以及病势的强弱程度。

医道宗源（二）
走进仲景"脏腑用药式"

一、本经传经对病势的判断

例如在本条经文中"太阳病，头痛，身疼，腰痛，骨节疼痛"的几个痛处，分属于太阳经不同的几个区域，记录的是当前刻诊的表现。大家要看到，这个只是"当前"所表现出来的症状。所谓的"当前"，就是"在病人临诊的时候"所反映出来的症状。这个时候看到的伴随症状，未必就是起病时就与主症同时出现的。而大多数情况下，都是分别先后出现的。那么，通过对这几处的观察、分析和询问，就能发现很多潜藏的东西。分析如下。

（一）这几个痛处的表现同时出现

这种情况表明，病人的这次受邪面积比较大。这点可以反映出受邪时邪势的强弱。一般来说，能一次出现这么大范围的受邪，当时的邪势还是比较强的。

通过这一点，我们可以查到当时受邪的邪势。这是很重要的第一手信息。

继续再问病人：是哪天开始出现这种情况的？刻诊时的这些症状表现，比当时是加重还是减轻？从而根据不同信息来判断病势。

其一，利用"观察单位时间内病邪的强弱变化"来判断"病势"。如果出现这种情况，已经3天了，而且刻诊时的症状表现比起病时已经减轻了一半。那么，就说明病人身体的正气已经在抗邪中取得优势了。此时即使是需要用药，药力也可以只是作为辅助兵力就够用了。

如果已经3天了，现在的症状比当时加重了很多。那么则说明病邪的"邪势"很强，已经占据了明显的优势，而身体则需要有外力来帮忙抗邪。此时用药，药力就需要承担起大力抗邪扶正的作用。与前者相比，即使是同样使用"麻黄汤"，两者的药力也是有区别的。后者显然需要的药力，会比前者需要的更多。

这是利用"观察单位时间内病邪的强弱变化"来判断"病势"。是四诊的重要内容。

其二，利用"发病时间"来判断"病势"。例如，如果病人刚发病1天就大面积受邪；而刻诊的时候，病势已经比前一天重了一倍。这就说明病势非常强盛，身体正气抗邪能力严重不足。这个时候就需要赶紧借助"外力"来遏制病邪的发展势头，防止出现病邪的进一步扩展而导致病情的加重或恶化。这种病势，如果没有"外力"的干涉，出现"异经传经"基本就是必然的。

在出现新的"传经"之前，此时的病邪加重的趋势，就是上面说的"病邪的径向入侵"。

（二）这几个痛处不是同时出现

那么，哪一处先表现出来，哪一处就是最先受邪的区域。

1. 病邪在"径向入侵"的"本经传经"

这里假定病人"伤寒太阳病"，第一天开始出现"头痛"而没有其他的症状。那么我们就可以观察到，此时病邪入侵的部位一般都会在"头部、颈项部"。可以通过询问当时头痛的轻重程度，与当前刻诊时的情况比对，就可以知道当时病邪入侵的轻重程度。如果当时"痛轻"，现在"痛重"，说明"病势"在增强。现有的症状出现症状加重的表现是病邪在"径向上入侵"的表现。

2. 病邪在"轴向入侵"的"本经传经"

如果到第二天，开始出现"身疼"，那么我们就知道，此时的病邪，已经沿着"太阳经"从昨天的所在地"头部、颈项部"入侵到"肩背部"。如此，病人的头部和肩颈部就都成了病邪的入侵区域。

病邪利用所入侵的经络，在经络中推进，就会导致入侵经络所"灌溉"的对应"层"的区域出现受邪的症状表现。就像外敌入侵中华大地，在华北平原上沿着"铁路线"入侵一样。此时的受邪经络，反而成了病邪的重要通道了。

太阳病，从头传到肩颈，这是"本经传经"；从肩颈进一步影响到腰背，这也是"本经传经"。"本经传经"，是病邪在入侵、病势在加重的表现。

这个，就是上面谈的病邪在"轴向入侵"的"本经传经"。

观察这种传经的方向，就可以知道病邪的矛头指向。

能够看到病邪、能够看到病邪的攻击方向，就能为后面的治疗，提供准确的攻击目标；并且可以为整个战役制定出完备的战略部署。例如如何拦截、如何攻击、如何引导、如何转归等。

3. 病邪在"轴向、径向上同时入侵"的"本经传经"

如果"太阳病，头痛，身疼，腰痛，骨节疼痛"这些症状，一方面在逐次出现；另一方面，已经出现的症状，都在不断"加重"。这就是病邪在"轴向、径向上同时入侵"的表现。

这种情况也是非常常见的，很多人感冒的时候，都会经历这种过程。例如：病人第一天，有轻微头痛。未解。到第二天，"轻微头痛"加重了一些。这就是"病势"的加重。如果到了第二天，还是"轻微头痛"，同时增加了"肩背痛"。这就是"区域"的增加。如果到了第三天，"头痛"加重了，

"肩背痛"也加重了，同时还出现了"骨节痛"，这就是上述的第三种情况，"病势"和"区域"都在增加。

这三种情况下的"增加"，都是"病势"在增加，是病邪在本经中向"径向"、向"轴向"上入侵的表现。

总而言之，病邪的"轴向入侵"，就是病邪入侵的"广度"在增加，就会在更多的区域出现症状。病邪的"径向入侵"，就是病邪入侵的"深度"的增加。就会使现有的症状出现症状加重的表现。病邪在"轴向、径向同时入侵"，就是病邪入侵的"广度"和"深度"同时增加。就会导致病人的病势不断加重，同时还在不断出现新的症状。

这三种情况，都是"病势"在不同方向上加重、加剧的。

我们不仅要习惯于眼睛盯着"病邪"，更要习惯于盯着"病势"。"病邪"其实并不可怕，可怕的是"病势"。就像流氓本身危害性并不大，但是一群拿着武器冲到人群中肆意砍杀的流氓，就可怕了。这就是"势"。病邪如果没有足够的"邪势"，破坏性是有限的。很多太阳病失去了"势"，能在太阳上待很多天、甚至很多年，都没办法进一步去搞破坏，这就是"失势"。一粒子弹弹头，放在桌上并不可怕。但一粒飞行中的弹头，就要可怕得多。同样是飞行，你用手扔出去的弹头和枪口中飞出来的弹头，质量变化了吗？没有，是势能变化了；所以弹头的"势"不一样，破坏能力也就不一样了。所以，可怕的是什么？是"势"。

当病邪的"邪势"强盛的时候，就要"夺"其势。所以，这个时候的用药，就要行霹雳手段，迎头破势，才能一鼓作气击溃病邪。

二、结合条文理解"本经传经"的意义

讨论到这里，大家再回头看一下仲景的这条条文，有什么感觉没？

太阳病，头痛，发热，身疼，腰痛，骨节疼痛，恶风，无汗而喘者，麻黄汤主之。（《伤寒论》）

仲景的这条条文，阐述的就是一个病邪邪势在"广度入侵"和"深度入侵"两方面都比较重的阶段所表现出来的症状。

在这种"太阳病，头痛，发热，身疼，腰痛，骨节疼痛，恶风，无汗而喘"的身体多处受邪、多处被影响的情况下，还可以用"麻黄汤主之"，说明"麻黄汤"可以解决这样"邪势比较重"的症状。

那么，邪势不如这条重的呢？"麻黄汤"可不可以搞定？当然可以。症状不如这条这么多呢？只有几个或者只有某个单一的症状呢？"麻黄汤"可不可

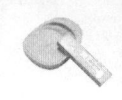

以搞定？当然也可以。

所以说，麻黄汤，可以解决这种情况下"径向"和"轴向"上病邪入侵的问题。不过，在这两点上，麻黄汤的配伍和用量，也是有区别的。

一般来说，"入侵的深度"越深，麻黄汤的"药力"就会需要得越大。

此外，从临床上来看，就是"伤寒太阳病"，当病势深入到超过一定程度的时候，就会超出"麻黄汤"的药力范畴。也就是说，某些邪气位置非常"深"的太阳病，虽然一样有上述症状，但是是"麻黄汤"力所不能及的。这种时候，需要通过一些其他技法的帮助，让病邪重新回到"麻黄汤"的有效打击势力范围内，才能让"麻黄汤"发挥出足够的战斗力。

三、小结

在伤寒中，常见的"传经"，有两大类。

其一，本经传经；其二，异经传经。

所以，学习《伤寒论》，要树立一个基本的观点："传经"是一种"常态"，是一种生理、病理性的正常表现。

当然，"传经"是"常见"的，但不是"必然"的。也有很多种情况下，是可以不出现"传经"的；甚至可以通过一定方法，去人为打断"传经"、阻碍病邪的入侵路径。

异经传经，内容非常繁杂，仲景的《伤寒论》所讨论的"六经传变"绝大部分的内容，都是这个"异经传经"，我们会在以后逐次展开。而这里要展开讨论"传经"的另一个概念——"本经传经"。

（一）"本经传经"的含义

所谓的"本经传经"，是指病邪在某一条经络（包括对应层）中，从一个区域，入侵到同经的另一个区域的病邪入侵情况。这种"本经传经"的一个明显表现，就是在同一条经络（同一层）上，先后出现多个区域症状的表现；或者症状加重或减轻的临床表现。

相对来说，在"本经传经"的表现中，"径向入侵"容易出单一病症、出重病；而"轴向入侵"则更容易出现复杂病症、多传经。当然，更多的时候，是这两种入侵方式的合并出现。所以，当出现病势发展很快、疾病深度很重的时候，就需要高度关注了，这是要打大仗的节奏。

（二）"传经"的过程

说伤寒，不能不说"传经"。

不仅仅是因为"传经"是病邪向里进一步入侵的途径；更重要的是，如果合理利用病邪"传经"的特性，很多大病里证，也可以利用"传经"向外托邪，达到挽救危重疾病的目的。

总体来说，阳病传阴，则疾病在加重。阴病传阳，则疾病在减轻。

1. 顺传

在常态下，病邪入侵，如《素问·热论篇第三十一》中：伤寒一日，巨阳受之。二日阳明受之。三日少阳受之。四日太阴受之。五日少阴受之。六日厥阴受之。就是典型的"顺传"。所谓的"顺传"，就是从外向里一步一步按部就班地传递。

此外，在常态下还有一种传经的方式叫"越经传"。例如：伤寒太阳病，往下随着疾病的发展，并没有直接按顺序传给"阳明经"，而是直接传递给"少阴经"，从而出现表里同病的情况，这就是"越经传"。"越经传"有很多形式，如"太阳传少阳""太阳传阳明传太阴""太阳传厥阴"等，但凡不是按照顺序传递的传经，基本都是"越经传"。

此外，"越经传"还有一种特例，就是病邪直接从"经络"向"脏腑"传递。最常见的，如足太阳经病，直接传手太阴经，甚至直接传入肺脏，而出现"肺癌"。很多"肺癌"病人在查出发病时，在之前半个月到两三个月中，都会有一次比较严重的感冒情况。

这几种"传经"，都是"顺传"。所谓的"顺传"，就是从外向里传经。

为什么要强调这个"顺传"？因为有"顺传"，就有"可传递的通道"。而这种通道，是可以利用的。

2. "逆传"

有目的地利用这种"传经通道"，让病邪"从里向外传"，这就是"逆传"。笔者常利用这种"逆传"，来治疗一些比较棘手的疑难杂病。

例如"少阴病"，现在常见的"急性肾炎"等肾病。很多情况下都是可以利用病邪从"太阳传入少阴"的这种"顺传"通道，再让病邪"逆传"出去，从"少阴回透太阳"的。于是，让肾病，回到一个"感冒"的局面，然后康复。很难吗？不难。看看"麻黄附子细辛汤"，很多人在讲解的时候，都小看了"麻黄"在这里的作用。阴病重，阳病轻；"阴病传阳"，本身就是减轻疾病的一个重要途径。

绝大多数的时候，病邪就像一条大蛇，当它头进入"太阳经"时候，就会表现出"太阳病"；当它头尾都进入太阳的时候，就会出现太阳重证。当它头进入"少阴经"，尾在"太阳"的时候，就是"太阳少阴合病"，这时候，给它迎头拦截痛击，病邪会很容易退回"太阳经"的。这就是少阴病中"麻黄附子细辛汤""麻黄附子甘草汤"中使用"麻黄"的原因。

把握好"逆传"，可以让很多疑难杂病简单起来。前面说的几个案例中，都使用了"逆传"。

可以运用的"逆传"很多，例如"少阳病"可以逆传"太阳"；"足太阴病"可以逆传"足阳明"甚至"足太阳"；"厥阴病"可以逆传"足少阴"，再从"少阴"逆传"太阳"。在一些难病、重病的治疗中，都是可以使用的。只要运用得当，都是可以达到预计效果的。笔者曾在治疗肝癌重证病人时使用这种"逆传"，成功把病邪转入"少阴"，同时肝癌的诸症消失，而出现少阴系列症状，然后从少阴解病。疾病的变化和预后，都和用药前的预判相吻合。但是这么多年却一直没有做到"厥阴"逆传"少阳"。太阴、阳明可以逆传，少阴、太阳可以逆传，但是厥阴、少阳却一直没能成功逆传。不知是什么原因。

所以，了解并掌握病邪"传经"的过程，合理使用"逆传"，对疾病的治疗是很有帮助的。

仲景只是讨论了六经之间的"传经"；而《黄帝内经》中，是非常强调这种动态的病邪入侵的，例如在《素问·缪刺论篇第六十三》中：夫邪之客于形也，必先舍于皮毛；留而不去，入舍于孙脉；留而不去，入舍于络脉；留而不去，入舍于经脉，内连五脏，散于肠胃，阴阳俱感，五脏乃伤。此邪之从皮毛而入，极于五脏之次也，如此则治其经焉。

《素问·皮部论篇第五十六》曰：邪之始入于皮也，溯然起毫毛，开腠理；其入于络也，则络脉盛色变；其入客于经也，则感虚，乃陷下；其留于筋骨之间，寒多则筋挛骨痛，热多则筋弛骨消，肉烁䐃破，毛直而败。

还有其他经文中，都反复强调了病邪"流动、传递"的过程。

所以说，病邪是动态的，在病邪入侵的过程中，随着病邪所在部位深浅的不同，表现出来的症状也是在不断变化的。通过对"传经"的深入认识，反过来再来看上一篇的"伤寒与杂病的关系"，就会更加明了一些。

仲景的《伤寒论》部分，就是重点讨论"风寒"之气"其入客于经"的情况。这个情况很复杂，仲景的《伤寒论》通篇讨论的都是这个问题。仲景从"太阳经"受邪开始讨论，一路追踪着病邪的传变，一直讨论到"厥阴经"。

（三）"得藏而有名"

当病邪在进入某处，不再"流动"而客舍于该处，这就是所谓的"得藏而有名"。仲景《伤寒杂病论》中的杂病部分，就是继"伤寒"传经之后，客舍某处而为病的情况。

所以说，"伤寒"和"杂病"，是病邪发展的动、静的两个阶段。也就是说，"伤寒"，讨论的就是绝大部分"杂病"的起源和初始状态。而"杂病"，则是"伤寒"失治、误治以及失控之后的一些归宿。所以，"伤寒"并不是自身独立存在的一个医学体系，而是诸多杂病在病邪"得藏"之前的病理表现。所以，是不可以孤立地去看待"伤寒"和"杂病"的。这也才是仲景为何定名为《伤寒杂病论》的真正原因。可惜，咱们后世却把它拆成了《伤寒论》和《金匮要略》两书。最终导致研究外感者忽略《金匮要略》，研究"杂病"者忽略《伤寒论》的割裂局面。

（四）"着"

此外，还有一种病邪停止流动而客舍的情况，叫作"着"。这是《黄帝内经》中的内容，仲景未曾涉及，后世论述得也少。临床实践中却很常见，涉及范围也很广。但治疗若不知根本，治不得法，也是很让人头痛的。临床上很多反复治疗不效的疑难杂症，都和这个"着"有很大关系，我们大致提一下。

问曰：邪着如何？

师曰：着于微脉，肤浊皮污。

着于会谷，则关节酸楚。置而累累，动则渊痛。

着于溜溪，则是病也寒热不度。

着于大络，则阴脉泥淤，而脉浮以结。

着于经脉，湿涩不利，痹苦而痛。漠水有不运。

着于输脉，瘀瘀不度。或者伏冲，胆气不至，津液酿化，剧痛不时。关冲有着，其筋绳绳，僵而不利，酸疲不已。

八脉留邪，脏气无度，太过不注，寒热其异。腑运不良，大收拒摄，六墟失衡，乖厉妄纪。

着孙络而成积者，其上下往来于臂手之孙络，浮而缓不能句积而止之。故往来移行肠胃之间，水凑渗注灌，濯濯有音，寒则䐜满雷引，故时切痛也。

着阳明之经，则挟脐而居，饱食则益大，饥则益小。

着于缓筋也其若阳明，饱食而痛，饥之则安。

着于胃肠募原，痛而外连缓筋，饱食则安，饥则痛。

着伏冲之脉，揣揣应手而动，发手则热气下于两股，如汤火之状。

着于输脉者，闭塞不通，津液不下，孔窍干壅。此邪气之从外入内，从上而下也。

关于这个"着"的情况，我们在以后讨论一些病案的时候再详细展开。

总之，"传经"是一个很重要的课题。研究"传经"，不仅可以及时发现病邪的入侵趋势，同样也可以利用病邪传经的表现，来控制传经，甚至驾驭传经，让病邪按照要求去走安排好的经络，而引导病邪外出等。

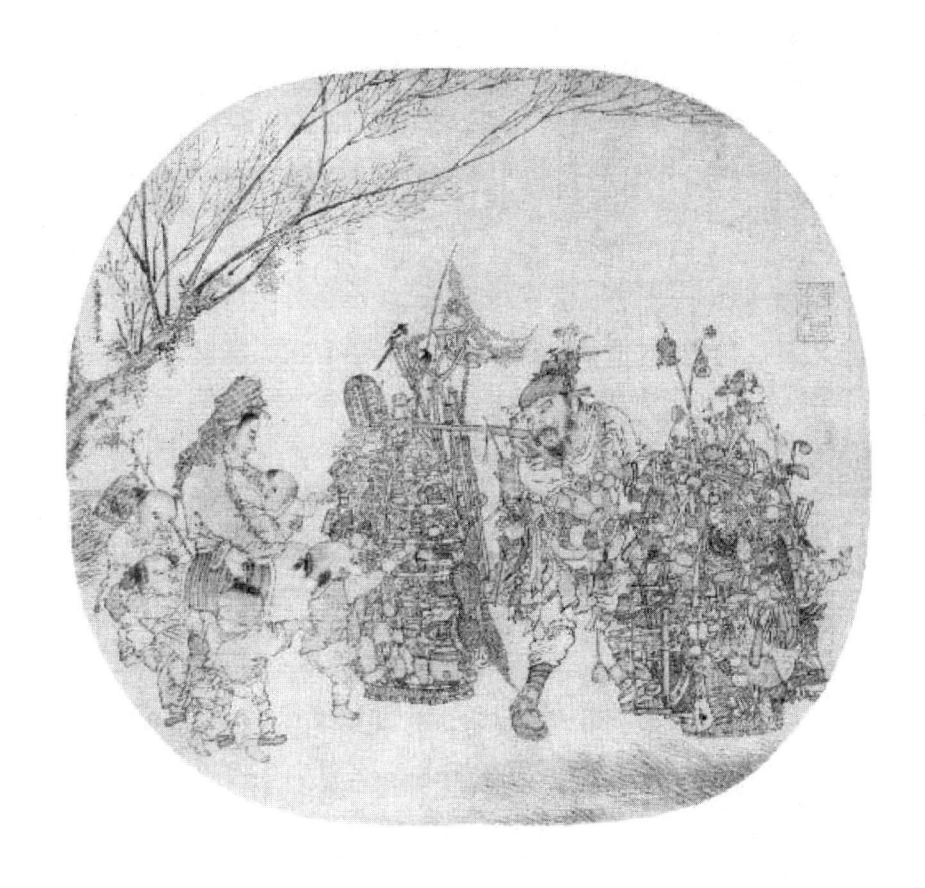

经络之中的外邪

通过前面的讨论，相信大家对伤寒的传经中的"本经传经"有了一个初步的认识。下面，我们继续讨论这里面隐藏的内容。

既然是病邪在"本经传经"，那么病邪究竟在哪里呢？这就是一个涉及面比较广的综合性的问题了。

很多人在学伤寒的时候，会有一种曲解——认为病邪（六淫致病），只是人体对外邪的影响产生出相应的生理反应和病理反应，从而表现出来一系列的临床症状。而病邪（六淫之气）本身，并没有进入人体或者经络。

这种观点，很片面，很自以为是。是不读经、不临证的主观臆断。

我们说，这种"不进入人体"的情况有没有？有。这个就是"感"的范畴。

但是，绝大多数情况下，外邪导致人体的发病，都有"外邪进入人体"的情况。这个就是感受外邪的另外一种形式——"冒"。"冒"，是触犯，是和病邪直接接触。《黄帝内经》以及《伤寒论》中有很大篇幅的讨论，都是建立在"病邪进入人体、经络"来展开的。

在《素问·离合真邪论》中就说："夫邪之入于脉也，寒则血凝泣；暑则气淖泽；虚邪因而入客……"这段经文中，明确地讲到"邪之入于脉"。

在《灵枢·百病始生》中就说："是故虚邪之中人也，始于皮肤……或着孙脉，或着络脉，或着经脉，或着输脉，或着于伏冲之脉，或着于膂筋，或着于肠胃之膜原，上连于缓筋，邪气淫泆，不可胜论。"这段经文有一个"中"（音众）字。这个"中"，是什么意思？本意是"遭受、承受"，这里是"入侵"的意思。这里讨论了所谓的"虚邪"进入人体的具体可能入侵的部位，以及入侵这些部位所出现的相关病候。"虚邪"是什么？内经中有解释。简单来说，就是"外邪"的一种表现形式。"着"是什么？"着"，就是"落在"的意思。那么，从这段经文中，就可以看到，"虚邪"是可以落脚在哪些地方——"皮肤，孙脉，络脉，经脉，输脉，伏冲之脉，膂筋，肠胃之膜原……"外邪能不能进入人体呢？当然是能的。

在《素问·皮部论篇第五十六》中说："是故百病之始生也，必先于皮毛，邪中之则腠理开，开则入客于络脉，留而不去，传入于经，留而不去，传入于腑，廪于肠胃。"这段经文更详细地谈到了外邪入侵人体的路径。即一般都是沿"皮毛→肌肤→腠理→络脉→经脉→脏腑"，一步一步发展、深入的。都是按"从外到里"的顺序发展的。这里也要强调一个字——"客"。"客"本意是"外来者"，这里作动词，到某家去做客。到谁家去？到"络脉"家去、到"经"家去、到"腑"家去。这里的外邪，就不是简单的礼尚往来，而是带了强盗的动机去"做客"的。所以，这里的"客"，也是"入侵、并且赖着不走"的意思。赖着不走干吗？积蓄能量，继续入侵。

前面我们通过摘录相关经文内容来讲解外邪是可以"进入人体经络"的。下面我们再来看看前辈圣贤们又是怎样来让这些"赖在人体经络之中不走的老赖们"离开的。

古人善用针，看看下面的这些经文。

在《灵枢·官针篇》中说："脉之所居深不见者，刺之微内针而久留之；以致其空脉气也。脉浅者勿刺，按绝其脉乃刺之，无令精出，独出其邪气耳。"这句讲的是针对"脉浅者"的这类病人的针刺出邪的操作手法——"按绝其脉乃刺之"。这么做的目的是什么？是"无令精出，独出其邪气"，就是别让经脉中的"精微物质流失"而只要"单独让邪气散出去就好"。这节经文中，你能看出什么？——针刺，让经脉中的邪气散出。"邪气"从哪里散出来的？脉中。不也说"邪气"是可以进入人体经脉的吗？

同样，在《灵枢·官针篇》中还有："所谓三刺则谷气出者：先浅刺绝皮，以出阳邪；再刺则阴邪出者，少益深，绝皮致肌肉，未入分肉间也；已入分肉之间，则谷气出。故刺法曰：始刺浅之，以逐邪气而来血气；后刺深之，以致阴气之邪；最后刺极深之，以下谷气。此之谓也。"这节经文中说："开始进针的时候，不要刺深了。只要浅刺到位，就能达到'驱逐邪气'的目的。"

同样，在《灵枢·九针十二原》中也明确谈到这个"浅刺以散邪气"的问题："夫气之在脉也，邪气在上，浊气在中，清气在下。故针陷脉则邪气出，针中脉则浊气出，针太深则邪气反沉，病益。"这个"针陷脉则邪气出"是什么意思？除了《灵枢·小针解》中谈到的意思之外，还有一层意思，就是上面谈到的"浅刺以散出邪气"。所谓的"针陷脉"，即是指针尖刺入脉即可。

047

陷，是凹的意思，微微刺破凹下即可。是指针刺到经脉的部位较浅。与下文中"针中脉"讲的是在行针时，针刺的三个深度。这个是这段经文除了在《灵枢·小针解》中讲解的意思之外的另一层意思。这个后面会具体讨论。这里只是讨论"邪气出"的问题。同样，这里的"邪气"是从哪里"出"的？脉中。说明什么？也是说明邪气是可以进入经络的。

此外，在《灵枢·终始篇》中也谈道："脉虚者，浅刺之，使精气无得出，以养其脉，独出其邪气。""久病者，邪气入深。刺此病者，深内而久留之，间日而复刺之，必先调其左右，去其血脉。"这两节经文中也可以看到"邪气在经脉"中的表现等。

在《黄帝内经》中，类似的经文还有很多，都谈到了这个"病邪进入经络"的问题。

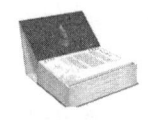

邪气，在经络中的哪里

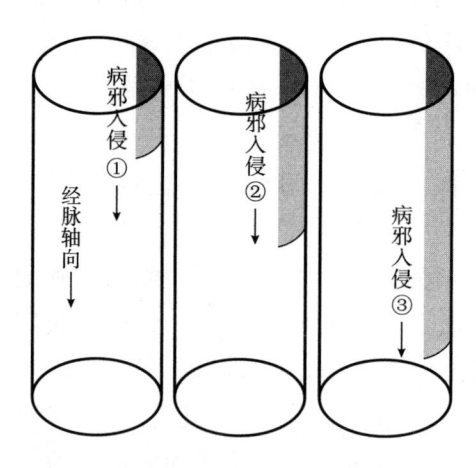

病邪在经脉中的轴向入侵

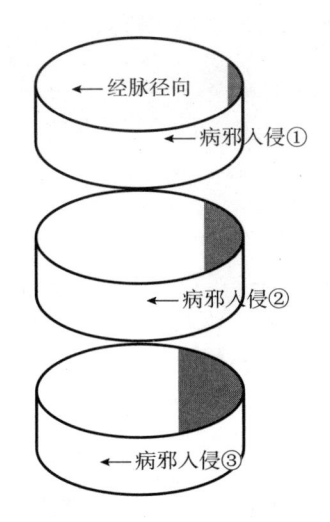

病邪在经脉中的径向入侵

我们在前文中讨论到病邪在进入经络之后,是可能会沿着经脉的轴向或者径向入侵的。如上图所示。我们可以看到,病邪在入侵进入经络的时候,一般是从经络的表层(浅层)逐渐向深层(径向)扩展入侵的。

就是说"邪气"入侵经脉之中,会聚集在经脉中经气的"上部"。所谓的"上部",就是指"经络的浅层",因为"邪气"是从经络之外向经络之中入侵的,所以必然会从经脉通道的浅层向里入侵。

邪气,在经脉中的哪里?在经脉的"浅层"。所以,在《黄帝内经》中会经常看到"浅刺"以出"邪气",就是这个道理。上面就摘录了一些经文,可以回头再看看上面的内容。

随着疾病的迁延,病邪继续入侵,经络之中的病邪就会在"径向"上逐渐加重入侵。所以,这种时候,就需要进针更深一些;此外,由于邪势也比较强,所以需要更多的时间来完成驱邪外出的作业。

那么,应该怎么操作呢?

《黄帝内经》中也早就谈过了,例如《灵枢·终始篇》中就说:"久病者,邪气入深。刺此病者,深内而久留之,间日而复刺之,必先调其左右,去其血脉。"什么意思?简单来说,就是"邪气"深入,就需要"深刺",还要"留针"时间更长一些。如下图所示。

浅刺以出邪气　　　　　　　　　深刺，久留针

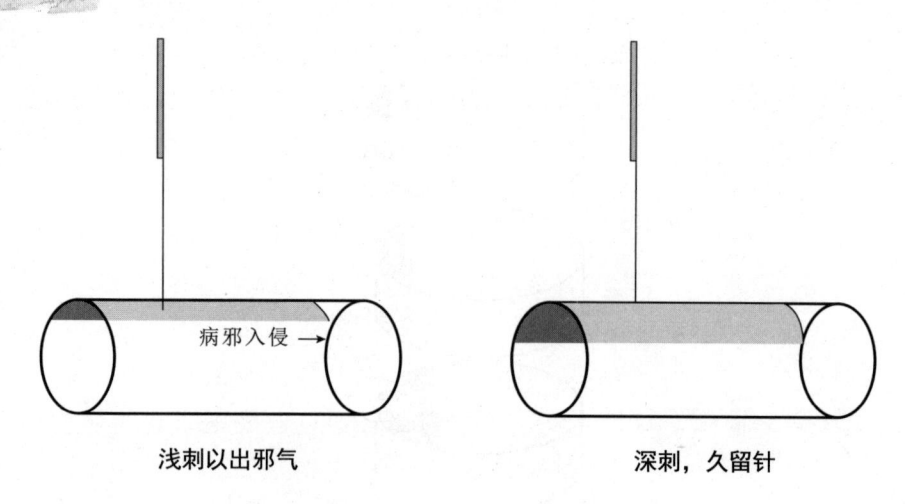

在这一节中，我们继续讨论了外邪进入经络的情况，以及分析了一些内经中比较典型的清除这些外邪的针法。不仅进一步论证了"外邪是可以进入经络"的观点；同时，又为下面的讨论提供了依据。后面再讨论什么？后面继续这个方向，再讨论一下《黄帝内经》中的一个基础理论。

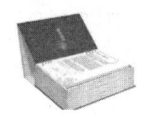

邪气，在经络中的层次

在《灵枢·九针十二原》中，有一节经文说："夫气之在脉也，邪气在上，浊气在中，清气在下。故针陷脉则邪气出，针中脉则浊气出，针太深则邪气反沉，病益。"

这节经文在《灵枢·小针解》中解释说："夫气之在脉也，邪气在上者，言邪气之中人也高，故邪气在上也。浊气在中者，言水谷皆入于胃，其精气上注于肺，浊溜于肠胃，言寒温不适，饮食不节，而病生于肠胃，故命曰浊气在中也。清气在下者，言清湿地气之中人也，必从足始，故曰清气在下也。针陷脉则邪气出者，取之上。针中脉则浊气出者，取之阳明合也。针太深则邪气反沉者，言浅浮之病，不欲深刺也，深则邪气从之入，故曰反沉也。"

其实《灵枢·小针解》的这节解释，是不够全面的。我们逐一分节来讨论。

一、《灵枢·小针解》的解释

"邪气在上者，言邪气之中人也高，故邪气在上也。浊气在中者，言水

谷皆入于胃，其精气上注于肺，浊溜于肠胃，言寒温不适，饮食不节，而病生于肠胃，故命曰浊气在中也。清气在下者，言清湿地气之中人也，必从足始，故曰清气在下也。"这节的立论，在于对"邪气""浊气""清气"的定义。《灵枢·小针解》在这里把"邪气"定义成"风雨之类"；"浊气"定义为"污浊废气"；"清气"定义为"清湿之气"。这种立论，也是来自于《黄帝内经》中的解释。如：《灵枢·百病始生》中说："黄帝问于岐伯曰：夫百病之始生也，皆生于风雨寒暑，清湿喜怒。喜怒不节则伤脏，风雨则伤上，清湿则伤下。三部之气，所伤异类，愿闻其会。岐伯曰：三部之气各不同，或起于阴，或起于阳，请言其方。喜怒不节，则伤脏，脏伤则病起于阴也；清湿袭虚，则病起于下；风雨袭虚，则病起于上，是谓三部。至于其淫泆不可胜数。"

可见《灵枢·小针解》中说的：①"邪气在上者，言邪气之中人也高，故邪气在上也。"这句"邪气在上者"立论，显然是出自于《灵枢·百病始生》中的"风雨则伤上"。②"清气在下者，言清湿地气之中人也，必从足始，故曰清气在下也。"这句"清气在下者，言清湿地气之中人也"的立论，显然出自《灵枢·百病始生》的"清湿袭虚，则病起于下"一句。③"浊气在中者，言水谷皆入于胃，其精气上注于肺，浊溜于肠胃，言寒温不适，饮食不节，而病生于肠胃，故命曰浊气在中也。"《灵枢·小针解》把这里的"浊气"解释为"渣滓、废弃物"等。这种解释，在《黄帝内经》经文中并不多见。立意之处，有些像西医学中的"肠容物"。

二、在其他经文中对于"浊气"的解释

在《黄帝内经》里面，浊气，一般只是指与"清气"相对的一些精微物质。例如在《灵枢·邪气脏腑病形篇》中说："十二经脉，三百六十五络，其血气皆上于面而走空窍，其精阳气上走于目而为睛，其别气走于耳而为听，其宗气上出于鼻而为臭，其浊气出于胃，走唇舌而为味。"这里的"浊气"，就是一种出自于"胃"的精微之气，而不是没用的废气垃圾。

同样，在《灵枢·阴阳清浊》中也说："气之大别，清者上注于肺，浊者下走于胃。胃之清气，上出于口；肺之浊气，下注于经，内积于海。"这里的"浊气"，也是指一种"肺"的精微之气。

此外，同样在《灵枢·阴阳清浊》中还提到："诸阳皆浊，何阳浊甚乎？岐伯曰：手太阳独受阳之浊，手太阴独受阴之清；其清者上走空窍，其浊者下行诸经。诸阴皆清，足太阳独受其浊。"更具体到"诸阳皆浊"的层面，可

见，阳气的某些表现形式，也是以"浊气"的形式存在的。那么，这个"浊气"，就更不可能是所谓的废气垃圾。

而在《灵枢·小针解》中谈到的"浊气在中者，言水谷皆入于胃，其精气上注于肺，浊溜于肠胃，言寒温不适，饮食不节，而病生于肠胃，故命曰浊气在中也"，所讨论的"浊气"，显然都不是《黄帝内经》其他经文中常见的"浊气"的表现。

三、《灵枢·小针解》中的解释与前后文的对比

《灵枢·小针解》的这节经文的解释，和前后文之间，也存在一定的逻辑问题。例如：这节经文的"夫气之在脉也"，就解释得比较笼统。按照《灵枢·小针解》后面对"邪气""浊气""清气"对应身体"上部""中部""下部"受邪来划分，就和经文的"夫气之在脉也"这句有些脱节。为什么？"夫气之在脉也"，说的是"气"在经脉中的存在形式或表现形式。既可以理解为"气"在一条经脉之中的情况，又可以理解为"气"在一身经脉的情况。而《灵枢·小针解》的立论，只是建立在"一身上、中、下三个部分"的表现情况，所以说不算全面。而且，用"一身上、中、下三个部分的'脉'"来解释"夫气之在脉也"，用词上也有些牵强。毕竟是"气之在脉"，不是"气之在身"。

这是与前文的一些问题。下面再看看与后文中的一些关系，又会怎样呢？文中说："夫气之在脉也，邪气在上，浊气在中，清气在下。故针陷脉则邪气出，针中脉则浊气出，针太深则邪气反沉，病益。"

《灵枢·小针解》把这个"夫气之在脉也"立意为：病邪在身体的"上部""中部""下部"的三种情况。并且，在此基础上，给出了针刺及取穴部位等解释。①邪气在上者，言邪气之中人也高，故邪气在上也。②浊气在中者，言水谷皆入于胃，其精气上注于肺，浊溜于肠胃，言寒温不适，饮食不节，而病生于肠胃，故命曰浊气在中也。③清气在下者，言清湿地气之中人也，必从足始，故曰清气在下也。④针陷脉则邪气出者，取之上。⑤针中脉则浊气出者，取之阳明合也。⑥针太深则邪气反沉者，言浅浮之病，不欲深刺也，深则邪气从之入，故曰反沉也。

四、经文解释中不成熟的部分

（一）"针陷脉则邪气出者，取之上"

按照《灵枢·小针解》上面说"邪气在上者，言邪气之中人也高，故邪气在上也"，这个解释的意思是："风雨之邪"经常入侵人体的上部，所以需

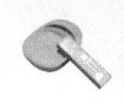

要从"身体的上部"进针散邪。这种解释不能说错，但是绝对不全面。首先，"邪气在上"，就要"取之上"吗？不尽然的。我们熟悉的"上病下治""下病上治"等取穴和治法，一样也是出自《黄帝内经》的。所以"邪气在上"，就一定要"取之上"吗？显然，答案是不一定。其次，这个解释，与前面的一句话"夫气之在脉也"讨论的范畴也有出入。看得出来吗？《灵枢·小针解》的解释，说的是"身体上部的经络"，是有特指的局限性；而"夫气之在脉"一句，说的是"气""在脉"的情况，是具有一身普遍性的。

（二）在上文中有"清气在下"的内容

《灵枢·小针解》解释为："清气在下者，言清湿地气之中人也，必从足始，故曰清气在下也"。却没有按照习惯，给出具体的取穴部位。这就和"邪气在上者""针陷脉则邪气出者，取之上"以及"浊气在中者""针中脉则浊气出者，取之阳明合也"这两个的阐述习惯不统一了。那么，他给出的是什么呢？他说："针太深则邪气反沉者，言浅浮之病，不欲深刺也，深则邪气从之入，故曰反沉也。"这里的解释，如果仅仅作为单独立论，阐述"针太深则邪气反沉"，这个是没有问题的。但是如果要作为解释前面"清气在下者"的内容，就有问题了，毕竟这个跟"清气在下"没有半点关系。那么，这里是立论缺失，还是其他原因，导致出现了这个问题呢？此处只能存疑待考了。

此外，大家在研读这节经文的时候，有没有一种很别扭的感觉？尤其是把前文"夫气之在脉也"带进去，就始终有种词不达意的感觉。

结合上述研读分析，怀疑《灵枢·小针解》一篇，从内容到性质，很可能是以前"某次讲学的讲义或者笔记"之类的内容，被后人重新整理经文的时候，篡入经文的。

五、可供参考的解释

下面我们结合《黄帝内经》的一些经文，来重新看看，这节《灵枢·九针十二原》经文"夫气之在脉也，邪气在上，浊气在中，清气在下。故针陷脉则邪气出，针中脉则浊气出，针太深则邪气反沉，病益"，可不可以有另外一个角度上的解释。

（一）"邪气""浊气""清气"最常表达的含义

我们梳理一下经文中的"邪气""浊气""清气"等，在《黄帝内经》中经常表达的是什么意思。

1. "邪气"

除了上面讨论《灵枢·小针解》立论的作为"风雨之邪"的意思之外，还

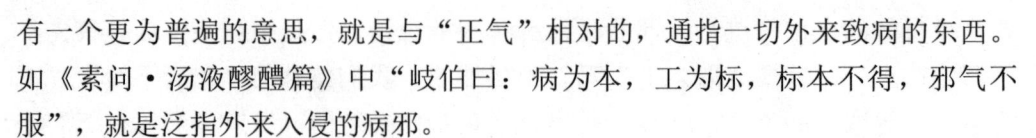

有一个更为普遍的意思，就是与"正气"相对的，通指一切外来致病的东西。如《素问·汤液醪醴篇》中"岐伯曰：病为本，工为标，标本不得，邪气不服"，就是泛指外来入侵的病邪。

2．"浊气"

在《黄帝内经》中，"浊气"一词在很多地方出现过，一般都是与作为精微物质的"清气"相对，指另一种相对而言比较"粗浊"的精微物质。例如在《素问·经脉别论》中："食气入胃，散精于肝，淫气于筋。食气入胃，浊气归心，淫精于脉。脉气流经，经气归于肺，肺朝百脉，输精于皮毛。毛脉合精，行气于腑。腑精神明，留于四脏，气归于权衡。权衡以平，气口成寸，以决死生。"所讨论到的"浊气归心"中的"浊气"，就是从胃中分泌出来的一种可以生成转化成营阴的精微物质。此外，《黄帝内经》中还把一些经络中的阳气，也称为"浊气"。例如在《灵枢·阴阳清浊》中谈道："黄帝曰：诸阳皆浊，何阳浊甚乎？岐伯曰：手太阳独受阳之浊，手太阴独受阴之清，其清者上走空窍，其浊者下行诸经。诸阴皆清，足太阴独受其浊。"同样也把"经络之中的阴"称为"清气"。所以，"浊气"也是经脉之中的一个重要的组成部分。

3．"清气"

在《黄帝内经》中"清气"有很多种意思：其一，有作"清冷之气"的，如《素问·五常政大论篇》中说："秋气劲切，甚则肃杀，清气大至，草木凋零，邪乃伤肝。"《素问·至真要大论篇》中说"阳明在泉，客胜则清气动下，少腹坚满而数便泻"等；其二，有作与"浊气"相对的一种精微物质的称谓。如上面提到的《灵枢·阴阳清浊篇》中谈到的："黄帝曰：诸阳皆浊，何阳浊甚乎？"其三，此外还经常把一些"精气"（精微之气）称作"清气"。这个可以参看《黄帝内经》和《太素》等一些书籍中的论述，非常多。其四，《黄帝内经》中还有很多地方直接用"清""浊"来代替"清气"和"浊气"。这些就不一一举例了。

（二）从"经络受邪"这个角度来剖析

所以，如果把《灵枢·九针十二原》经文"夫气之在脉也，邪气在上，浊气在中，清气在下。故针陷脉则邪气出，针中脉则浊气出，针太深则邪气反沉，病益"之中的"浊气"和"清气"定义为经脉中的两种"精微之气"，那么整个意思就完全不是《灵枢·小针解》所阐释的意思了。

第三篇 条文中的味道

首先,这是讨论"经脉之中受邪"的情况,即"夫气之在脉"的情况;以及针刺的技法。如下图所示。

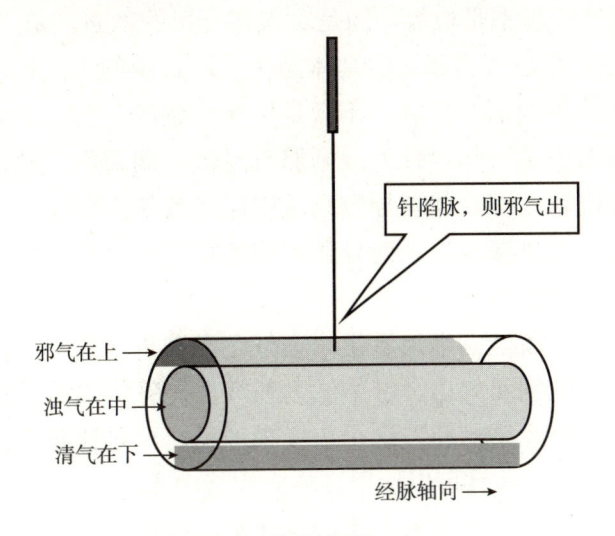

针刺技法图示1

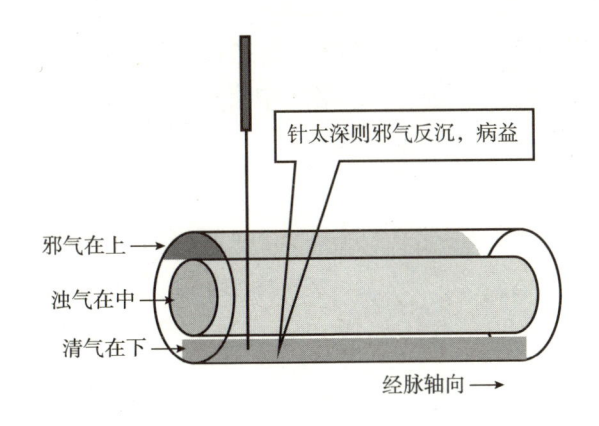

针刺技法图示2

其次,这种"经脉之中受邪"的情况,也是符合临床症状的。

在前面谈到的"病邪在经脉中的轴向传经"中,病邪入侵的形式,就是所谓的"邪气在上"。这个所谓的"邪气在上",就是说,邪气在经络的最外部、最浅层。所以,在行针治病的时候,针刺深度较浅,只要刚刚刺进"经脉"(针陷脉)达到"邪气"所在的这个部位,就能刚好泻出"邪气"。这就是下文中所说的"故针陷脉则邪气出"的意思。如上图所示。

055

如果进针深了，针刺的部位超过了"邪气在上"的区域，达到了经脉的中部，就会误泻经脉中的"浊气"。这就是下面经文中所说的"针中脉则浊气出"。这个"浊气"可不是垃圾，而是对人体有用的物质，是"营气"。

这两句，讲的都是"刺邪"的具体操作手法之中的"进针深浅"的作用和危害。指的就是针下的那个经脉，不管是针哪一条经，都会有上述的宜忌。所以，经文还在后面跟了一句"针太深则邪气反沉，病益"。就是说，病邪尚在经络的浅层，而进针太深，就会导致经脉中层"浊气"的流失，反而导致原本在表层的"邪气"向里深入，从而导致疾病的加重。这就是经文"针太深则邪气反沉，病益"的意思。

通过这种阐述，就能清晰地看出"夫气之在脉也，邪气在上，浊气在中，清气在下。故针陷脉则邪气出，针中脉则浊气出，针太深则邪气反沉，病益"这段经文，真正从"经络受邪"这个角度来剖析，也是比较符合经文文义的，而且也是客观存在的，并且可以运用到临床实战中去。

以上通过对《灵枢·小针解》中的论述和一些经文的梳理，让我们可以比较清晰地看到"夫气之在脉也"的一些情况。也同时从另外一个角度补充《灵枢·小针解》对经文理解的视角不足之处。通过上面的分析，我们可以比较直观地看到经文中提到的"邪气""浊气""清气"等在人体经脉中的相对位置。这就推导出一个新的问题——经络之中会有这么多的"气"在里面吗？

这个问题，我们在下面继续讨论。

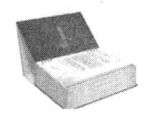

喧闹的经络

前人所谓"行医不知经络，开口动手便错"。研究中医的，只怕没有人不了解"经络"的。

只是，不知道有没有人真正问过："经络中流淌的到底是什么？"

有人会笑了。这不是废话吗？经络里流淌的，当然是经气啦。这么简单的问题还要认真地去问吗？

一、"经气"的含义

经络中流淌的，果然就只是"经气"吗？

《素问·血气形志》说："夫人之常数，太阳常多血少气，厥阴常多血少

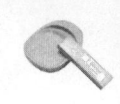

气，少阳常少血多气，少阴常少血多气，阳明常多气多血，太阴常多气少血，此天之常数。"

可见，经络中不仅流淌的有"经气"，还有"血"。

可能很多人，便会就此止步了。有没有人继续问："'经气'，究竟又是什么？各经络中流淌的'经气'是不是都是相同的？"

其实，狭义上的"经气"，是指"营气"。如《灵枢·营卫生会》曰："人受气于谷，谷入于胃，以传与肺，五脏六腑，皆以受气，其清者为营，浊者为卫，营在脉中，卫在脉外，营周不休，五十而复大会。"而广义上说，"经气"就是一个大杂烩。是经络中流动的各种"气"的统称。

二、"经气"都含有什么

其实，要是潜进去看，经络就像一条条"混合交通的省道"，行人、自行车、摩托车、小汽车、大卡车、拖拉机、牛车……南来北往，嘈杂而喧闹。

就拿"手太阴肺经"来说吧，肺经中都有什么？

（一）营气

这个就不用多说了，"营行脉中，卫行脉外"，这个"营气"是贯通十二经脉的主流力量。

（二）胃气

这里的"胃气"就是"胃气"，不是"营气"。不要混淆了。虽然"营气"也是出于胃，但和"胃气"还是有区别的。《素问·平人气象论》曰："平人之常气禀于胃，胃者平人之常气也，人无胃气曰逆，逆者死。"这里的胃气，其实就是水谷之气。虽然和"营气"很相似，但是绝不相同的。

从哪里可以分别？——真脏脉。

在《素问·平人气象论》中说："但弦无胃曰死；但钩无胃曰死；但代无胃曰死；但毛无胃曰死；但石无胃曰死。"就是说某脏的脏气不与其胃气同见于气口指下。其脏已无"胃气"，而并非无"营气"。前面说过，"营气"是一身脏腑、经络周流贯通的。

（三）本脏气

"本脏气"是指该经络对应脏腑之气。如手太阴肺经对应的"本脏气"就是"肺气"。"本脏气"的循行，分为两支。

一支，是顺脏腑从本经而出，如手太阴肺经，就是"中府"往"少商"方向。

另一支，则是从该经的"井穴"出，即出于井，溜于荥，注入输，行于经,入于合。如《灵枢·本输》曰:"肺,出于少商,少商者,手大指端内侧也,为井(木);溜于鱼际,鱼际者,手鱼也,为荥;注于太渊,太渊,鱼后一寸陷者中也,为俞;行于经渠,经渠,寸口中也,动而不居,为经;入于尺泽,尺泽,肘中之动脉也,为合。手太阴经也。"(他经仿此)。注意,手太阴肺经的脏气流行方向与本经经气的流行方向,是相对的,是"逆行"的。其他经络中,也有不少这种情况。可见,在经络中,"经气"的流行还有双向对流情况的存在。

(四)他脏气

"他脏气"是指其他脏腑之气流过此经。这里也有两种情况的存在。

1. 从循行上一条经络传入

如肺手太阴之脉,其支者,从腕后直出次指内廉,出其端。《灵枢·经脉》这里就是手太阴经从腕后分出连接并注入手阳明经的情况。那么,在手阳明经的"经气"中,除了拥有上述诸气之外,还杂入了手太阴经之气的。

这里有一个问题:当这些手太阴经的"本脏气",分入手阳明大肠经之后,肺的"本脏气"是否完全"消融"了?如果是,是什么让这些"本脏气"消融掉的?还是依旧保留自己的特性并且与大肠的"本脏气"一并注入足阳明呢?如此保留与流传,则会导致各个经脉中都会有各脏的"本脏气"的存在。它们在一起,不会打架吗?还是它们之间的打架,也是脏腑五行生克制化的一种方式?

2. 脏腑之间脏气的互"传"

在《素问·玉机真脏论》中谈道:"五脏受气于其所生,传之于其所胜,气舍于其所生,死于其所不胜。病之且死,必先传行至其所不胜,病乃死。此言气之逆行也,故死。肝受气于心,传之于脾,气舍于肾,至肺而死。心受气于脾,传之于肺,气舍于肝,至肾而死。脾受气于肺,传之于肾,气舍于心,至肝而死。肺受气于肾,传之于肝,气舍于脾,至心而死。肾受气于肝,传之于心,气舍于肺,至脾而死。"

在这里,我们是不是还能看到五脏之间"脏气"是在"互传"的?是的。在"肝受气于心"的时候,肝脉中,有没有心的"本脏气"?这是病态的情况。在"木生火"的常态中,心脉中有没有肝的"本脏气"?理论上是会有的。

五脏气,各有不同的属性,它们在互传的过程中,是怎样相互作用的?除了脏腑中的相互转化和影响，这种相互关系是不是会延续到经络中？

（五）气

我们都知道《灵枢·卫气行》中，在讨论"卫气的循行"相关的内容中，就说到了："其始入于阴，常从足少阴注于肾，肾注于心，心注于肺，肺注于肝，肝注于脾，脾复注于肾为周。"就是说，卫气到了晚上的时候，也会"进入经脉"，并且一般都是通过足少阴经进入肾，再从肾走心，从心走肺，再从肺走肝，从肝到脾，最后从脾再走肾。这样，卫气就在晚上的时候，在五脏中按照五行相克的路线转了一大圈。这也是濡养和清理五脏的一种形式。这个咱们不做重点讨论，大家先做一个了解就好了。这里需要重点讨论的是什么？是"其始入于阴，常从足少阴注于肾"这句中的"常"字。"常"是什么意思？是"经常"的意思。文中为什么用"常"，而不是用的"恒"？如果是"恒"，就表示是固定不变的；而"常"，则表示只是大多数时候。所以，这句的意思是：入夜的时候，卫气开始进入"阴"层的循行。此时，卫气"经常"从足少阴经进入经络系统，然后从足少阴经进入肾，再依此沿着五行相克的规律，在五脏之中循行。所以，我们从这里可以看到另外的两个隐藏的意思：①卫气是可以进入经络的；②卫气进入经络，大多数是选择从"足少阴"走的。那么，是不是还有从其他经络中进入的呢？可能是有的。所以说，经络之中，也是可以有"卫气"的。

上面的内容比较复杂，但是却是基础中的基础。只有明白这些内容，很多东西才有可能真正地明白起来。

例如病邪是可以进入经络的，例如对《灵枢·九针十二原》经文"夫气之在脉也，邪气在上，浊气在中，清气在下。故针陷脉则邪气出，针中脉则浊气出，针太深则邪气反沉，病益"中"浊气""清气"究竟是什么。

此外，弄明白了这个"邪在经络中的情况"，不仅对针灸的针法有着重要的意义，对临床用药，也有非常重要的指导意义。

例如我们正在讲解的"太阳病，头痛，发热，身疼，腰痛，骨节疼痛，恶风，无汗而喘者，麻黄汤主之"。这条《伤寒论》中太阳病的经文中，体现出了"本经传经"的内容。同样，也谈到了这个"径向传经"。就是病邪在"经络径向"上深入的表现。这个，其实和"邪气在上"的表现是一致的。

那么，怎么应对这种"邪气不同深浅"的情况呢？

这里我们来看两段不同章节的经文。

其一，就是上面讨论的《灵枢·九针十二原》经文"夫气之在脉也，邪气在上……故针陷脉，则邪气出"这是病邪比较浅的时候，只要"浅刺（针陷脉）"，就可以达到"邪气出"的目的。

其二，在《灵枢·终始篇》中也谈道："久病者，邪气入深。刺此病者，深内而久留之"所以，在疾病较久、病邪较深（邪气入深）的时候，需要相对"刺深一点"（深内），"留针久一些"（久留之），这样就可以让病邪消散泻出得更多一些。

通过对比这种邪势的深浅轻重，以及进针深浅、留针时间长短，来达到不同程度上的驱散病邪的要求。

这句话，是什么意思呢？就是说，"邪势轻重的不同"，给予的"治疗力度"也是不一样的。

我们费了这么大的劲，来强调这句话，又有什么意义呢？

注意看，我们又带回来伤寒看看——"太阳病，头痛，发热，身疼，腰痛，骨节疼痛，恶风，无汗而喘者，麻黄汤主之。"假设，病人第一天就有这些症状，但是症状要轻一半左右；到了今天，随着病势的发展和深入，病情加重很多。那么，同样使用"麻黄汤"，这两天的"用药用量"应该是一样的吗？

显然，应该是不能等量的。

如果"等量"，会怎么样呢？不是前一天的"用药太过"，就是这一天的"药力不足"。

这就是"度"的问题。凡事都有一个度，过度了，好事也会变坏的。关于这个"度"，中医里面需要探讨的内容也很多。以后会不断涉及并展开来讨论。

所以，有了"病势深浅不同"的这种客观存在，就必然会导致需要的"用药药力"的不同。而"改变用药药力"的方法，有很多，其中最简单最常用的一个方法，就是"调整用药的量"。

由此就会得到一个新的结论，在"太阳病，头痛，发热，身疼，腰痛，骨节疼痛，恶风，无汗而喘者，麻黄汤主之"这条中，随着"病势深浅"的不同，需要使用的"麻黄汤"的用量，也是存在差异的。这也就终结了坊间流传的一种奇怪的说法——"经方不可改变"。

经方变得好，可以妙用无穷。我们就运用仲景《伤寒论》中六经的几个基础方，通过变化，基本可以解决临床常见的内、外、妇、儿诸科疾病。无他，理熟而已。这点上,其实就像很多中国传统技艺一样,都有自己最核心、最基础的东西。例如刺绣,基础针法也就那些,但是通过不同针法的联合运用,可以完成异彩纷呈的作品;同样,古传的拳法,都有自己最核心的套路,也就是一些最基本的一些功夫套路。我们的中医理论体系,自失太久了,早已忘记了这些最本源的东西。所以,言"不可改变",理不明而已。

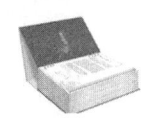

太阳病的身痛

前面讨论了这么多,就是一个核心——"外邪,是可以进入经络的"。并且,根据《灵枢·九针十二原》的经文"夫气之在脉也,邪气在上,浊气在中,清气在下。故针陷脉则邪气出,针中脉则浊气出,针太深则邪气反沉,病益"的部分文义。

这个非常重要,是对后续很多理论的讨论、阐释以及临床运用的重要基础。

例如我们前面讨论的《伤寒论》中太阳病的一条经文:"太阳病,头痛,发热,身疼,腰痛,骨节疼痛,恶风,无汗而喘者,麻黄汤主之。"我们在前面讨论了"病邪入侵"的表现形式——"轴向入侵"和"径向入侵",以及同时入侵的几种表现形式。下面我们再接着讨论。

一、"身疼"的病因

我们说,当人体处在"平人"的状态下,身体经络中,流淌的应该是自身的"经气"。这些"经气"的作用很多,其中一个重要的作用,就是"滋养"。经络,就像河流,灌溉和滋养流经的区域。如果这条大河的水道中,流淌了三分之一的"煤油",那么它流经区域的灌溉,会怎么样呢?很显然,被"煤油"灌溉的区域,庄稼就会因为滋养不足,而出现枯萎。同样道理,当经络之中的"经气"被杂糅进去了"邪气",会怎样?

(一)从"经络"影响到"管辖区域"的情况

1. "酸痛"

经络受邪区域的正常濡养和灌溉,就会出现不足。这种濡养的不足比较重的时候,也会出现所灌溉区域的萎缩,这种情况可能导致一定程度上的"酸痛"。

2."胀痛"

由于经气的不足，在导致濡养不足的同时，也会导致该受邪区域产生的废弃物不能及时运送出去。这样就会导致一定程度上的垃圾淤积。这种淤积，也是可以导致"胀痛"的出现。

再次，由于经络之中入侵的外邪，导致这些外邪再流通到受灌溉区域，却不能被利用和代谢，就会形成一种瘀阻的存在。这种东西的瘀阻，也会导致出现"胀痛"的表现。

3."刺痛"

"寒"的一个重要属性，就是"收引、凝滞"。当这些寒气，随着经气流进灌溉区域，就会导致受灌溉区域的络脉等因为"寒邪"的凝滞和收引，而变得更加紧涩和壅滞。而这种状况，就会导致同时出现因为收引和凝滞而导致的"刺痛和胀痛"，以及同时壅滞灌溉区域而导致瘀滞"胀痛"。一方面收紧通道，另一方面加重导致壅滞的成分。不同的程度，就会导致不同程度的痛。

正是由于这些"痛"的出现，所以导致经脉灌溉区域出现的各种"痛"感。这就是上面仲景伤寒条文中所说的"头痛，身疼，腰痛，骨节疼痛"等痛证的原因。更因为寒邪随着经络的轴向入侵，病势的加重而影响到更多的区域出现痛的症状。

（二）从"管辖区域"反过来影响到"经络"的情况

此外，除了上面的这种从"经络"影响到"管辖区域"（即对应层的区间）之外，还有一种情况，是病邪从"管辖区域"反过来影响到"经络"的情况。就是说，当外邪首先入侵的是某些"区域"还没有进入对应经络的时候，也会导致被入侵区域出现各种症状。例如常见的"肩周炎""关节痛"等，很多都是先出现区域受邪，然后再从受邪区域入侵经络的。这种情况在"太阳病，头痛，发热，身疼，腰痛，骨节疼痛，恶风，无汗而喘者，麻黄汤主之"的这些"身痛"的表现中，也会出现这种情况。

虽然这两个方式的入侵先后不同，但是在受邪区域的症状表现，是基本一样的。

所不同的是："经"的入侵，可以导致"层"区域的入侵；"层"的入侵，则不可以导致"同层另一区域"的入侵，但可能导致对本层受邪区域周边以及另一个层的"浸染"。

简单来说，就是先入侵到"层"的某区域的病邪，基本不能从"层"的层面上从"肩膀"入侵到"腰部"这种跨越性的传播，而是需要通过从"层"

的局部入侵，发展到"从层入经"，再从"经"影响和入侵到"层"的其他区域。在临床也常见这一种情况，如溃疡点到溃疡面的发展，就有这种病灶在同层中向周边浸染的表现；有些溃烂的面积扩大，也是这种"浸染"。此外，当某一层某一区域受邪较重的时候，还会出现另一种情况——病邪从病灶区域浸染到与之相邻近的层，从而导致一种从层到另一层的"传层"，从而导致另一经的症状出现和爆发。这种情况，在临床也很常见。

二、据"身痛"的出现时间判断当前的状态

怎样判断在刻诊的时候所看到的"头痛，身疼，腰痛，骨节疼痛"这些症状，是由于"层"的被入侵，还是"经"被入侵呢？也就是说，如何判断当前的状态，是病邪在"层到经"，还是从"经到层"呢？

其实这个很简单，只要询问病人这些症状出现的前后时间，就大致可以知道了。

（一）痛同时出现

病人在发病之初，就同时出现这几种症状，这个就是病邪至少是直接损伤到太阳层的这些区域；有没有进入太阳经？这个很难说，初受邪时，可能只是太阳层的这几个区域在同时受邪。而当病程较久，或者病势较强盛，那么入侵的病邪就有可能进一步从"层入侵到经"。具体刻诊时有没有，需要结合四诊来综合判断。这个到后面具体案例时候会有详细讨论。

（二）痛逐个出现

病人在发病之初，只是表现出一两处痛处，随着疾病的发展，而逐渐出现其他几处的痛处。那么，这个情况就很明显是从"经到层"的发展，然后病邪在"本经传经"的表现。

所以，在临床上观察病人症状的发展情况，也是了解邪发展趋势、发展方向、强大程度的一个重要的参考因素。

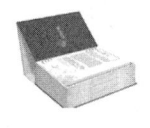

太阳病中几个常见的脉象

太阳病，脉浮紧，无汗，发热，身疼痛，八九日不解，表证仍在，此当发其汗，麻黄汤主之。

服药已，微除，其人发烦，目瞑。剧者必衄，衄乃解。所以然者，阳气重故也。（《伤寒论》）

下面逐一讨论这条经文中的文字意义。

一、太阳病，脉浮紧

在这条经文中，起句"太阳病"三个字，依然是对下列症状的一个病层的界定，这是在"太阳"区间的疾病。

"脉浮紧"三个字，估计学过中医的人，没有不熟悉的。"浮"脉和"紧"脉，是伤寒中最基础的两个"基本脉"。这两个脉，只要研究通透了，对后续伤寒的学习，以及脉学的掌握，都有着非常重要的意义。

（一）紧脉

1. 什么是伤寒的紧脉

紧脉，是一种阴性的脉象，是一种阴凝阴结的脉象表现。伤寒的"紧脉"其实很简单，我们还是来看前面讲述过的这几张图。

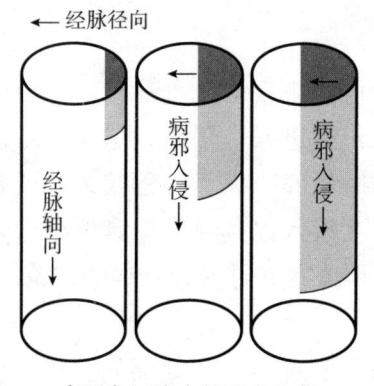

病邪在经脉中的双向入侵

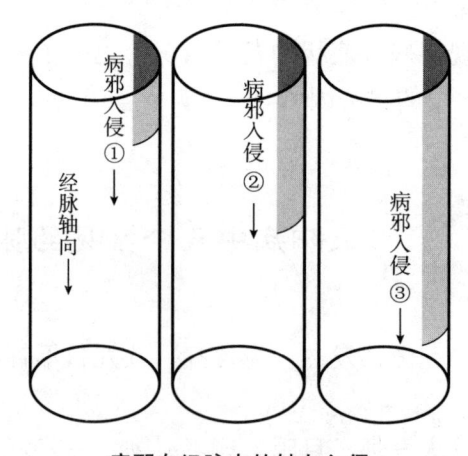

病邪在经脉中的轴向入侵

前面说过，当外邪入侵进入经络的时候，就会在经络通道的上层形成聚集。如图中阴影部分所示。所以《灵枢·九针十二原》经文曰："夫气之在脉也，邪气在上，浊气在中，清气在下。故针陷脉则邪气出，针中脉则浊气出，针太深则邪气反沉，病益。"

那么，当外寒入侵经络的时候，会不会也在经络的上壁区域开始逐渐集结呢？会的。

而且，前面我们也反复提到过，寒性收引、凝滞，所以，当寒气集结的时候，会导致机体经脉上壁寒气集结的区域出现因为寒性"凝滞收引"所导致的"紧"的表现。

而此时，我们在寸口切脉的时候，就也能体察到的"紧脉"的表现。

所谓的"紧脉"，就是脉象"发紧"。脉象为什么会"发紧"，是对应的经络或层中，寒性收缩（收引凝滞）导致的。

2.伤寒紧脉的势表现相同吗

同样是伤寒，同样是伤寒太阳病，所表现出来的"紧脉"，也是不完全相同的。例如下图中的邪势，与上图中的邪势，存在着"邪势轻重"的不同，如果这个邪势都是由寒邪导致的，那么，同样是寒邪导致的紧脉，也会在"紧"的"程度"上出现明显的差异。显然，病势越强，"紧"的程度就会越强。如图所示。

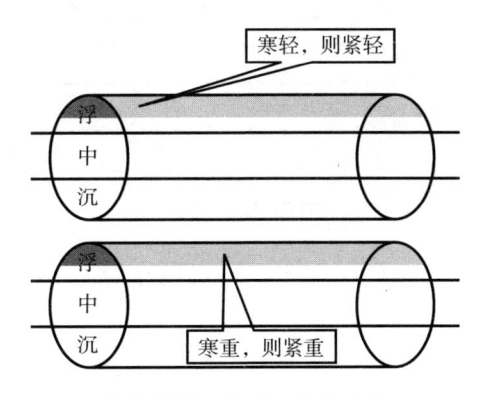

经脉受寒，在寸口脉的表现

所以，在临床切脉的时候，我们就可以利用这个特性，来根据这种"紧的程度"，计算出"邪势"的轻重。所以，太阳病，脉微紧，则表示受寒邪较轻；而脉很紧，则表示受邪较重。

"受邪较重"，意味着由此病邪导致的症状就会较重；而且病邪发生传经病变的可能性就会较大。所以需要控制病势、防止传经（或者利用传经），就需要加入到临床分析之中去了。所以，在脉诊中察知这种差异性的东西，可以作为临诊细分的重要组成依据。

3. 紧脉的部位

切脉时，紧脉的部位，都会是在寸口脉的上壁吗？这个是不一定的。

上图，是外邪初感，病邪在入侵经络时，在被入侵经络中的表现。

这种表现，同时在寸口的表现也是如此。切脉时，这种"紧脉"也有在上的表现。这就是所谓的"浮紧"。在这里，"紧"是指脉象；"浮"是指"部位"。关于"浮"的内容很多，我们下面会详细讨论。这里先说"紧"。

随着病势的发展、病邪的向里入侵，到一定程度之后（尤其是病邪开始入脏的时候），在寸口切脉的时候，就会发现"紧脉"也会离开经络的上壁，而出现在"寸口脉"的中层或者下层。如下图所示。

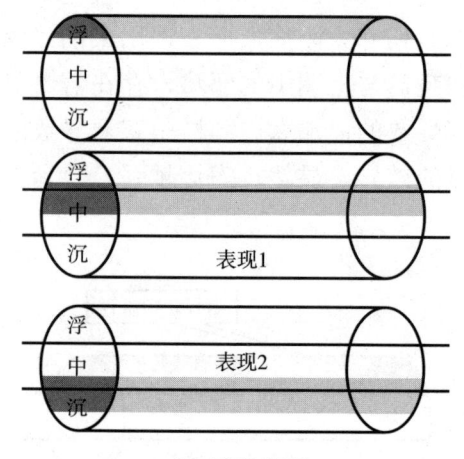

寸口脉的表现

要注意：这个寸口切脉表现的图，是表现寸口脉中切脉时对寒邪入里程度的体现。

上面的经脉受寒在寸口脉的表现图，是外邪进入经络的表现。不要混淆。即当病邪离开"太阳经（层）"之后，随着病邪向脏腑的入侵，就会在寸口对应的脏腑位置出现这种紧脉的下沉的表现。邪气越深，脉象上的表现就会下沉得越低。所以说，"紧"的部位，不一定都在经络的上壁。这里面的两个概念，不要混淆了。

由此，就会出现"浮紧""沉紧"等脉象的表现。所以说，"浮""沉"

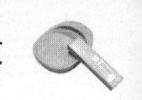

等脉，不仅有脉"象"上的反应；还有脉"部位"上的反应；以及后面会谈及的脉"势"上的反应等，并不是单一的意思。

4. 寸口紧脉的部位

在寸口切脉时，紧脉的部位，常见有两大类型。

其一，左右两手的六部脉都同时出现紧脉。这种情况一般都是在病人外感病的时候出现的。常见的风寒感冒、部分风温感冒的初起阶段，都是可以见到这种六部脉皆紧的表现。这就是仲景所说的"脉阴阳俱紧"。这里的所谓"脉阴阳"，主要是分指"左、右两手寸口脉"。这个左、右两手脉，左手脉为"阴"，右手脉为"阳"。这是大阴阳的划分。所以，上手切脉时，可以直接从左、右手的脉象表现，来整体判定此人的"阴、阳"情况。例如：病人的左手脉较弱较沉，则反映出此人脏腑的阴质不足。这个所谓的"阴质"，就是"五脏藏精"所谓的"精"的精微物质。所以说"脏者，藏也"，《黄帝内经》旧本中多用"藏"代"脏"，就是这个道理。脏腑存储的"阴质"，当然是越多越好、越足越好。当然这个"阴质"是人体所必需的精微物质，而不是"痰浊"等这种阴质的东西。脏腑中，这种痰浊如果存储多了，麻烦就大了。虽然好的中医也能够用汤、药、针、灸来清洗脏腑垃圾，但清洗脏腑毕竟是个大工程，这里就不讨论了。右手为阳，右手脉，可以大体查看此人的"阳"的情况。分左、右手查看"阴阳"，怎么用呢？其实也很简单。例如一个病人，左手脉细弱，右手脉较大，则此人就明显的有"阴不配阳"的情况。那么，就要进一步分析探查，"阴"不足的区域和程度；"阳"是"真有余"？还是同样是不足之中的相对"有余"？相关内容很多。我们将在后面的"脉诊"讨论中详细论述。

其二，六部之中不同时出现紧脉。这种情况一般出现在伤寒失治的前提下。由于病邪的深入，以及病程的日久，病邪在入侵到脏腑的时候，在病邪离开太阳经层的时候，寒邪可能会在厥阴、少阴等经层，就有可能表现出紧脉单独出现在左关、左尺的部位。临床也有常见到左手三部见紧脉，而右手三部无紧脉的情况。所以，通过这种脉象的反馈，我们就能及时找到当前病邪已经入侵到哪里、离开了哪里。掌握这种能力，是驾驭和利用"传经"以及"逆传"的一个基本条件。所以，简单来说，当不是六部脉同时出现紧脉的时候，紧脉出现在寸口的三部中哪一部或哪几部，就表明寒邪在哪里。

当病人经络中寒邪离开太阳的时候，病人寸口脉对应的脉象也会随着病势的深入而逐渐下沉。当病邪在脏腑沉积日久的时候，例如沉积在肾脏，就会导致寸口左尺脉深沉部就有或粗或细的紧脉。其他仿此。

所以，我们一旦从寸口三部的某一处或某几处发现紧脉，我们就能知道寒邪已经入侵到该处了。那么，究竟入侵了多少？目前的发展趋势怎样？又怎么去判断呢？这就是探查这个紧脉的"势"。这个"势"的内容有很多还是需要从指下到心中的明了，而不方便用语言阐述。所以，需要自己多上手，多体悟。

当然，紧脉除了主"寒"之外，还有一种情况下也会出现——痛的时候。所以，临床常见的各种腹痛的时候，也常见到紧脉。

（二）浮脉

上面我们讨论了这条经文中谈到的"紧脉"的相关内容，下面我们来讨论一下这个"浮脉"。

1. 什么是"浮脉"

总体来说，"浮脉"是一种阳性的脉象，是一种"阳有余"的表现。所以，浮脉是阳中阳的脉象。

浮脉，常见的有"平脉"和"病脉"两种情况。所以，这两种情况下的"浮"，表现出来的体象，也是不完全一样的。

2. 平脉中的浮脉

例如，一个正常人，在秋天的时候，脉象就会呈现"浮"脉，《素问·宣明五气篇》中说："五脉应象：肝脉弦，心脉钩，脾脉代，肺脉毛，肾脉石，是谓五脏之脉。"这里的"肺脉毛"，就是秋天脉浮的描述。《素问·平人气象论》说："平肺脉来，厌厌聂聂，如落榆荚，曰肺平，秋以胃气为本。"中"厌厌聂聂，如落榆荚"说的就是这个"毛"的意思。这种"毛"，就是一种清轻微微拂动的"轻泛貌"。李时珍说"如微风吹鸟背上毛"，描述出了大致的意思。这个就是"浮脉"的平脉样子。

病脉中的浮脉：一定要注意，同样是鸟毛的样子，下面的两种，就不是正常的浮脉了。《素问·平人气象论》中说："病肺脉来，不上不下，如循鸡羽，曰肺病。死肺脉来，如物之浮，如风吹毛，曰肺死。"这里面提到的"如循鸡羽"就是一种"微硬"的表现；"如物之浮，如风吹毛"这个是绒毛在空、轻浮无依的状态。以上都是病脉或死脉。

3. 浮脉是怎样形成的

我们知道，阳升而阴降。所以，《素问·阴阳应象大论》中说："故积阳为天，积阴为地。"为什么"阳气"积累起来，就能成为"天"？这就是阳气，有清轻上浮的特性和能力。

同样道理，在人体内，只要出现"相对的阳有余"，就会出现"浮"的表现。这种"阳有余"，是与相对应的"阴"而言的。例如有些虚弱的病人（如大出血），也可能出现一种"浮大"甚至"浮芤"的脉象。这里的"浮"，就是由于阴的损失，导致相对"阳的有余"，但总体就是虚的表现。

4. "浮"脉的脉之"象"

仲景的这条经文中，涉及的"浮脉"，到底是怎样的一种情况呢？首先，从上面分析过的脉"紧"中，我们知道，病人的这个症状，是由于"寒"属性的外邪所致的。是由"寒属性"的外邪（不论是"寒之邪"还是"风之寒"，即寒属性的风邪）从腠理、皮毛入侵，从而出现所谓的"表证"。简单来说，就是人体的"最外层"部分区域被寒属性的邪气"覆盖"了。

那么，这会导致什么情况？

因为被这些寒邪所"覆盖"的区域，本身是人体的"卫气和肺气"循行的通道。当这个通道被寒邪入侵占领之后，"卫气和肺气"的循行就没有那么通畅了。道理很简单，原来畅通的通道，被放置了很多障碍物的壅滞，自然会导致循行的不通畅。

那么，这个不通畅，又会导致什么情况呢？会出现"单位时间内过来的卫气，不能及时通过，而出现壅滞"。

我们知道，"卫气"属于阳气。

那么，当卫气在腠理、太阳的浅层出现壅滞的时候，会出现什么情况呢？就会出现"阳气"的相对有余。

上面说过了，阳气有清轻上浮的特性和能力。所以，当区域里的阳气多于阴气的时候，就会表现出一种阳性的"上浮"的表现。这就是这里出现"浮"脉的脉之"象"。

5. 浮脉和脉浮

与"紧脉"等不同的是，"浮脉"除了可以作为一种脉之"象"外，还常常表现为一种"脉势"。就是脉象有上浮的趋势或表现。这种情况下，则称之为"脉浮"。

"脉浮"和"浮脉"，是不能等同的。

大体而言，"脉浮"，可以包含"浮脉"。如下图所示。

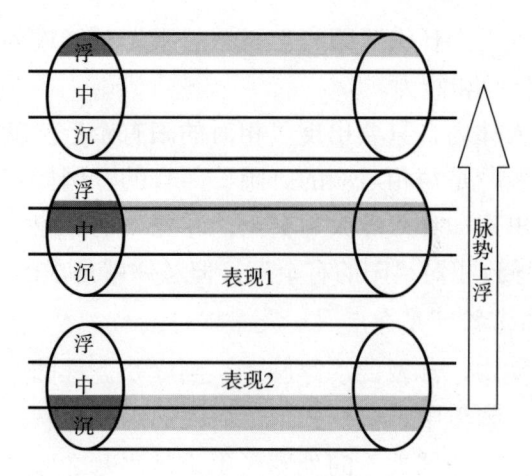

"脉浮"的表现

"脉浮"的"浮脉"是可以出现在"浮、中、沉"三部的任何区域的。只要是脉象有向上浮起的趋势，就都可以概括进"脉浮"的范畴里来。这是一种"脉势"上的表现，不完全是"脉象"，所以，常和其他脉象相结合出现。

这一点非常重要。因为到后面讨论"少阴病"中"麻黄附子细辛汤"的时候，这个"脉浮"是一个判断病势发展、用药情况的一个重要的指标。

所以，整体来说，"浮"既可以是"脉象"，也可以是"脉势"。而历代注解讨论中，极少提到了这个脉势的问题，这是不全面的。

在很多杂病、久病的治疗中，随着疾病邪势的衰退（注意，不只是症状上的改变），就会在寸口对应脉位的"沉部"，常见到一种"脉浮"的趋势。这是邪势在退散的表现。例如上面提到的"少阴病"的久病，会出现一种脉沉紧的表现。当正确治疗到一定程度，这种原本的"沉紧"的脉象中的"紧"象会逐渐减弱；"沉"的脉象也会逐渐减弱，进而使原本的脉"沉紧"中出现一种逐渐"上浮"的趋势，并且随着病情的好转和恢复，这种上浮的趋势会越来越明显、越来越强，并且都能让这种"沉紧"脉，逐渐从该部的"沉部"逐渐上浮到"中部"，甚至是"浮部"。而在这个过程中，原本的脉"沉紧"，也会逐渐变成脉"浮紧"的表现。这个就是"脉势"上的上浮，带动"脉位"上的上浮。即伤寒中常讲的"从阴转阳"的一个表现形式，是邪退的脉理表现。

6. "脉浮紧"是什么意思

当卫气和肺气在太阳层的浅层被壅滞的时候，就会逐渐形成太阳层下的

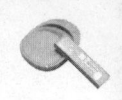

卫气有余。随之反馈在寸口的脉象上，就会出现这种"浮部浅层"越聚越多的一种上浮的表现。这就是这里的脉"浮"反映的情况。所以，在取这种浮脉的时候，和其他脉势上的脉浮以及秋天秋气所致的脉"如微风吹鸟背上毛，厌厌聂聂（轻泛貌），如循榆荚"（《素问》）是不完全一样的。这里的脉势的浮，会出现一种"浮而有余"的表现；由于上层的壅滞，在脉形上部会有一种"实"的表现。而其他情况下的脉浮只要没有这种壅滞的出现，则是一种"轻泛貌"，上层是没有这种"实"的表现的。

所以，在本条条文中的"脉浮紧"，三个字，就反馈了两个方向上的内容：其一，"紧"，则表示"寒邪实"。其二，"浮"，则表示"卫气壅滞"。

如此，我们就可以根据这个"紧"的程度，来清楚地了解外邪在"太阳层"的轻重程度；通过"浮"的程度，我们就可以了解在这里"卫气壅滞"的情况。

那么，在这里（太阳浅层）的敌我形势，就基本可以展现在眼前了。卫气壅滞得越厉害，说明入侵的邪势也越强。同样，反过来说，外邪入侵得越厉害，被壅滞的卫气也就越多。

当这里的正邪形势非常明朗的时候，我们就能根据继续观察到的病势的"进、退"，来了解当前这个区域的战争角逐情况，以便于考虑需不需要使用"外力"来进行干预以及需要多少外力、什么样的外力来干预。

例如，如果病邪已经开始出现"大退"，形成正强邪衰的态势，那么就基本不需要外力的干预。如果病势开始出现"缓退"，我们则可以适当使用一点外力，顺水推舟，来加快身体恢复的速度和进程。如果病势与正势形成势均力敌，就可以根据具体情况决定是补充一点攻击性的外力还是补充一点正气的力量？还是都来一点？来借助一点外力，打破这种正邪胶着的态势，从而达到驱邪外出的目的。

所以，从"脉浮紧"三个字，我们是可以读出很多内容的，也应该要解读出很多的内容来才对。

二、无汗

"无汗"，原因很简单。当寒邪郁闭太阳层的时候，皮毛腠理都会被外邪所侵占，卫气不能通达，腠理不能正常开阖；此外，寒邪也会导致肌肤腠理受邪处的正常精微物质变得凝滞而液化不足，所以，会出现"无汗"的症状。

三、发热

（一）郁热

1. 郁热的含义

其实，发病初始的这种"发热"的原因往往都只是一个"郁热"而已。

但是当病程迁延数天之后，出现"发热"的症状，往往是一个多原因同时作用表现出来的"合并症状"。也正是由于这个发热的症状是多原因导致的，所以很多人在见到这种发热的时候，就很紧张。紧张什么？这种发热，由于导致的原因比较多，如果不能洞若观火，一一找出其病因，则发热的症状就很难控制。所以临床常见用药效果退热不明显，或者迁延起伏。其实，只要四诊精准，能够分辨出同时存在的病因，也并不难的。我们从最基本的开始细说吧。

例如当寒邪封闭腠理的时候，由于卫气的逐渐壅滞，就会导致出现"发热"的症状表现。其实道理也很简单。当太阳层的最外层开始壅滞了越来越多的"卫气"的时候，由于"卫气"的阳气的属性，聚集到一定值的时候，即会出现"发热"的情况。这个就是"郁热"。

2. 郁热的治疗原则

因为阳气的郁积而产生的热象。针对这种情况，《素问·阴阳应象大论》中有："其有邪者，渍形以为汗；其在皮者，汗而发之"的治疗法则，是可以运用的。这句后来在中医的临床中被总结成"郁则发之"。其实也是出自于《素问·六元正纪大论篇》中："木郁达之，火郁发之，土郁夺之，金郁泄之，水郁折之，然调其气，过者折之，以其畏也，所谓泻之。"也就是说，这里虽然有明显的"发热"的表现，但是没必要使用"热者寒之"的治疗法则。近代，中医临床应用时，寒凉盛行，仅意会"寒者热之，热者寒之"，便一见到病人有热象，就投以大剂量的寒凉之品，以清其热。很多情况下，会导致病人的症状看起来是消失了，病家以为功，医家以为得。全不知祸端深种，给病人在不知不觉中，又催生了很多大病、重病。

君不知，虽然《黄帝内经》所言"寒者热之，热者寒之"，并不是不易之理。原文在《素问·至真要大论篇》中，是说"治诸胜复，寒者热之，热者寒之，温者清之，清者温之，散者收之，抑者散之，燥者润之，急者缓之，坚者软之，脆者坚之，衰者补之，强者泻之，各安其气，必清必静，则病气衰去，归其所宗，此治之大体也"。这个"寒者热之，热者寒之"之前，还有一句"治诸胜复"，就是说，在出现"胜复"的这种天地之气致病的时候，才适合这个"寒者热之，热者寒之"的治疗原则，而不是可以通用在任何时候的。关

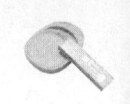

于"胜复",是讨论"天之气"和"地之气"的内容,后面相关内容再详细讨论。这里要说的是,读书,在于明理。切不可断章取义;更不可一知半解。否则,只能害人害己。

气属阳,血属阴。所以,中医学的"气有余则化火",是有道理的。我们看到,在病人这个时候,太阳浅层下,出现了卫气的严重壅滞,就会出现化热、化火的症状表现。

这种火和热,是不是由于"郁闭"所导致的呢?前面解说过,这就是由于寒邪入侵,壅滞了卫气的通道,从而导致的"郁闭"。

那么,这种"郁闭"导致的"化火、化热",应该怎么解决呢?

很显然,解散这个"郁闭"即可。这就是"治本"。

而大家一见到病人发热,就使用"清热""见症治症",是典型的"治标"。

这种情况下,适合使用"火郁发之",而不适合使用"热者寒之"。虽然这两者都是"治热"的法则,但是两者的使用,却有着各自严格的指标,不可以串用,也更不允许滥用。所以,你看这里的发热,仲景使用的是什么?"麻黄汤",方中有一味药是寒凉的吗?没有。

所以说,中医治病中的"辨证论治"还不是中医的全部。更精确、更根本的是"辨因论治"。而目前主流的"对症治疗",则是下之下的东西。不知其"因",安知其"果"?不明其"因",安知其"证"?见热治热,头痛医头,末矣。

总体来说,"太阳病"中的"发热",是一个比较复杂的情况。

一般"太阳伤寒"初起(初期)的"发热",基本都是"郁热";但是随着疾病的发展、病势的加深、病理的变化,即便是"寒邪"在太阳,也会逐渐出现"化热"的表现。而这种"化热",则不适用于前面说的"火郁发之"的治疗原则。因为这个"热",并不是"郁热",所以就不适合"火郁发之"了。

(二)"化热"的治疗

那么,这种"化热",应该怎么解决呢?

这个就是适合使用"热者寒之"这个治疗原则。但是,究竟怎么用,就需要具体再进一步加以区分了。一般来说,当出现这种"化热"的时候,就是病邪较重、入侵得更深入了,所以基本都已经开始出现"合病"的情况了。这里根据病邪的入侵方向,常见的情况,可以大体分为如下两个方向。

医道宗源（二）
走进仲景"脏腑用药式"

其一，病邪开始向太阳层的下层——阳明层入侵，从而开始出现"太阳阳明合病"的情况。这种情况适合使用"辛凉"来"发散和清热"同时进行。代表用药是"生石膏"。

其二，病邪从太阳层开始向手太阴入侵。这个症状很常见，临床很多从"感冒"发展到"肺炎""支气管炎"等呼吸道疾病的表现，基本都是这种情况。针对这种"化热"，则可以根据具体情况，使用一些比较寒凉的用药，代表用药是"黄芩""连翘"之类。

这两大类，一个是"辛凉"，一个是"苦寒"，两者其实都是"热者寒之"的运用。只是运用的轻重程度以及运用方向不同而已。

此外，当病邪开始出现这些"两经合病"的时候，随着病势的发展，还可能继续出现"三经合病"等。最常见的，就是太阳病在发展出上述两种方向的合病同时（或先后）出现，从而形成"太阳阳明太阴"合病的情况。这种情况一般病势较重、症状较重。

好了，我们这里分析了上面的这几种由于病邪入侵导致的"合病"，并且给出了各自常用的一些代表用药。但是不要忘记了，之所以叫作"合病"，不管是"太阳阳明"合病、"太阳太阴"合病，还是"太阳阳明太阴"合病等，它在太阳层的病邪，还是存在的。所以，在"用药"的时候，不能忘记了太阳的问题。

我们用这么多的篇幅来具体讨论了一下"太阳病的发热情况"。明白了这些发热的情况，我们就能根据仲景条文中的描述，反过来推测出这个条文中病热的"发热"会是哪一种情况所致的。例如这里，仲景见病人有"发热"，而用"麻黄汤"，我们就可以逆着推算出，这个病人在此时出现的"发热"还是"郁热"。虽然已经过了"八九日"，但并没有出现"化热"的表现。这就说明，此时的"病势"还比较"浅"。

"浅"是什么意思？"浅"就是病邪入侵的还没有太深入，也就是还在"浅表"的意思。而浅表之邪，是轻轻发汗就可以解决的。这就是所谓的"在外者汗之"。

这里顺便说一下，我们学伤寒，需要先明白一个事实，就是伤寒临症，多经"合病"很常见，尤其是生病一段时间之后。仲景讲的"太阳病""阳明病"等六经病，只是讲解了这些基本元素。六经病，就是字母。常见的临床疾病，就是单词。再复杂的单词，也是由字母组成的。所以，学习六经病，只是基础。应对临床各种合病、并病，才是目的。

此外，我们在文中讨论的"六经病"，是借用大家常说的一个名字。我们讨论的，是包括六层病在内的。例如"太阳病"，大家已经习惯了叫"太阳经病"，其实这个说法是不正确的。而是"太阳经加上太阳层"的疾病情况。就是少了这个"层"的内容，所以，很多人把伤寒六经和《黄帝内经》六经做比较的时候，发现两者有很大出入，很多地方对应不起来，就是因为缺少了这个"层"的认识。

四、身疼痛

这三个字，在上一条"太阳病，头痛，发热，身疼，腰痛，骨节疼痛，恶风，无汗而喘者，麻黄汤主之"中就详细讨论过了，请回头参看。

五、八九日不解

伤寒，我们前面简单介绍了"本经传经"。所谓的"本经传经"，就是病邪在入侵的经络中，沿着轴向，或者径向，或者同时在轴向、径向入侵，出现相应层区域症状的一种入侵表现。这里，我们要简单讨论一下传经中的另一种形式——"异经传经"。

（一）"异经传经"

《素问·热论篇第三十一》中说："伤寒一日，巨阳受之，故头项痛腰脊强。二日阳明受之，阳明主肉，其脉挟鼻络于目，故身热目疼而鼻干，不得卧也。三日少阳受之，少阳主胆，其脉循胁络于耳，故胸胁痛而耳聋。三阳经络皆受其病，而未入于脏者，故可汗而已。四日太阴受之，太阴脉布胃中络于嗌，故腹满而嗌干。五日少阴受之，少阴脉贯肾络于肺，系舌本，故口燥舌干而渴。六日厥阴受之，厥阴脉循阴器而络于肝，故烦满而囊缩。三阴三阳，五脏六腑皆受病，荣卫不行，五脏不通，则死矣。

其不两感于寒者，七日巨阳病衰，头痛少愈；八日阳明病衰，身热少愈；九日少阳病衰，耳聋微闻；十日太阴病衰，腹减如故，则思饮食；十一日少阴病衰，渴止不满，舌干已而嚏；十二日厥阴病衰，囊纵少腹微下，大气皆去，病日已矣。"

从这段经文中，我们可以清楚地了解到，病邪第一天在太阳、第二天到阳明、第三天传到少阳……这种从一条经络传递到另一条经络中的表现，就是所谓的"异经传经"。

在一般情况下，病邪在入侵"太阳"之后的八九天的时间里，可能会表现出"异经传经"的现象，导致病邪向里入侵。那么，会出现什么情况呢？有两种。

其一，病邪传经一周完成，病邪衰减，病势减轻或自愈。这个很常见，大家的感冒自愈，很多就是在这种状态下完成的。当然也有其他情况下的自愈，这个以后再详细讨论。

其二，病邪传经一周之后，邪势还比较强，从而出现"再经"的情况。所谓的"再经"，就是病邪在第一轮传经之后，由于邪势还比较强势，身体又拒绝病邪入里，则病邪就可能会从"厥阴"再次传到"太阳"，再继续传"阳明"等，出现第二轮异经传经。这个就是所谓的"再经"。

（二）太阳病

那么，不管是哪一种情况，在病了"八九日"时，病邪还"不解"，则说明病邪"入侵较重"。此时，还有"表证仍在"的情况，说明病邪不管有没有出现其他经络的传变而出现合病的情况，主邪则还在"太阳层"。何以知之？"脉浮紧"三个字。正是因为脉还是以"浮紧"为表现，而没有出现其他脉象，就说明此时即使是病邪已经开始向其他经络层入侵，但明显从邪势上看，病邪依然主要还是在太阳。所以，这个就是"太阳病"。

这条中的"太阳病"三个字，就至少有两层意思。

第一，就是大家常说的"太阳病"，就是简单的"太阳经层"的发病。这种情况一般多见于发病的初起阶段，一两天、两三天。但是，随着发病日期的延长，病邪的入侵，不可避免地会出现病邪向其他经层入侵的趋势。尤其是当病邪还较重的时候。这种入侵基本可以说是"绝对"的。发病"八九日"，病邪还"单纯"的在"太阳经层"，而没有一点入侵其他经层的情况，基本上在临床是不可能出现的。那么，既然久病之后，病邪必然会从太阳层入侵其他经层，那为什么还说是"太阳病"呢？这就是下面要说的第二层意思。

第二，当病邪从太阳层向其他经层入侵的过程中，由于某些情况的制约，导致病邪虽然入侵到别的经层，但是只能是勉强触及，并不能在其他层形成比较明显的邪势，从而导致这些经层的受邪非常轻微，甚至都不能出现相关的症状，以及相关的脉象。所以，这种情况下，病邪的绝大部分的邪势还是在太阳层，自然也就还是"太阳病"了。

所以，从这条中，大家要学会看出各经中的病邪的邪势多少的情况。最好是能够做到量化各经的病邪邪势。

简单来说，当病邪从太阳层开始入侵到下一层"阳明层"的时候，我们可以量化一下病邪已经入侵到"阳明层"的多少：如果病邪在阳明层中微乎其微，基本不能改变阳明层的生理表现，不会出现任何阳明层症状的时候，即便是已经入侵到"阳明层"，形成了"太阳阳明"受邪，但由于"阳明层"没有发病，所以还不能称为"太阳阳明合病"。所以，这种情况下，我们论述发病，还是称为"太阳病"。但是，称为"太阳病"，并不代表病邪就完全都在"太阳层"。只是入侵到"阳明层"的病邪，尚没有能力发病而已。

因此，大家不要养成看见"太阳病"三个字，就认为病邪一定就只在太阳层，是还有其他经层合邪可能的。尤其是发病日久更是多见。其他经仿此。

也就是说"受邪，不一定就发病""不发病，也不一定就是没受邪"。受邪，到发病，需要取决于"邪势"的强弱程度，以及该经层正气的抗邪能力。（例如癌症在某区域，影响到某些经层，就可以有针对性地提高这些经层的正气抗邪能力，来达到限制甚至压制病邪的目的。）

六、表证仍在

（一）什么是"表证"

一般来说，所谓的"表证"是指"太阳病"的一些常见情况，例如：恶风、恶寒、自汗、无汗或头项痛等，包括前面条文中讨论的一些症状，都是"太阳表证"。但是，这只是相对于"三阳病"来说的"表证"。是特指太阳层的一些发生在身体浅表层的疾病症状。

如果放在伤寒的大框架下来看，所谓的"表证"，是相对于"里证"而言的。这里面的含义就比较多了。

同样在"三阳病"的区间来看，病在"经（层）"则为"表证"；而疾病入"腑"的情况，如太阳的"膀胱蓄血证"等则也是"里证"。所以，这里的"表、里"，是相对"经（层）和腑"而言的。

此外，相对一身内外来说，三阳病与三阴病而言，则三阳病为表，三阴病为里。从这里来看，"表证"则可以包括三阳病的一些症状表现。

所以，总体而言，"表证"只是相对于"里证"的一个相对的一些症状表现或症候群。具体到这条条文中，这里的"表证"，则是指"太阳病"的一些证候。

（二）什么是"表证仍在"

"仍在"就是还在、还有的意思。

通过前面的分析，我们知道，病邪在"八九日"之间，疾病可能出现的变化很多，不管是它已经"过经"，还是压根儿没挪窝，还是从一开始入侵进太阳之后就一直待在太阳"八九日"，只要是"表证仍在"，那么就还需要通过

"发汗"来宣散太阳的外邪。所以后文中就说"此当发其汗"。

"表证仍在",这也和我们上面在分析"发热"的时候分析到的"邪势较浅"是一致的。因为病邪还在"浅层",所以出现的症状,也是以浅层所对应的"表证"。

七、此当发其汗

这句,从字面意思看,很简单。这种情况,应当给他发汗。

"发汗",是中医治疗外邪的一个重要途径。首先,用来发散从外入侵进人体浅层的一些外邪,例如这里提到的"麻黄汤"以及"麻黄系列";其次,发汗还可以用来"调和营卫",用来纠正身体的某些阴阳失衡的状态,常用的如后面将要讨论的"桂枝汤"等。

"发汗"的内容很多,涉及面也很广。从我们的经验来看,很多疑难大病重病中,不少都是可以使用"发汗"的汗法,再结合一些其他技法,来解决问题的。所以,重视"汗法",驾驭好"发汗",是非常重要的中医最基本技法之一。

中医治病,常用四法,即"汗、吐、下、和"。这就是中医的"四大基本功"。

这其中,"汗法"排在第一。一方面说明"汗法"很重要;另一方面也是说,"汗法"主要是解决浅层、外邪的技法(当然,只是主要,而不是全部。正如上面讨论的,汗法还有其他的用法,后面会逐渐讨论到)。

这里的"此当发其汗,麻黄汤主之"与前面一条中"太阳病,头痛,发热,身疼,腰痛,骨节疼痛,恶风,无汗而喘者,麻黄汤主之",有什么不同吗?这条,用"麻黄汤"的目的是什么?皆宜深思。

"表证仍在",就必须考虑解表。

这是这条经文的一个侧重点。以后不管遇到任何疾病,任何合病的情况,只要看到"表证仍在",你的治疗方案中,就必须要考虑到存在"太阳病"的问题,就必须要考虑到"解表"的问题。至于具体怎么去解、怎么去配伍、怎么去驾驭,那是"技法"上的考量;而这个需要"解表"宣解太阳,是"理法"上的考量,是大方向。

仲景的这条条文一定要记住"太阳病,脉浮紧,无汗……八九日不解,表证仍在,此当发其汗"。这句话在以后的临床运用中,是会经常用到的。例如我们在治疗一些入阴的病案中如少阴证,在有针对性地使用"麻黄附子细辛汤"之后,开始出现阴证转阳的表现,这时,如果病邪开始有部分回到"太阳"，并且出现"脉浮紧"，出现"一些表证"的时候，就可以随之使用"麻黄汤"，作为接力，把"麻黄附子细辛汤"从少阴层转出来的病邪，再沿着太阳层通过"发汗"来宣散出去，以达到"透邪外出"的目的。这种从里向外，沿经络转透的传经方法，我们称之为"逆传"。这种"逆传"，是治疗很多大病的一种重要手段。可以"逆传"的情况很多，如这里提到的"少阴向太阳"的逆传、"足太阴向足阳明"的逆传、"手太阴向足太阳"的逆传，都是很常用的手段。这些就是利用经脉的表里关系，以及相近关系来达到两经之间"逆传"的。此外，还有通过三经来逆传的，如从"足太阴逆传足阳明，再随着邪势，从足阳明逆传足太阳"的情况。对于一些比较复杂的疑难病，这个也是很常用的。

我们运用这些逆传的一个重要理论依据，就是出自于仲景的这条经文——"太阳病，脉浮紧，无汗，发热，身疼痛，八九日不解，表证仍在，此当发其汗"。正是运用了只要"表证仍在""脉浮紧"，就可以通过"汗法"，透邪外出。下面我们通过几张图，来看一下这种情况的表现，以及相关的一些情况。如下图。

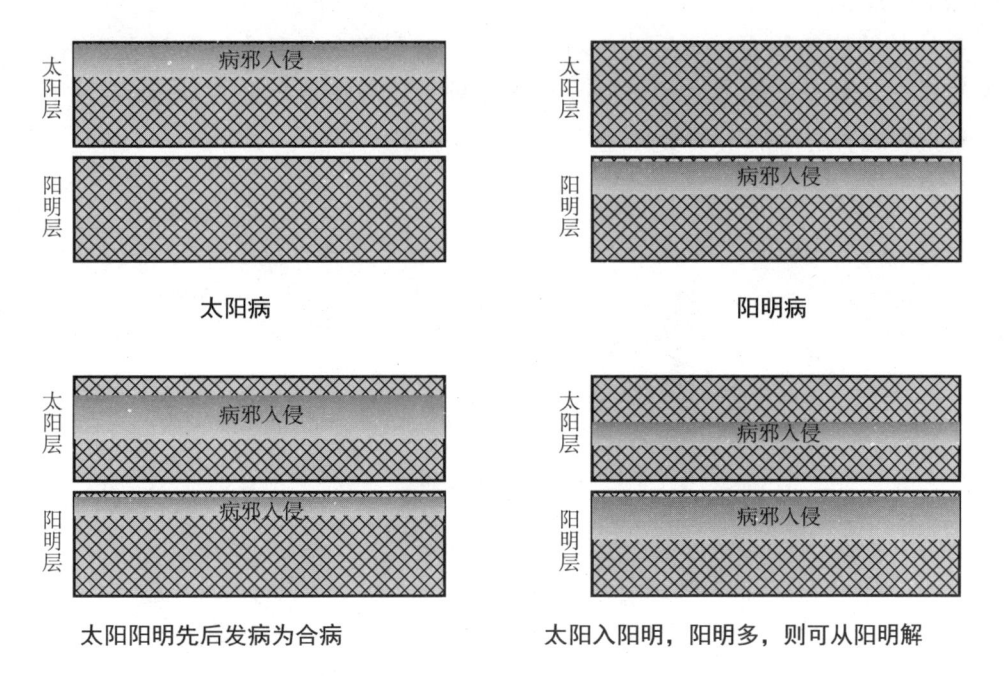

太阳病

阳明病

太阳阳明先后发病为合病

太阳入阳明，阳明多，则可从阳明解

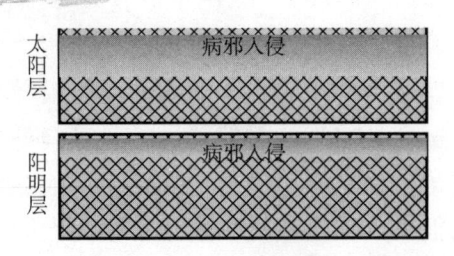

医道宗源（二）
走进仲景"脏腑用药式"

太阳入阳明，阳明少，则可从太阳解 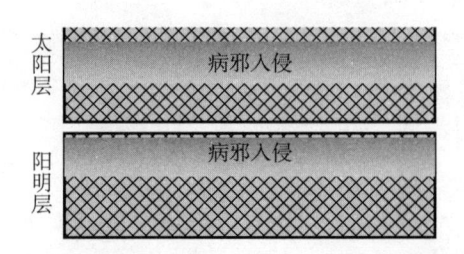　　　　阳明出太阳，阳明多而衰，可从太阳透

在这六张图示之中，在寒邪入侵太阳，出现下列情况时，第一图太阳病，第五图、第六图阳明出太阳，势在太阳而阳明衰减，则皆可使用"麻黄汤"来解表。

当然，这里只是取"阳明层"作为代表，来说明问题。其他从里出太阳的情况，如"少阴出太阳""太阴出太阳"等情况，都可以参考"阳明"的表现，通过察"势"，只要出现"表证仍在""脉浮紧"的情况，一般都可以用麻黄汤来开泄解表，从而达到引邪外出的作用。

通过学习这条条文，我们要养成能够从一句简单的条文中，看出足够详细信息来的理论分析习惯。

仲景的这条条文，背后的内容很多，是需要着重研究的。要想真正明白其中的道理，除了了解上述的一些知识点之外，还需要从大量的临床运用中来反馈和把握这种对疾病发展变化趋势的鉴别和掌控。

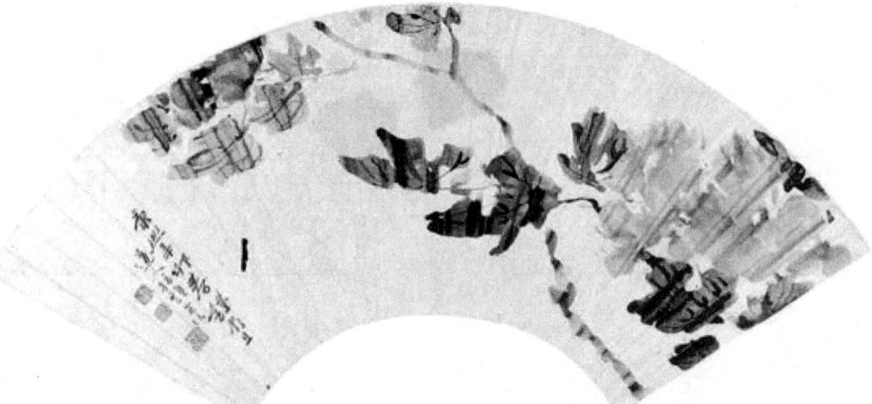

医道宗源（二）：走进仲景"脏腑用药式"

第四篇 麻黄汤与汗法

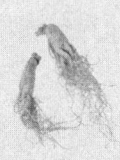

很多人都喜欢尊奉"桂枝汤"为仲景第一方，其实麻黄汤才是真正意义上的仲景第一方，伤寒散寒祛邪第一方，是伤寒入侵人体第一层防线"太阳层"的根本方药，更是变化之后可以治疗很多深层阴寒的一个重要组合。

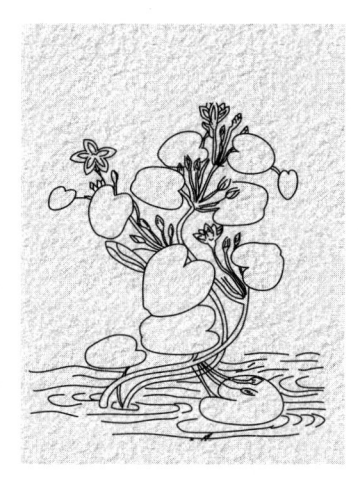

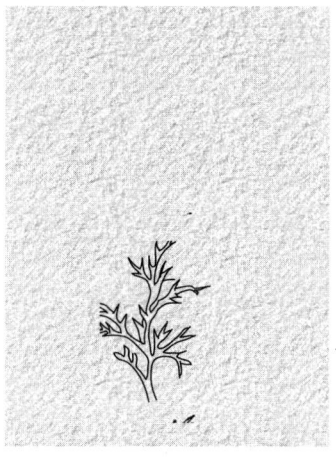

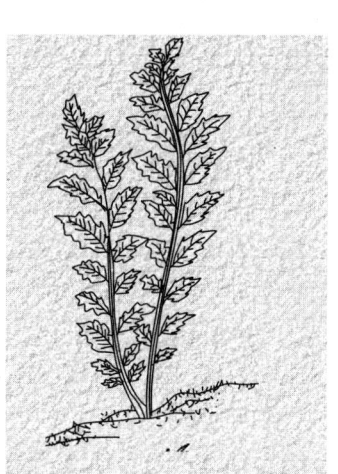

仲景第一方——麻黄汤

仲景所撰的《伤寒杂病论》，为什么要定名为《伤寒杂病论》呢？

只要通读过一遍这本书的人，就不难发现，其实仲景的这本书，讨论的就是"外感"的发病情况。而这个"外感"的内容，涵盖了中医"病因学"中"外因"中的外感"六淫"的相关内容。虽然除了"风、寒"之外，其他几个外邪相对来说讨论的内容较少，但至少也是有的。仲景为什么要定名为《伤寒杂病论》呢？

前面已经谈过了，从广义上说，"伤寒"，是外感诸邪的总称。在《难经·五十八难》中说："伤寒有五，有中风、有伤寒、有湿温、有热病、有温病。"这里面谈到的，就是广义上的"伤寒"，是包括各种温病、热病之类的。所以，首先在广义上说，"伤寒"是包括了"中风"的。其次，从狭义上说，所谓的"伤寒"，就是被"寒邪"所"伤"。仲景说："冬时严寒，万类深藏，君子周（一作固）密，则不伤于寒；触冒之者，则名伤寒耳。"说的就是这个狭义上的伤寒。

所以，仲景编撰的这本书才定名为《伤寒杂病论》。也正因为这个"伤寒"，不管是"寒之寒"，还是"风之寒"导致的发病，只要是脉浮紧，都是可以使用这个"麻黄汤"解决的。所以说，这个"麻黄汤"，才是真正意义上的仲景第一方。伤寒散寒祛邪第一方。

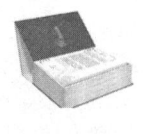

麻黄汤，是寒邪入侵足太阳的专方

前面我们已经讨论过了，"太阳层"是人体的最外一个大层。当外邪入侵人体的时候，绝大多数都是从"太阳层"开始的。所以，中医理论中，又把"太阳"称为人体"一身之藩篱"，是第一道大的边防线。

一、病因

太阳层与"外因"之中的外邪入侵的关系最为密切。刚才说过，外邪入

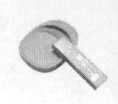

侵人体，一条最重要的通道，就是"入侵太阳"。所以，我们下面的分析讨论中，就把"太阳层"与"外因"着重结合起来。

在"外感六淫"中，"暑邪"是有季节性的，一般来说，不到盛夏，很少见到暑邪伤人；"燥邪"也是有明显季节性的，一般多见在秋季伤人；"火邪"在四时中的发病，更是少见，而主要多见于诸邪入侵之后，出现"化火"的致病表现。

所以，真正对"太阳层"能够成直接造成影响的，六淫之中也就余下"风、寒、湿"三者了。

而这三者，在入侵太阳的时候，也都是可以根据情况，使用"麻黄"给予治疗的。可见这个"麻黄"在外感中的地位，不是其他药物可以替代的。可惜，明清以来，主流中医人反而越来越不敢使用"麻黄"了，一度到了畏之如虎的程度。其结果，就导致了一个中医时代数百年的基础理论扭曲。

二、怎样使用"麻黄汤"

仲景使用"麻黄汤"的情况很多，涉及的条文也很多，涉及的经层也很多。例如我们前面讨论过的三条条文。

太阳病，或已发热，或未发热，必恶寒，体痛，呕逆，脉阴阳俱紧者，名曰伤寒。

太阳病，头痛，发热，身疼，腰痛，骨节疼痛，恶风，无汗而喘者，麻黄汤主之。

太阳病，脉浮紧，无汗，发热，身疼痛，八九日不解，表证仍在，此当发其汗，麻黄汤主之。（《伤寒论》）

从这几条，我们首先就应该看到"麻黄汤"是"太阳病"的专方；其次，它的作用，远远不止"足太阳"那么简单。从上面第二条中的"喘"字，就可以看出，至少它还可以作用于"肺"的气机失常。

仲景能够写出来的东西，都是已经高度概括之后的精华。虽然看起来简练，但是背后的内容，是绝对不简单的。仲景的方，不像明清以后的方那样，一个方主要治疗某一个病证；仲景的方，一个方，可以治疗某一类病，或者某一个甚至某几个身体体系的病证。例如这里的"麻黄汤"，就是专治外寒入侵"腠理""太阳""手太阴肺"的大杀器。不仅如此，"麻黄汤"再稍微变化，就可以转攻"手阳明大肠""足阳明胃""足少阴肾""足厥阴肝"等。你看到了什么？"麻黄汤"的主要用药"麻黄"，对五脏中"肺""肾""肝"；以及"六腑"中的"大肠""膀胱""胃"等，所受的外寒之邪，都有很好的治疗作用。

三、脏腑体系

仲景的理论是以体系为主的，不是所谓的"方证对应"。仲景的每个基础方，都对应的是一个或多个脏腑体系。

而人体的脏腑体系，综合起来就是：肺系（肺、大肠、膀胱、太阴经层、阳明经层、太阳经层）；心系（心、小肠、少阴经层、太阳经层）；脾系（脾、胃、太阴经层、阳明经层）；肝系（肝、胆、厥阴经层、少阳经层）；肾系（肾、膀胱、少阴经层、太阳经层）。

这五大体系基本覆盖了人体的绝大部分的内容了，其他的除了"三焦经层"之外，余下的一些奇恒之府等，都可以合并到对应的体系中去。所以，总的来看，人体不过就是三阴三阳六个大的体系。而这六个大的脏腑体系，并不是绝对独立的，相互之间的关联也非常深远，如果要仔细追究，就会发散无穷。所以仲景就走了一条直奔"根本"的路子——以五脏统六腑、统六经、分管六层。如此一来，人体从内到外，就通过6条线，把整体分体系贯穿起来了。

所以，大家一定要养成一个理解习惯，即仲景讲"层"即是讲"经"讲"脏腑"；反过来也一样。在伤寒里，这三者是一体的。所以，能用于某经的方药，就能用于其对应层、对应的脏腑。

仲景，就是利用人体的这个理论架构，来直接抓住根本体系。这样，组方、用药，都变得简单了。不仅简单，而且效果好得出奇。这才是真正"医圣"的实力。

例如在伤寒中，仲景运用到"肺"的用药，如麻黄、桂枝、杏仁、厚朴、半夏、炙甘草、人参、白术等，而这其中"桂枝"又是"肝"的用药；炙甘草、人参、白术等，又是"脾"的用药。这样拆开来看，仲景的组方，就是简单的"阴阳虚实""升降浮沉"，通过几十味基础用药，根据不同的组合、兼顾，来达到恢复脏腑以及经络之间的气机平衡。所以，仲景的组方，重点着眼于"平气"——平衡脏腑之气，平衡经络之气，平衡阴阳之气。所谓的"平气"，就是把被打乱的经络、脏腑之气，重新调整回"平人"的状态去。

正确理解麻黄汤

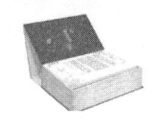

麻黄汤是一个基础方

一、运用范围

从仅仅有太阳病的"脉浮"而无其他症状开始,到阳明病的"脉浮,无汗而喘者",都有应用。

如"脉浮者,病在表,可发汗,宜麻黄汤。"这条条文,是病在浅表的时候,就开始使用"麻黄汤"来宣散客于肌肤腠理风寒之邪。

到病情稍重一点的"脉浮而紧者,可发汗,宜麻黄汤"以及"伤寒传经在太阳,脉浮而急数,发热,无汗,烦躁,宜麻黄汤""太阳病,头痛,发热,身疼,腰痛,骨节疼痛,恶风,无汗而喘者,麻黄汤主之"等,这种循经层大范围影响的情况。

当病情发展到较深、较复杂的情况下,如"太阳与阳明合病,喘而胸满者,不可下也,宜麻黄汤""太阳病,十日已去,脉浮细而嗜卧者,外已解也,设胸满,胁痛,与小柴胡汤;脉但浮者,与麻黄汤""太阳病,脉浮紧,无汗,发热,身疼痛,八九日不解,表证仍在,此当发其汗;服药已,微除,其人发烦,目瞑,剧者必衄,衄乃解,所以然者,阳气重故也,麻黄汤主之""伤寒,脉浮紧,不发汗,因致衄者,麻黄汤主之""阳明中风,脉弦浮大而短气,腹郁满,胁下及心痛,久按之气不通,鼻干不得涕,嗜卧,一身及目悉黄,小便难,有潮热,时时哕,耳前后肿,刺之小瘥,外不解,病过十日,脉续浮者,与小柴胡汤;脉但浮,无余证者,与麻黄汤""阳明病,脉浮,无汗而喘者,发汗则愈,宜麻黄汤"。

上述条文,都在运用"麻黄汤",可见其被运用的范围之广。从这些条文中可以看到,虽然病邪所在深浅不同、影响不同,但都有一个共同的特点,就是都可以在"发汗而解"的情况下,借助麻黄破关透表之能,用来解散风寒之邪所导致的这一系列病症。可见,仲景对麻黄的重视。

医道宗源（二）
走进仲景"脏腑用药式"

到现代无论是人民卫生出版社的《中医药学高级丛书·方剂学》，还是上海科技出版社的五版教材《方剂学》中，对"麻黄汤"的理法阐释，都存在很大的问题。最明显的问题，就是把这些方解，再带进《伤寒论》的一些其他条文中，很多条文都无法得到合理的解释。例如按第五版教材对"麻黄汤"的解释说"……由于营涩卫郁，单用麻黄发汗，但解卫气之郁，所以又用温经散寒、透营达卫的桂枝为臣，加强发汗解表而散风寒，除身疼。本证之喘，是由肺气郁而上逆所致，麻、桂又都上行而散，所以再配降肺气、散风寒的杏仁为佐药，同麻黄一宣一降，增强解郁平喘之功……"

这样的方解，放在"太阳病，头痛，发热，身疼，腰痛，骨节疼痛，恶风，无汗而喘者，麻黄汤主之"这条中，解释的近乎完美。似乎这个解释，就是为这条经文量身定做的。但是却无法真正带入另外一条条文"脉浮者，病在表，可发汗，宜麻黄汤"中加以阐释。

我们先来看看这条条文。在这条中，条文所描述的症状只有"脉浮"二字，舍此并没有其他任何症状。那么，问题就来了。没有其他症状，也就是说并无所谓的"营涩"之证。何以知之？很简单，如果病人有"营涩"的情况，必然会在脉象上出现反应，脉则当"浮紧"或"紧涩"，而非仅仅是条文中的"脉浮"了。

条文中既然只提到"脉浮"，那么，在哪种情况下可能会出现"脉浮"，并且需要使用"麻黄汤"来解决的呢？

只有一种情况，就是"病人刚刚感受外邪，腠理开始出现轻微的受邪"的表现。

所以，仲景这条条文，说的是仅仅有"轻微的表证"而已，并无"营涩"的症候。

二、关于"营涩"及"桂枝"的问题

常见的"营涩"，有两种情况比较常见。

其一，病人感受"寒邪"，出现寒凝经脉的时候，可以出现"营涩"的表现。这种时候，病人的脉象多表现为"浮紧"或"紧涩"。

其二，病人在气血出现大量流失的情况下，可能出现"营涩"的表现。这种情况下，病人的脉象则应该表现为"涩脉"。

很显然，这两种情况下，脉象都不可能只是出现"脉浮"的情况。

如此，那么按照条文的描述，此时并无"营涩"的问题，自然也还没有"经络受寒"的情况。而既然没有"经络受寒"的情况，就不需要使用"桂

第四篇 麻黄汤与汗法

枝"来"温经散寒"。

那么，如果按照上述方解中"又用温经散寒、透营达卫的桂枝为臣，加强发汗解表而散风寒，除身疼"一句，在这条条文中，就没有任何意义。

如此，问题来了。上面对"麻黄汤"的解释，在这条条文中，不合适。

按照上面这样的解释，"桂枝"在这里，就成了没必要用的一味药。既然是没必要，那么仲景还要在这里使用"麻黄汤"干什么？

前面我们说了，这条的条文讨论的情况，是风寒之邪入侵很浅的层次，并没有发展到方解的那个层次，所以并不需要"温经散寒、透营达卫，加强发汗解表而散风寒，除身疼"。那么，仲景就是在"营分无过"的情况下，还用"麻黄汤"中的"桂枝"来"透营达卫"？岂非昏头之举？

我们说，对医学理论的理解，不能像对文学理解那样，可以带入个人的主观意识。医学的理论架构，必须本于客观事实，而容不得个人的主观意识参与的。一个成熟的理论或者观点，是不应该出现顾头不顾尾的情况的。

所以，上述方解，用在受邪稍重一点的"脉浮而紧者，可发汗，宜麻黄汤"还是可以讲得通的；但是如果同样的方意，用在"脉浮者，病在表，可发汗，宜麻黄汤"，就讲不通了。

这两条经文，文义非常接近，唯一不同的地方，就在于一个是"脉浮"，而另一个是"脉浮紧"。只是一个"紧"字的区别，就明显划分出两者受邪轻重的区分。"脉浮者，病在表"，这句也很有深意的，"表"到什么程度？从腠理的浅层到腠理的深层，都是"表"；从太阳的浅层，到太阳的深层，也都是"表"。表，只是一个相对而言的部位或者区域。而这里的"脉浮"是会出现在哪个区间的呢？从伤寒实际情况来看，这种只有"脉浮"的情况，只会出现在病邪只在"太阳层"的浅层，尤其是"腠理层"的浅层。在感受病邪的时间上，也只是在感受病邪的初期才会出现这种脉象。而"脉浮紧"这种情况，则相对来说受邪就要深一些，症状也会更重一些，甚至重很多。总体来说，这种"浮紧"脉是可以出现在"脉浮"下面一直到"太阳层"最深层的所有阶层。

所以，讨论到这里，就自然引申出一个很基础理论核心——"表"字。阴阳八纲，表里、寒热、虚实，"表"在第一。这八个字，没有一个是简单的。哪里是表？想来中医人可能没有人不知道。但是，也未必就真吃透了。表中还有表里。不可不深思而细别。

这几条经文，同是"太阳病"。而"太阳层"的疾病，相对而言是发生在

087

身体"浅表层"的问题。虽然问题的症结只是在"太阳层"这样浅表层，但是却一样可以导致出现很多深层的身体功能受到影响。例如第一条里的"喘"，就是由于太阳层甚至腠理层的受邪，而影响到肺脏的气机升降出现异常改变，导致出现"喘"的症状表现。可见，表和里，并不是相对孤立的。

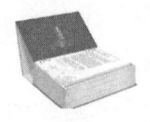

麻黄汤的气机

在阐释麻黄汤方解之前，先回顾一下几个关于脏腑气机的概念。①肺，主气；主皮毛；主宣发和肃降；②肝气上升于左，和肺气肃降于右，组成一组相对的气机循行；③肝气上升的同时，还依赖于胃气的下降而保持畅通；④肺气的肃降与胃气的下行，有相互影响和制约；⑤胃气的下降，依赖大肠气的顺降而通畅；⑥大肠气的顺降，依赖肺气正常的肃降而通畅；⑦脾气的上升和宣散，依赖肺气的宣发和肃降来敷布；⑧卫气出于上焦，通过肺的宣散来循行于脉外的肌肤腠理。

结合上述基本概念，来分析一下所谓"外感风寒"的表实证的生理上的气机变化。

一、肌肤腠理壅滞

在人体气血的正常循行中，肌肤腠理是肺气宣发以及卫气循行的重要通道。当风寒外邪客于肌肤腠理时，导致肌肤、腠理肺气宣发、卫气循行的通道开始出现壅滞，这时还在正常循行的卫气由于通道的壅滞而出现壅滞甚至壅塞；同时，肌肤和腠理的被壅滞，也导致正常宣发而来的肺气不能顺畅的宣发出去，导致了宣散到肌肤腠理的肺气也出现壅滞甚至壅塞。由于卫气和肺气被郁于肌肤腠理，故出现脉"浮"。脉浮并不是邪气的表现，而是正气被郁之故。当肌肤腠理不能及时宣发肺气而被壅滞时，同时会导致后续的肺气堵车一般也出现壅滞。

二、肺气壅滞

肌肤腠理不能及时宣发肺气的同时，脾气上输于肺没有减弱，肝气的上升也没有减弱。这就导致肺部的气机来势不减、去势被遏，也就开始出现壅滞。而当肺部开始出现气机壅滞时，同时会反过来影响到肺气的肃降功能；肺气的肃降功能出现障碍时，上升于左的肝气不能被及时通过肺气下降于右，导致肺气的壅滞会进一步加重。

三、肝、胃、大肠的气机影响

当肺气的肃降受到影响时，胃气的下降也会同时被影响而出现下降不及的情况；另外，肺气的肃降出现障碍时，大肠气机也会出现下降的不及；大肠气机的下降不及，也同时反过来导致胃气的下行进一步出现壅滞；大肠气机的下降不及，反过来也会影响肺气的肃降，导致肺气壅滞的进一步加重。

这些都是肌肤腠理被风寒之邪所客而导致的肺的气机壅滞的原因（根据这些客观的生理气机变化，感冒中很多表现，如饮食不健、大便减少、发热、咳、喘等都与此有关）。所以，肺气壅滞的轻重与否，和客邪所导致郁滞的轻重直接相关。当客邪较轻浅时，肺气的壅滞也就较轻；当客邪较深重时，肺气的壅滞也就较深重。当肺气的郁滞比较明显时，则会根据不同程度出现气逆、气促、咳喘等不同程度的表现。

针对这些情况，仲景在《伤寒杂病论》中使用"麻黄汤"，借助麻黄破关透表之能来解散风寒之邪束表而导致的一系列病症。所以，真正弄明白了"麻黄汤"的意义，临床中常见的呼吸道疾病中，关于外邪入侵的相关病症就可以明了了。

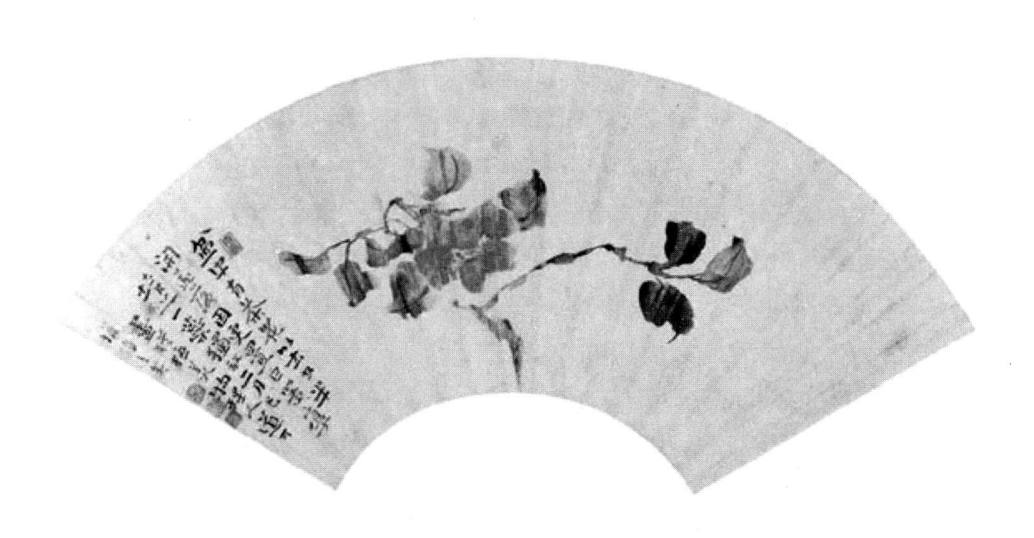

麻黄汤精讲

麻黄汤方

麻黄（去节）三两　桂枝（去皮）二两　甘草（炙）一两　杏仁（去皮尖）七十个

上四味，以水九升，先煮麻黄减二升，去上沫，纳诸药，煮取二升半，去滓，温服八合，覆（一作复）取微似汗，不须啜粥，余如桂枝汤法将息。（《伤寒论》）

麻黄汤，看似简单，但是所隐藏的内容却很多。作为仲景最重要的一个基础方，必须要把麻黄汤吃透。

在这个组方中，大家都习惯以下面的这种方式安排其中的君臣佐使：君药，麻黄；臣药，桂枝；佐药，杏仁；使药，炙甘草。

所谓的君臣佐使，是分析组方配伍中药力组成的划分。一般来说，组方的主力用药，即是"君药"。其他的用药配合，都是为"君药"服务的。

其实，这只是"麻黄汤"的一种组合形式而已。这四味药，在临床的不同症状下，还可以有很多种不同的组合方式。我们后面再说。

我们看这条条文中，"太阳病，头痛，发热，身疼，腰痛，骨节疼痛，恶风，无汗而喘者，麻黄汤主之"，仲景在这里使用"麻黄汤"，其目的是做什么？

很显然，是为了解决这里的"头痛，发热，身疼，腰痛，骨节疼痛，恶风，无汗而喘"的这些症状的。

"麻黄汤"里这区区四味药，既没有"缓急止痛"，也没有"清热退烧"的用药，仲景为什么要用在这里治疗这些"头痛，身疼，腰痛，骨节疼痛""发热"的症状呢？

这就是汉唐中医理论和明清中医理论之间的差距。

明清以后，比较强调"对症治疗"，尽管美其名曰"辨证论治"，其实也还是低端的"辨症论治"。见热，即用清热药；见痛，就用止痛药；都早已形成了固定的套路。其实，这个是要不得的。

中医的精华，最高端的，其实是"辨因论治"；其次才是"辨证论治"。现在见热治热的"对症治疗"，已经是比较"下乘"的东西了。

这也是仲景为什么在篇头就大幅标明"辨太阳病脉证并治"的原因，这里讨论的就是"寒邪"入侵"太阳层"的问题。

既然是由于"寒邪"入侵"太阳层"，才导致出现上述症状的。那么，要解决上述症状，一个最简单、最直接的办法，就是把入侵到"太阳层"的寒邪，再重新驱散出去，让"太阳层"恢复到正常的状态去，不就行了吗？所以，驱散入侵的"外邪"，就是此时的战略目标。

战略目标已经确定，下面就是怎样去落实这个任务了。

怎样落实？仲景选用了"麻黄汤"，以"麻黄"为大将军，来负责这个战略任务的完成。下面我们就来看看这个大名鼎鼎的"麻黄"先生，究竟是"何许人"也。

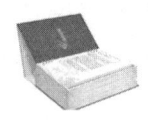

麻黄

麻黄：味苦，性温。主治中风，伤寒头痛，温疟，发表出汗，去邪热气，止咳逆上气，除寒热，破癥坚积聚。（《神农本草经》）

麻黄：微温，无毒。主治五脏邪气，缓急风，胁痛，字乳余疾，止好唾，通腠理，束伤寒头痛，解肌，泄邪恶气，消赤黑斑毒。不可多服，令人虚。（《名医别录》）

仲景在这里使用"麻黄汤"，就是利用"麻黄"能够"主中风，伤寒，头痛""发表出汗""通腠理，疏伤寒头疼，解肌，泻邪恶气""止咳逆上气"等的能力。具体整理分析一下。

一、"麻黄"能够干什么

（一）"主中风，伤寒"

麻黄，是中风、伤寒的重要用药，也可以说是"首选用药"。

（二）"通腠理""发表出汗"

即"麻黄"的工作状态。"麻黄"是怎么工作的？它在这里，可以打开"腠理"，并且能够"解表发汗"。这一句的意义非常重大，"通腠理"三个字，有两种状态，一种是浅层打开，是"直接打开腠理"，表现为腠理张开，气向外泄。此时是可以"没有出汗表现"的。一种就是深层打开，是"伴随发汗"的开泄状态。这种状态，通常被称作"发汗解表"，即这里的"发表出汗"。真正把这几个字理解了，在临床中，就可以随着病人病势的轻重程度，来有选择，并且可控地使用"药力"。也就是说，当病势较轻、不需要"发汗"就能"散邪"的时候，就只要轻度打开腠理，让邪气泄出即可，不必取汗的。而当邪势较重、腠理和太阳壅滞明显的时候，仅仅通过轻度开泄腠理以散邪气，还不足以散邪，那么就需要再深入一点，通过"解表发汗"来透邪外出。这里的"开泄"程度，就会从"汗出"的情况上有一个直观的反馈。例如只取"微微汗出"和"大汗"以及"汗湿衣被"，就存在明显的开泄程度上的差异，后者的开泄明显要大于前者。同样，"微微汗出"和"微似汗出"，两者的开泄程度也是有区别的。"微似汗出"，只是比"开腠理无汗"的开泄程度稍微重一点；而又比"微微汗出"的开泄程度要稍微轻一点。了解并掌握这些基础，就能在"通腠理"的问题上做到心中有数，依据病势、邪势来合理安排药力、药势。从而做到"精准把控"，既要达到"祛邪"的目的，又能尽可能少地损伤正气。这些都是需要根据四诊结果进行周密计算的。

（三）"主中风、伤寒头痛"

其实，仲景这条条文中用"麻黄汤"治疗"头痛，身疼，腰痛，骨节疼痛"就是用的这个药理。虽然看起来是痛处不同，其实都是风寒之邪在"太阳层"所导致的。用"麻黄"的"通腠理""发表出汗"的能力来开泄太阳、腠理，把入侵的外邪赶出去，让机体恢复到正常状态去，这些症状自然都随之消除了。

（四）"止欬（欬，即咳）逆上气"

这几个字里面的味道就很足了，随便分解一下，就是伤寒常见的一些症状——"止咳""止咳逆""止上气"。前面说了，仲景这条条文中的"喘"，就能看出病人此时的情况，已经不仅仅是"太阳表证"的问题了，此时病人已经出现了"肺气壅滞"。正好，麻黄可以干什么？"止咳逆上气"，所以也能顺手就把这个"喘"的问题给解决了。

补充一下：这里的"咳""咳逆"是不一样的。"咳"是咳嗽；"咳逆"是一种气冲的咳嗽。同样是"气往上冲"，但是"咳逆"和"上气"又是有区别的。"咳逆"的逆，以肺气自身上逆的表现居多；而"上气"则是其他脏腑之气上冲为多见。

（五）其他

关于"麻黄"的论述中还有几个字，非常重要，虽然仲景的这条条文中没有涉及，但是对以后"温病"的研究和治疗，对一些癌症、肿瘤的研究和治疗，都有着非常重要的意义。

1. 一个是"疟"

这两者都和"风"有关，某些阶段里，也都可以使用"麻黄"。合起来用作一个名词，即"温疟"，也是"疟"的一种。

2. "破癥坚积聚"

这个在治疗很多癌症和肿瘤的研究和临床中，都有非常重要的指导意义，用得好，效果也是非常显著的。

3. "除寒热"

麻黄的这个作用，以后会在一些伤寒"合病"和"并病"中经常用到。

4. "解肌"

很多人都把"麻黄汤"作为所谓的"太阳经"的用药。其实它还是"阳明经"的用药。典型的就是仲景的"葛根汤"，我们后面会详细讨论。

5. "去邪热气"

这个在后面涉及"太阳发热"的时候很常用。

二、组方的意义

（一）"君药"的意义

要认识"麻黄汤"，首先得认识"麻黄"。把"麻黄"的这些最基础的功用记住、了解并掌握了，才能真正用好麻黄，用好麻黄汤。

看"麻黄汤"中，一味麻黄，就把仲景这条条文中的问题，都基本解决了。这也就是我经常把"麻黄汤"直接拆成了"一味麻黄汤"或者"麻黄甘草汤"来治疗"太阳伤寒"的原因。效果也很好的。

能用一味主药解决大多数的问题，这就是"君药"的意义。所谓的"君"，就是"领导者""负责人"，这个领域，它说了算。其他的，都是配合它工作的，或者是为它工作的。所以，在这个"麻黄汤"中，麻黄是无可取代的君药。即使能把其他所有用药都删减掉，就剩下"一味麻黄汤"，只要有"麻黄"在，也依然能够完成这个战略任务。我怎么知道的？因为我用过、研究过。

（二）全方配伍的意义

谈到上面的问题，心里会不会有一个问题冒出来？既然这里只用"一味麻黄汤"就能解决这些症状，那么还要其他的配药做什么？不是画蛇添足吗？当然不是画蛇添足。能提出这样的问题，说明大家的眼睛始终都是盯在一个点去了。那就是只看到"外邪"，而没有看到全盘问题。

是的。前面也说了，导致出现这些症状的原因，就是"风寒入侵太阳"。

前面也说了，要解决这些症状，只要从根本上解决，直接把"风寒"之邪从太阳驱赶出去就行了。这里讨论的，只是"抗邪"。

一个城市，被敌人入侵盘踞。要解放这个城市，只要把敌人打出去就行了。这种情况，现在在中东每天都在发生。

但是，把敌人打出去，解放了这座城市，这座城市就会和没有入侵之前一样了？怎么可能。一个城市经历过战火之后，需要重建的东西太多了，例如政治、经济、军事、民生、文化，以及基础建设等，经历过战火之后，都是百废待兴的。所以，战后还有一个新秩序的建立和维护。

治病其实也一样的。赶走了外邪并不代表疾病痊愈。

病得越久，这些工作就会越多，也越复杂。

所以，我们在用药攻邪的同时，很多内容就需要提早计算进去了。组建一个运作团队，来相互配合完成工作。这就是"组方"的意义。

（三）麻黄汤组方的意义

在"麻黄汤"中就用了4味药，搭配组合来完成工作。

1. "麻黄"在组方中的注意事项

"麻黄"的能干，也是有代价的。那就是这厮对"肺气"的消耗"十分巨大"。它能轻而易举地把你的"肺气"榨干、要你小命。能干的人，必然能吃。这厮不是一点半点的能吃。它是能把你吃穷、吃垮、吃破产的主。所以，使用麻黄，必须"量肺气"而行。

因为此时单靠"麻黄"一味药的力量，不足以完成抗邪的重任了。所以需要组织一些人，来帮"麻黄"完成"抗邪大业"。

这里需要组建的团队，是做什么的？是为了抗这个"太阳伤寒"的这个外邪的。

最好的组方，不是所谓"君臣佐使"都健全的组方。而是最有效的、对人体消耗最少的、对人体损伤最小的组方。一定要记住，是"组方"，不是"堆方"。很多人把个方子开的，一动手就是四五十味药，无非就是罗列一些与某些症状相关药材堆积在一起，没有重点，毫无主次；你要将其一优化，其实七八味药就完全可以搞定，并且效果会比这个"大方"还要直接、还要好。这种只会堆砌"大方"的情况，坊间笑称为"乱枪打鸟"——总有一个能碰得上的。说白了，就是四诊不精、基础不精、方剂不精、临床不精的"四不精"而已。

用药，越是"大方"越是难驾驭。能真正开出理法井然的"大方"，必然是真正的高人。"堆方"，则只能算是庸手，还需要好好锤炼的。

"头痛，身疼，腰痛，骨节疼痛"，太阳病的这种症状表现，在常见的情况下已经算是比较重的了。这个说明什么？说明"病势"这时还是蛮强的。这样的情况，"麻黄"还是可以搞定的，就是对病人"肺气"的消耗会比较大一些。

现在很多人都有这种思维方式的，就是只看到"病"，只看到"症状"，而看不到更多的东西。所以很多所谓"大家"，在讲解方解的时候，也是这个问题。大家可以自己回顾一下，看看你以前看到的这些方解，是不是都是在着眼这个抗邪，那个配合这个抗邪……全然忘记了，我们身体，自身就有很强大的"抗邪能力"。之所以被病邪入侵，不过是自身的这个"抗邪能力"暂时被"抑制"住了而已。为什么在治疗的过程中，不想办法重新启动自身的抗邪能力，而去完全依赖"外力"（药力）呢？

2. 使用"麻黄"时的配伍用药

如果我们用麻黄，消耗一定的"肺气、卫气"，刚把外邪赶出去了；一转身，又一批外邪眼瞅着病人抵抗能力还没有恢复，乘机再入侵进来，怎么办？再用"麻黄"，再消耗"肺气、卫气"把它们赶出去？你的"肺气、卫气"能经得住这样折腾几次？而且，越是消耗，就会越导致"肺气、卫气"虚弱；而越是虚弱，就越是容易被外邪入侵。这是一个死循环。一旦陷入这个"死循环"中，后果是可以想象的。

所以，为了避免这种局面的出现，我们在最初计算出使用"麻黄"会消耗"肺气、卫气"超过"警戒量"的时候，就应该额外提供能量给"麻黄"消耗，以减轻"麻黄"对"肺气、卫气"的消耗。同时，为了防止战后"防御能力"的虚弱，我们也同样需要积极调派足够的防御力量，来协助人体最外防线的防御。从而避免出现反复受邪而进入死结。

怎么配伍用药呢？

仲景的"麻黄汤"为了解决这个问题，分别配入了"桂枝"和"炙甘草"两味药。

这两味药，分别是干什么的？

我们来分开讲解。

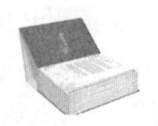

桂枝

"桂枝"在这里有两个作用：其一，调动肝气；其二，调和肺气。

很多人都喜欢把"桂枝"理解为配合"麻黄"来"发汗解表"，是用来"攻邪"的。并且在这个论调上，还变化出"麻黄无桂枝，则不容易发汗"之类的玩意儿出来。这是赤裸裸地轻视"麻黄"啊。你用"一味麻黄汤"看看会不会出汗？当然出汗的。我试过。所以要在推出一个观点之前，最起码首先得自己去试一试吧。医学理论和见解，都是必须建立在临床的基础上的。不能坐在书房里想当然。

抗邪，"麻黄"之力足够了。药力不够？加点量不就得了？所以，抗邪，有麻黄，我放心。

现在人体不足的，不是"抗邪之力"，而是"防御之力"。尤其是在经过"麻黄"消耗之后的情况下，就会显得尤为不足。所以，配用"桂枝"，调动肝气，到上焦，交给"肺"，通肺的转化，一方面填补"肺气"；一方面加强"卫气"。这是"桂枝"在这个配伍之中的作用。

关于"桂枝"的讨论，内容非常多，我们将在后面"桂枝汤"中详细论述。这里，我们只要求了解两点就够了。

一、调动肝气

"桂枝"在这里，可以调动"肝气"到上焦，给肺。这里面又有以下三方面的作用。

（一）给"肺气"提供填充

因为在生理上，肝、脾之气，都可以向上上升到上焦，提供给"肺"以转化和生成"肺气"等。所以，这里使用"桂枝"升提肝气，以补充被消耗的"肺气"。

（二）利用"肝气"的"疏泄"的特性

我们知道，"肝主疏泄"，这个"疏泄"的能力，也是由"肝气"来完成的。在生理上，肝气上升到肺，一部分会被转化成肺气；另外一部分还会随着"肺气的宣发"一同走向肌肤腠理，完成肝气"疏泄"的职能。这部分的"疏泄"的能力，是可以协助"肺气"来"开腠理"的。所以，在这里也能够帮助麻黄、帮助"肺气"来解表散邪。

（三）"肝为将军之官"

在生理上，"肝气"自身就具有率领"卫气"抗邪的能力。所以，"桂枝"在这里，为第一线的抗战，不仅提供了大量的后勤物资的保障；也同时支援来一支友军参与抗战。

（四）"肝气为风气"

这个肝气，同时具备两种截然相反的属性——开泄、封闭。也就是说，这里的"肝气"，既有"开泄"的一面，同时又具有"封闭"的一面。而这两面看似完全相对立的特性，却又偏偏是在同一时间内可以同时同步完成的。也就是说，这个"肝气"，是具有"双向调节"的作用的。其实，在"麻黄汤"中，以及在后面的"桂枝汤"中，绝大多数情况下，这个"桂枝"重点利用的，就是肝气的这个"封闭"属性。只有很少的情况下，是利用肝气"开泄"的属性特点。

在"麻黄汤"中，桂枝的作用很多，上面大多都有介绍。但主要作用是什么？我们说，"桂枝"在"麻黄汤"中的核心作用，就是"防御"。

它是怎么做的？很简单，引"肝气"，利"肺气"。

这里"桂枝"引来"肝气"的作用是什么？就是利用"肝气"的特性，实则能泻（疏泄），虚则能补（封闭）。当腠理被麻黄开泄之后，桂枝引来肝气，补益肺气、卫气，重新让腠理恢复功能，从而达到"腠理闭固"，以防御外邪的作用。

二、"利肺气"

这个"利"字，一方面是"补益"的意思；一方面是"疏理"的意思。

（一）关于"补益"

我们前面说过了，"麻黄"的作战，对"肺气"的消耗是非常大的。所以，对"肺气"的补益和填充，就会关系到"战局"后续发展的重要走向。这一点一定要记住。

前面说了，当"病势"非常重，在使用"麻黄"作战时，所需要的"肺气"消耗已经远远超过自身"肺气"的存储的情况下，这个在战争中调集、蓄积"肺气"的任务，就会变成重中之重。一旦"肺气"消耗殆尽，这个仗绝对没有赢得希望，自然也不必打了。

所以，对于这种战争，后勤的物资保障，就是决定战局的关键所在。在这里，战略物资就是"肺气"，以及后方的"中气"。

当"肺气"被超支的时候，及时补充"肺气"是必需的。"桂枝"在这里，一方面可以调动"肝气"给上焦以合成转化更多的"肺气"；同时，"桂枝"自身也能在一定程度上补益"肺气"。这种补益，类似于"黄芪"的补益，是属于直接填充的那种。

只有给"肺"提供尽可能源源不断的填充，以支付"麻黄"的索取和消耗，来支撑后续的战事。

但是，要注意，这里的所谓的"补益肺气"，并不是说"桂枝""黄芪"直接能变成真正意义上的"肺气"，而是可以提供一种可以被"肺"利用的"外力"。和生理上的"肺气"并不是一样的。

（二）关于"疏理"

"桂枝"不仅可以调动"肝气"来补益上焦给肺；同时，还有疏理"肺气"的作用。这个作用乍一看起来似乎很模糊。其实，这里面也一样包藏着很多内容。

这种"疏理"有什么作用？所谓的"疏理"，就是尽量把纷乱的事情重新整理回正常的状态。这里，桂枝对肺气的"疏理"，就是可以辅助"肺气气机"的恢复。

我们知道，肺气的气机，在常态下，是有"宣发"和"肃降"两个主要生理表现的。桂枝的疏理，能够帮助肺气的"宣发"，就能为"麻黄"在一线抗邪解表的作战提供帮助；同时，桂枝的疏理，能够帮助肺气的"肃降"，就能在一定程度上为肺气的壅滞所导致的"喘逆"起到一定的平复作用。

在"麻黄汤"中，"桂枝"的主要作用，就是"治理"。

首先，虽然"桂枝"在"麻黄汤"中，作用很多，也很忙，做了很多、很琐碎的工作，都是为了一个大目标来完成的。那就是"治理"。让"肺""太阳层""腠理"，重新恢复到正常的工作状态去，完成正常的防御职能。

其次，才是完成战争对这些区域的破坏的修复。

"桂枝"配合"麻黄"的作战，相对于"麻黄"的战斗力来说，基本是可以忽略不计的。但是为"麻黄"提供的"战略物资"，却是至关重要的。这些才是"桂枝"在"麻黄汤"中的职能司属。

桂枝的作用，在这里先只大体这么介绍一下，更多详细的内容，会在后面"桂枝汤"中加以讨论。

第四篇 麻黄汤与汗法

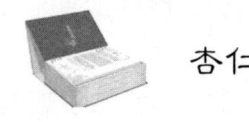

杏仁

在"麻黄汤"中，第一要理解的，当然是"麻黄"。而第二位要理解的，不是"桂枝"，而是这里的"杏仁"。

"麻黄"，开泄。主要调整的是肺气的"宣发"的情况。

"杏仁"，下气。主要调整的是肺气的"肃降"的情况。

大家都知道，肺气的主要工作就是"宣发""肃降"这两个方面。所以，对于五脏气机调理中，肺气的气机调理，就可以用"麻黄"和"杏仁"来直接调整肺气气机的这两个方向上的问题。

关于"杏仁"，孙思邈比较偷懒，在《千金方》《千金翼方》中都没有详细介绍。只是在书中"咳逆上气第三十一""下气第三十二""惊痫第五""热极喘口舌焦干第六十"用到"杏仁"。除此之外，并没有更多的阐释。那我们就来看看《神农本草经》中是怎么说的吧。

杏核仁：味甘，性温。主治咳逆上气，雷鸣，喉痹，下气，产乳，金疮，寒心，贲豚。（《神农本草经》）

在这里，我们需要研究的是"杏仁"的两个主要的功能：一个就是"主治咳逆上气"；一个就是"下气"。虽然是两个角度，其实作用机制，都是"理气、降气"。

杏仁的这个"主治咳逆上气"和"下气"的意思，李时珍在《本草纲目》中也加以了阐述：杏仁，能散能降，故解肌散风，降气润燥。

仲景在"麻黄汤"中，使用"杏仁"，取的就是"杏仁"的这个"下气"的作用。

大家不要小看了这个"下气"的作用，只要运用得好，呼吸道疾病、消化道疾病中，很多由于"气机壅滞""气机上逆"等所导致的症状、证候，都能够使用这个"杏仁"解决的。例如常见的感冒症状中的"咳嗽""胸闷""肺胀""膈气""气喘"；以及一些由于上焦或者中焦气机壅滞导致的"便秘"、肺与大肠气机通降不足而导致的"便秘"或排便困难等。

或许有人会问，仲景在《伤寒论》中使用"麻黄汤"的条文中，很多都没

医道宗源（二）
走进仲景"脏腑用药式"

有出现上述症状表现的，为什么仲景还要使用"杏仁"呢？

这是一个很好的问题。要理解这些地方，仲景为什么要使用"杏仁"，我们需要从病人的"气机"上来认识。这里强调一下：仲景的用药组方，目的是"平气"，而不是"对症治疗"。

当"外感风寒"之后，相关的人体正常生理气机，就会受到很大的影响，在这里，与之相关的有两大块的内容，一个是腠理、太阳经层的受邪，导致的"肺气"气机向外"宣发"的制约。这个方面可以使用"麻黄"来驱散外邪，重新恢复肺气、卫气正常的循行通道。这是关于"肺气宣发"这个方面的内容。另一方面，就是由于外邪入侵，导致的"肺气肃降"这个方面的内容，如上面讨论的一些情况。当"肺气的肃降"受到影响的时候，也会导致出现一系列的临床症状表现。这种情况，就需要重新恢复"肺气的肃降"来平复肺气。这个就需要依赖"杏仁"的这个"下气"的能力了。

所以，在"麻黄汤"中，最重要的两味用药，是"麻黄"和"杏仁"。

这两味药，一个可以恢复肺气的"宣发"；一个可以恢复肺气的"肃降"。这两者，是平复"肺气"的最基本的用药。能把这两味药真正理解了，就能理解并掌握"肺系"气机的平复。

所以，在"麻黄汤"的世界里，君、臣、佐、使，并不是一成不变的。一个方药的君臣佐使，是取决于病人的实际病情，以及医生用药组合的方意所决定的。所以，麻黄汤的君臣佐使，最常见的一种情况，就是大家常说的"麻黄"为君、"桂枝"为臣、"杏仁"为佐、"甘草"为使。这种分配方法，是"麻黄"配"桂枝"的组合，着眼点，在驱散外邪，巩固腠理。

而临床还有一种常见的配伍形式，就是我们这里说到的"麻黄"配"杏仁"的情况。这里用的，就是以"麻黄"为君、"杏仁"为臣、"桂枝"为佐、"炙甘草"为使。这种情况，经常使用在对病人的"肺气"的"平气"中。

此外，还有些时候，同样的这四味药，同样的肺系疾病，还可以变成"杏仁"为君、"麻黄"为臣的用法。这种情况一般出现在病人的外感风寒较弱，而肺气壅滞较重，出现比较明显的"肺气肃降障碍"的一些症状，如"咳嗽""胸闷""肺胀""膈气""气喘"等，就可以以"麻黄汤"的这种配伍模式，以"杏仁"为君，以"麻黄"为臣，从而达到精准的肃降肺气，同时配合宣发肺气的疏理作用，从而达到平衡肺气，回到正常的气机平和状态去。

总而言之，仲景的用药，是以"平气"为目的的。组方用药，是随着病人

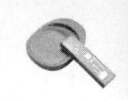

气机的变化而做精准调节，从而恢复人体由于病邪入侵导致的相关气机紊乱的问题。临床用药总是随着病势的发展、身体的需求，来调整组方的变化的。这个也是兵法中所说的"兵无常势"的意思。兵无常势，水无常形。真正"得意忘形"了，才能达到"就势"的境界。所以，不要把仲景的用药组方的形式，看得僵化了。

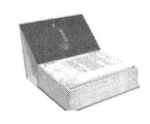

炙甘草

仲景在《伤寒论》中，使用"甘草"的组方很多，大约110多个组方之中，使用"甘草"的有近2/3左右。不仅使用的频率高，而且使用的用意也区别很大。总体来说，仲景使用"甘草"分为"生甘草""炙甘草"两种形式。用"生甘草"的时候，一般多是取其"甘平性凉"以除热；使用"炙甘草"，一般分为"补中""补气""调和药性""缓释药力"等方面。在仲景的用法中，在需要"补中"的时候，用药也是各有不同的。例如常用的"人参"，是补益中气之中的"阴气"；用"生白术"，是补益脾胃中焦的"正气"；用"炙甘草"，则是补益中气之中的"阳气"。同样都是"补中益气"，用药不同，作用方向就不同，都是有针对性地调理需要的气机。

总体来说，"甘草"是仲景运用的最复杂的一个用药。在不同的组方使用中，用法用意往往都不一样。所以，要想真正理解仲景使用"甘草"的意图，就需要在不同的使用环境中去理解。

甘草：味甘，平。主治五脏六腑寒热邪气，坚筋骨，长肌肉，倍力，金疮，解毒。（《神农本草经》）

甘草：国老。味甘，平，无毒。主五脏六腑寒热邪气，坚筋骨，长肌肉，倍力，金疮，解温中下气，烦满短气，伤脏咳嗽，止渴。通经脉，利血气。解百药毒，为九土之精，安十二种石，一千二百种草。久服轻身延年。（《增广和剂局方药性总论》）

一、补土生金

在"麻黄汤"中，这个"炙甘草"的作用是"补益中土"，主要侧重的是"健脾"。

关于这里的"健脾"，我们来重点讨论一下。

我们知道，"肺"在上焦，主"宣发"和"肃降"。"麻黄"对"肺气"的消耗程度，是很大的。正是由于这里的"消耗很大"的客观存在，所以就会直接导致"上焦肺气"的"亏虚"。"上焦"出现亏虚，会怎样？

首先，就会导致"麻黄"在抗邪的时候，没有足够的资源用以消耗，从而出现攻击力不足的情况。其次，就会出现身体抵抗外邪的能力不足，导致不能有效阻碍外邪的二次入侵，从而导致由于"腠理开"而出现新的受邪。

（一）调动"肝气"，补益"肺气"

为了解决这两个方面的问题，仲景使用"桂枝"，来调动"肝气"来参与战斗。

"肝气"可以填补"上焦肺气"，这本来就是脏腑之间的气机升降的客观存在。在人体脏腑的气机升降过程中，"肝气"本来就是向上"生发"，到上焦，通过"肺气"的转化，然后再通过"肺气"的"肃降"，来形成人体三焦内一对重要的气机循环。即"肝气升"与"肺气降"。这对循环，被称为"肝气升于左，肺气降于右"。"肝"的生理部位虽然在人体的右侧肋下，但是"肝气"的"升"，主要是通过人体的"左"侧通道来完成的。同样，"肺"的生理位置在人体胸中上部，但是"肺气"的"肃降"，有很大一部分是通过人体右侧通道来完成的。这样一左一右，一升一降，两者就形成了这个一个人体重要的气机循行通道。

这里通过"麻黄汤"的组方，我们可以看到仲景利用"桂枝"，来调动"肝气"，给"上焦肺气"提供供应，为"麻黄"的抗邪消耗，提供物资保障。

（二）调动"脾气"，补益"肺气"

可以提供给"上焦肺气"物资保障的，不仅仅只有"肝气"；在人体五脏之中，还有一个重要的脏器，也能够为"上焦"提供物资保障的。这个就是"脾"。

对于整个"上焦之气"来说，"肝气的升"和"脾气的升"，是"上焦之气"的重要来源。这个是脏腑之间气机的相互关系。因为是最基础的脏腑气机的关系，所以后面很多的内容，都会运用到这些知识点的。

健脾益气，自然就可以达到补益上焦的目的。因为脾气自然就是上升给肺的呀，这是生理上的气机属性自行完成的。所以，补脾，自然就能"补肺"。这就是所谓的"补土生金"了。

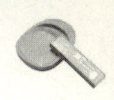

二、见肝实脾

我们前面说了,仲景在"麻黄汤"中,使用"桂枝"来调动"肝气"补益"肺气"。在这个过程中,对于"肝"来说,"肝气"的状态是兴奋的,是有余的,是"超出"常量、常态的。

那么,在"肝气"超量的情况下,必然会对五行生克中其"所克"的脏腑产生压力。在五行生克中,肝木克脾土。在常态下,是"肝克脾"的状态,那么在"肝气盛"的时候呢?会不会加重"克脾"的情况?当然会的。

一方面我们需要补充"肝气",来调动到上焦给"肺气"去抗邪、去"打仗"。

另一方面,当肝气得到补充的时候,必然就会加大"克脾"的现象。

那么怎么办?两种解决方案。

第一,是削减肝气。从而达到减少"克脾"的能力。

第二,是补充脾气。从而提升抵抗肝气克脾的能力。

第一种的方案,正好和我们汤药组方的方意相违背了。我们使用"桂枝",就是需要补充"肝气",并且要借来有大用处的。所以不能"削减肝气"。

那么,就只有第二种方案可以使用了。

仲景是怎么用的?

使用"炙甘草"来补益脾土,从而达到"提升抵抗肝气克脾的能力"。不仅解决了"上焦不足"的问题;同时又顾及到了中焦的气机平衡的状态。这就是仲景使用"炙甘草"的目的。同样是为了"平气"。

中医,离不开"气机"。治病、用药,不立足"气机"这个客观存在,就必然会出现很多主观意识形态上的东西,例如后世很流行的认为"甘草是国老"的观点,太主观了。我们不能总用人文的东西,去解释一些客观存在的东西。更多的,还是要尊重事实,尊重客观存在。

麻黄汤的使用

前面我们从人体生理方面、气机方面、病理方面及药理方面讨论了"麻黄汤"的一些基本内容,让大家对"麻黄汤"有了一个相对全面的认识。下面,我们再来看看"麻黄汤"的用法等情况。

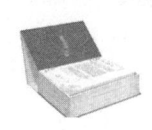

麻黄汤的出身

我们再来看一下这个"麻黄汤",虽然看起来很简单,我们前面已经就这个汤方花费了很大篇幅讨论,也才阐述了其中的一部分内容而已,后面还有"煎法""用法"等还没有论述到。现在再看这个方,简单吗?不简单的。我们之所以花这么大力气来阐释,就是因为这个"麻黄汤"至关重要。

麻黄汤方

麻黄(去节)三两　桂枝(去皮)二两　甘草(炙)一两　杏仁(去皮尖)七十个

上四味,以水九升,先煮麻黄减二升,去上沫,纳诸药,煮取二升半,去滓,温服八合,覆(一作复)取微似汗,不须啜粥,余如桂枝汤法将息。(《伤寒论》)

其实,这个"麻黄汤",还并不是仲景自立的。他也是从前人那里学习来的。关于这点,千百年前就有很多人在考证这些组方的出处问题。例如南北朝时期的一代医家陶弘景在《辅行决》中就说,仲景的这个"麻黄汤",本出自道家治疗外感天行的"小青龙汤"。陶弘景说:"外感天行,经方之治,有二旦、六神、大小等汤。昔南阳张机,依此诸方,撰为《伤寒论》一部,疗治明悉。后学咸尊奉之。""张机撰《伤寒论》,避道家之称,故其方皆非正名也,但以某药名之,以推主为识耳。"可见,仲景所言的"麻黄汤",正是道家的"小青龙汤"。

小青龙汤

治天行，发热恶寒，汗不出而喘，身疼痛，脉紧者方。

麻黄三两　桂枝二两　甘草（炙）一两半　杏仁（熬，打）半升

上方四味，以水七升，先煮麻黄，减二升，掠去上沫，纳诸药，煮取三升，去滓，温服八合。必令汗出彻身，不然恐邪不尽散也。（《伤寒论》）

对比这两个方子，不难发现有几处不同之处。这里我们只挑出几点来看看，两者之间的异同，以及能给我们的一些提示。

一、煎煮程度

在"麻黄汤"中，煎煮的时间较长，"以水九升，煮取二升半"；在"小青龙汤"中，煎煮时间相对较短一些，"以水七升，煮取三升"。

从两者不同的煎煮时间中来看，对于"麻黄"来说煎煮时间越长，药力就会越醇和一些，攻伐之力也就会相对更温和一些；而煎煮时间越短，药力相对就会更生烈一些，攻伐之力相对来说就会更强烈一些。

二、发汗的程度

在"麻黄汤"中，对发汗的要求是"覆（一作复）取微似汗"；在"小青龙汤"中，对发汗的要求则是"必令汗出彻身"，并且解释了需要这种发汗程度的原因——"不然恐邪不尽散"。

从两者的发汗程度来看：仲景在使用"麻黄汤"的时候，只是要求在服药之后，再盖上衣被（覆），才达到"微似汗"的状态；"小青龙汤"中的要求，则是"必令汗出彻身"，就是说必须要让一身上下的汗都要出到，否则就有可能导致"邪气"不能够完全散尽的情况（"不然恐邪不尽散"）。

经过比对，我们不难发现"小青龙汤"的这种发汗程度，明显比仲景的"麻黄汤"的发汗程度要强不少；而且对"麻黄"用药的生熟程度，也明显要比"麻黄汤"更生烈一些（煎煮的时间更短一些）。这种发汗程度，只是略次于上文中说的"出黏汗"的发汗状况。

这些不同的"发汗程度"，反馈出当前病人的受邪轻重程度。也反映出医生对当前病况的理解、对用药的掌控、对整体的计算。如此，就必然要牵扯出另外一个问题，那就是"用量"。

三、炙甘草的用量

在"麻黄汤"中，炙甘草使用的是"一两"；在"小青龙汤"中，炙甘草的使用是"一两半"。

后者为什么要多半两呢？

道理也很简单，在后方中，"麻黄"的使用更生烈些，攻伐之力也就更强大一些。所以，在取得这样的战果的同时，"小青龙汤"中麻黄对正气的消耗，也会比"麻黄汤"中要大很多。所以，需要使用更多一些的"炙甘草"来补益中气，以减少对药力对身体的损耗。

在用药中，针对不同的疾病轻重情况，即便是组方相同，但是"药材的用量"也是需要灵活变化的。

好的医生，应该能够精准地算出最精确的组方，以及精准的药材用量。简单来说，就是要能根据当前的病势，精准地计算出所需要的"药力"。

所以说，有些人所谓的"经方中每一味药的用量，都是不可改变的"，显然是无稽之谈。

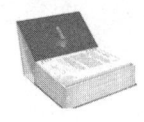

麻黄汤的煎煮法

看完了这个"麻黄汤"的出处和比对，我们再来看看仲景在这里的用法。

一、"以水九升……煮取二升半"

这个是"麻黄汤"在煎煮中，用水多少、煎取多少的情况。这个量，按照我们今天的电磁炉、煤气灶的火力来常规煎煮（即大火烧开，小火煎煮），要把9升水，煎煮到2.5升，所用时间一般也会超过40分钟。如果按照传统的炭火、瓦炉来煎煮，则需要耗时超过70分钟以上。这是我们自己实践总结来的。

所以，看到不少人在煎煮中药的时候（包括一些医生使用"麻黄汤"等麻黄系列），只是要求病人回家煎煮15~20分钟即可。这个是不靠谱的。再好的方药，煎煮不好，也是很难达到预期效果的。

这里再重复一下：这种煎煮法，是意在"久煎"，取药力纯和。这样可以在一定程度上控制"药力"。大多数的情况下，久煎之后的药力，一般都会比较"平和"。如果病情需要药力更猛烈一些，一种方式就是加大"用药量"；一种方式就是缩短"煎煮时间"，使药力更生猛一些；还有一种就是缩短"给药间隔"；当然，还有使用一些其他辅助手段。这类就包括很广了，例如桂枝汤的"喝热粥"、这里的"温服""温覆"等，都可以促进药力的发挥，从而达到预期的作用效果。

在仲景用麻黄诸方中，除文蛤散、文蛤汤二方外，都是先煎的。

第四篇 麻黄汤与汗法

二、"先煮麻黄，减二升，去上沫"

麻黄先煎，在以水九升煮取二升半的情况下，可知麻黄在煎煮中是久煎。这个目的是什么呢？前面已经提及，这是为了"取其性纯和"，不至于药性那么生烈，这也是控制"药力"的一种常用方法。关于"去上沫"，麻黄去节之后，草茎中空的空腔里就会散出很多细微的淡黄粉末状的小颗粒。这种颗粒在入药煎煮的时候，会随着沸腾的水泡形成泡沫。后世很多人解释为"这个沫沫会使服药的病人出现'烦躁'的表现"，所以在煎煮的时候，就把这个煎煮出来的"沫"去掉。其实，这个观点不一定正确。我个人经过很多次的实验和观察，在煎"麻黄汤"的时候，不去这个"沫"，病人服药后并没有出现明显的"烦躁"的表现。而在使用"麻黄汤"的过程中，最容易出现病人"烦躁"的情况，是"病深重"而药力稍微欠缺，导致在向外发散的过程中，不能一鼓作气开通腠理，邪气被药力攻逐向外，而不得透出。此时就会表现出病人非常"烦躁"的情况。在有些大病的情况下，或者病人心脏本身就有问题的前提下，这种大烦躁是很可能导致病人出现意外的（例如猝死等）。所以，在探讨病人的身体情况、病理情况，以及用药药力的时候，要做到非常精细的程度，才能尽量避免这样类似意外的出现。

三、"纳诸药，煮取二升半，去滓"

这里的先煎后下，讲的就是这些药材的煎煮时间、煎煮火候的东西。桂枝、杏仁、炙甘草，从水七升的时候入锅煎煮，一直煎煮到2.5升的汤汁，以现在的煎煮条件，大约需要30分钟以上。尤其是其中的"杏仁"，没有足够的煎煮时间，杏仁的中心就会是泛白色的，这就表示杏仁还没有煎透。没有煎透，药力自然不足。从而会影响到整个组方的"药力"，以及药力的"走向"。

所谓的药力的"走向"，是指你在组方用药的时候，计划让药力"到哪里去""去做什么"。例如这个"麻黄汤"中的"杏仁"，在组方的时候，就是安排它去恢复"肺气的肃降"。如果在组方的时候，根据病人的四诊得出的计算，病人在当前的情况下，需要9克的杏仁正常煎煮出来的药力，就正好可以满足要求。现在在煎煮的过程中，出现杏仁没有煎透的情况，从而导致药力不足。那么，在临床使用的时候，就会因为这里"杏仁"肃降之力不足，而导致病人胸中气机没能够得到完全平复。这就是"药力走向"的问题。简单来说，不能精准控制药力的走向，临床效果就会差很多的。能影响药力走向的情况有很多；由于药力走向的问题进而导致出现其他症状的情况也更多，后面再慢慢讨论。

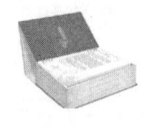

麻黄汤的服用方法与禁忌

一、"温服八合"

（一）用药频率

这是第一次的"给药量"，大约是这剂药力的1/3。这大概也是后来中医用药习惯用"每天一剂药，分三次煎服"的来源了。

但是，要注意，这里的一次"温服八合"，并不是一天分三次服用。仲景的用药，是由药力的作用程度、药力的衰减程度来决定的。所以，仲景的很多用药，都是两个小时左右就会跟第二遍用药的。所以就会出现半天就把一剂药（3遍）喝完了。我称这种"给药"的方式是"饱和攻击"，经常用在邪势比较强，而且病人身体比较壮实的情况下，用这种给药方式，从而达到最短的时间内解决战斗。这种用法，就是抢时间，还在一些危急的病症中很常用。相关内容后面再详细讨论。这里只要记住一点，虽然一次只喝了三分之一，而不是"一天喝三次"的那种。

（二）服药的用法

注意，这里还包含了一个服药的用法——"温服"。

"温服"的"温"字这个概念就宽了，什么叫"温"？入口、吞咽不凉不寒，就基本是"温"的了。那么，这个温度范围就大了，从"温"到"热"到"烫"，严格来说都可以算作"温服"。

那么，仲景这里的"温服"的"温"，入口的温度究竟是个什么样的程度呢？就是"不太热"的温度。

是怎么知道的呢？因为仲景在下文中提到了一个具体要达到的要求，就是"取微似汗"的程度。也就是说，仲景这里的用药目的，是为了达到"病人身体略微出一点点的汗"的状态就好。

这里先提醒一下：有些人，平时喝点热水都出汗；有些人平时就是不容易出汗。所以，有些个人的体质情况以及一些病理上的表现，导致有些人容易出汗，有些人难以出汗，这个在给药的时候，也可以加以把控。容易出汗的人，汤药的温度可以稍微再低点；不容易出汗的人，温度则可以再高点。总之，达到这个"微似汗"的目的即可。

二、"覆（一作复）取微似汗，不须啜粥"

这个里面的内容就多了。

（一）"覆"

首先是服药过后，需要给病人盖上点被子、毯子。这个看似是微不足道的小节，其实也是至关重要的。"覆"的目的，是帮助病人保温，从而帮助病人可以顺利达到"微似汗"的目的。

其次，这个"覆"，还是帮助病人规避风寒的一个重要手段。

（二）"不须啜粥"

仲景说，一般情况下，使用"麻黄汤"的时候，可以不必给病人使用"热粥"来助发药力，来达到取汗的作用。

这里有两层意思。

1. "不须"

一般情况下，由于"麻黄"开腠理的能力很强，基本不需要给病人像用"桂枝汤"那样，在药后加一遍"热粥"来促发药力。注意了，是一般情况下不需要，而不是用"麻黄汤"禁止使用"热粥"。是"不须"，而不是"不可"。有些病人的腠理壅滞严重，或者病人素体正气不足，这些情况下，也是可以使用"热粥"来助发药力的。所以汤头歌中所谓"温覆休教粥到牙"一句中，"休教"，就是"不要让"的意思，那就是坚决不可了。所以，这种观点显然是没有真正传递仲景的真实意图。

2. "热粥"

我们刚才也谈及了，使用"热粥"有助发药力的作用。一般的情况下，如果病人承受药力就能达到"微似汗"的状态；那么再给病人一遍热粥，就会导致病人的"出汗"加大、加重。这样一来，显然就导致"出汗量"超标了。超标了会怎样？会导致"邪不能去"而白白损耗了正气。

（三）"微似汗"

这里再强调一下：仲景这个地方的取汗只要达到"微似汗"的程度，就能够把入侵进入太阳的病邪给清理出来。这说明了什么问题？说明病邪入侵得还是比较"浅"的。如果病情再重一些，病势再重一些，这种"微似汗"的发汗程度，就不能达到驱邪的效果。从临床表现来看，很多时候，病人需要"大汗"，甚至是"汗彻衣被"的状态下，才能够达到驱散外邪的作用。这种时候，思维就不能囿于"不须啜粥"的仲景圣言，该用热粥助发药力的，还是需要积极使用的。

三、"余如桂枝汤法将息"

这是"桂枝汤"的用法，本来是在后面才讨论到的。这里我们把其提到"麻黄汤"的讲解中来讨论。这个对于"伤寒"的养摄，非常重要。

下面我们先看看"桂枝汤"的用法。

上五味，哎咀三味，以水七升，微火煮取三升，去滓，适寒温，服一升，服已须臾，啜热稀粥一升余，以助药力。温覆令一时许，遍身漐漐微似有汗者益佳，不可令如水流漓，病必不除。

若一服汗出，病瘥，停后服，不必尽剂。若不汗，更服依前法。又不汗，后服小促其间，半日许，令三服尽；若病重者，一日一夜服，周时观之；服一剂尽，病证犹在者，更作服。若汗不出者，乃服至二三剂。禁生冷、黏滑、肉面、五辛、酒酪、臭恶等物。（《伤寒论》）

"上五味……病必不除"是"桂枝汤"的煎煮法以及使用用量。这个与本篇无关，所以还是后面到"桂枝汤"篇再讨论。这里要关注的是"若一服汗出……禁生冷、黏滑、肉面、五辛、酒酪、臭恶等物"。仲景说的"余如桂枝汤法将息"，指的就是这部分的内容。

我们来逐次看看这里面有哪些重要的内容。

（一）"若一服汗出，病瘥，停后服，不必尽剂"

这是仲景招牌式的用药法度。着眼点在"病"，只要达到"取汗、病愈"的目的了，就说明"药力"够了。

1. "病瘥"

什么是"病瘥"呢？这个"瘥"，是"病愈"的意思。

那么，什么才是"病瘥"呢？两点。其一，症状消失。其二，脉象恢复到正常脉象。

2. "传经"

"病邪"会去了哪儿？

常见的有两种情况：其一，是沿着某些特定的经络，跑到身体的里面更深层去了。其二，就是沿着某些相关的经络，跑到更外层去了。这两种情况，就是所谓的"传经"。

这种疾病"向里跑"，常见的"传经"情况，我们一般称为"顺传"。"顺传"包括三种常见的情况："逐次顺传""跨经传""直中"。关于这三种"顺传"的方式，绝大多数情况下，都表示"病邪"在深入向里入侵。只有一种情况下，是"病邪"在向外走。这种情况，叫作"再经"。就是说，当病邪已经向里传经到第六层厥阴层的时候，由于某些原因，导致病邪没能完全消散，反而出现了又进入"太阳经层"，再来一次"传经"的表现，这个就叫作"再经"。关于其他"顺传"的内容，我们后面再重点讲述。

这种疾病"向外跑"的情况，我们一般称为"逆传"。"逆传"一般都是病邪从深层向浅层退去的表现。相对而言，这个在临床也算是好的收获了。我们在一些较为重大的疾病，或者是比较危重的疾病的治疗中，有时也会根据病人的具体身体情况，以及当前的病势程度，有意识地使用这种"逆传"，让部分病邪，先溃退到预定的经层去，这样就缓解了之前病邪所在经层的"病势"。

3. 判断当前"病邪"所在的方法

当前的症状消失了，未必就是"病愈"了。绝大多数情况下，是病邪跑了，过一段时间（也许几个小时、也许几个月之后），可能又会在新的聚集区域制造出新的症状。

这种现象，在临床中非常常见。例如很多感冒咳嗽发热的病人，习惯第一时间到医院、到诊所去输液。认为这样是科学的，是治疗效果最快、最好的。这里面就有很多病人，在输液之后，当前的一些症状的确都消失了。但是一段时间以后，容易出现一些新的症状出来。最常见的有"慢性鼻炎""胸闷气喘"（有些可能直接导致发展成为"哮喘"）"血压升高""肩背痛""腰痛""前列腺炎""肾炎"等非常多的变证。（特别申明，这里不是要挑起中西医之争。仅仅是根据仲景的这种"传经"理论，来讨论病邪被驱赶，或打散，甚至是引进人体深层，会出现的一些常见的，可以预判的疾病发展的规律和联系。）

那么，这些变化，我们要怎样才能察知呢？通过"脉"。

这就是仲景为什么要说"太阳病脉证并治""阳明病脉证并治"等的原因了。

病邪，进入不同的经层，就会出现不同的"脉象"。仲景把这些不同的脉象，都挑出来，配合各自不同的症状表现，来逐一加以讨论。所以，我们通过学习仲景的这些东西，就能明白这些疾病症状彼此之间的一些内在联系，以及怎样通过区分不同的"脉象"，来判断当前"病邪"的所在。

（二）"若不汗，更服依前法"

如果第一遍给药，如法护理，到一个时辰（临床常在30～120分钟）左右，没有达到预期的"取汗"（即"取微似汗"）的要求，怎么办呢？那就按照前面的要求，再给药一次。

既然是"再"给药一次，那么就很自然涉及一个"用药间隔"的问题。也就是说，这个"再"，应该是间隔多长时间呢？这个"间隔"，是没有固定时间的。我们在临床应用的时候，都是依据病人的"脉象"，来决定"间隔时间"的。

1. 用药间隔

当第一遍用药，病人喝下去之后，一般在3～10分钟，病人的脉象就会出现改变。这就是"药力"开始发挥作用了。只要用药正确，药力精准，病人的脉象就会在3～10分钟开始出现改变（按照"麻黄汤"来说，病人的脉象会开始出现"促"的表现，"脉势"也会随之增强。这是药力抗邪，在托邪外出的表现），病人随之会开始出现一定程度上的"燥"，然后出现皮肤汗出的表现。在药力足够的情况下，症状也必然会随之减轻、消失等。

这个时候，需要经常反复察脉，以及观察病人的一些表现。我们在临床的时候，一般每3～5分钟、5～8分钟就要检查一次脉象，最多不要超过10分钟就要检查一次。这么密集地检查病人的脉象，就是为了随时掌握"药力"的工作情况。正常情况下，服药后，"药力"的工作有一个"峰值"。当这个药力达到"峰值"的时候，就是药力发挥到最强的时候；随后，药力就会衰减。这个时候，病人的脉象也会在第一时间内反映出来。例如开始出现"脉势"衰减、脉"促"的程度开始减退等。随后，随着"药力"的继续衰减，病人原本已经出现"减轻或消失"的一些症状，又开始出现或者加重。

这就说明第一遍服药的"药力"，已经不能满足抗邪的需要了。怎么办？赶紧给第二遍药。

那么，在哪个时间点上给药，才是最合适的呢？

就在病人的脉象反应病人身体内"药力"已经开始越过"峰值"，"药势"开始衰减、开始不能够有效压制"邪势"的时候。这就是我们要求要经常"察脉"的重要原因之一，了解战局，掌控战机。

2. 用药间隔引申出的问题

这里讨论了这个"更服"（再喝一遍）的问题。也就是"用药间隔"的问题。但是，又由这个"用药间隔"的问题，引申出两个新的问题。一个是显性的，一个是隐性的。

首先，"显性的"问题。第二遍用药的"用量"，该是多少？

很多人都会简单地认为，仲景不是第一次给了煎药总量的1/3吗？第二次显然也是给1/3呀。

是这么简单吗？当然不是。

在第一遍用药之前，"邪势"是10分，给药的"药力"是总量的1/3。

那么，在经过第一遍的用药，"邪势"被打压到5分的时候，后续给药的"药力"，还应该是总量的1/3吗？那就多了。这个不是一般的算术题，10个敌人，用了三分之一的弹药就干掉了5个，还剩5个，自然可以再使用三分之一的弹药去干掉？不是这么算的。

这里面涉及"势"的计算，就相对来说复杂一些。例如：开车起步，然后一路上坡，行驶100千米所需要的油耗；和达到"经济时速"，同时还在下坡的状态下，行驶100千米，所需的"油耗"是相同的吗？显然不是。后面的100千米会更省油。这就是"借势"可以更省力一些。

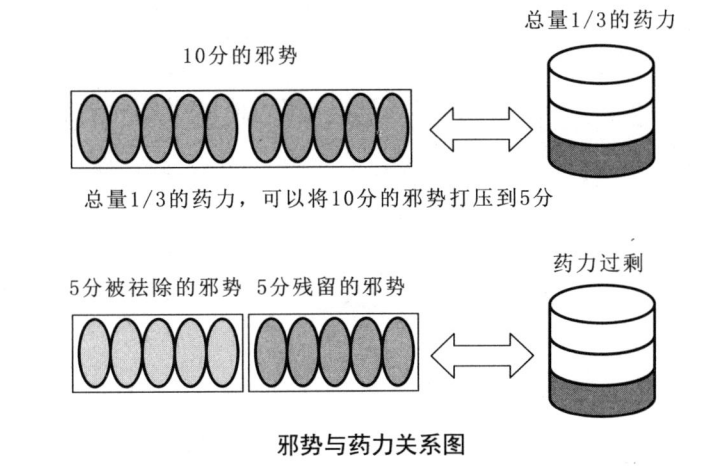

总量1/3的药力

10分的邪势

总量1/3的药力，可以将10分的邪势打压到5分

5分被祛除的邪势　5分残留的邪势

药力过剩

邪势与药力关系图

同样道理，在第一遍给药的时候，"邪势"正处在最强盛的状态中，这时与"药力"对抗的压力是最大的。而当第二次用药的时候，"邪势"已经衰减到一半左右，还能用那么大的药力吗？如上图所示。那么，第二次用药的时候，邪势已经衰减到原来的一半左右，还使用第一次的用药量，就必然会多余出来一部分的"药力"。

前面说了，"有故无殒"，有病则病受之。病轻药重，多余的药力，就会让身体承受了。这个就是用药"太过"。太过，自然也是一种伤害。

所以，第二次用药的量，应该小于第一次的"用药量"。

至于给多少才是最恰当的？这个就需要有精准的四诊能力，来准确地量化出当前"邪势"的多少，能够准确地计量自己用药的"药力"的多少，进而评估出后续所需要的"用药量"。不同的病人、不同的身体强弱程度等，很多方面都会影响到第二次用药的量。

我们一般在临床中第一次如果能把邪势打压到5成以上，第二次的用药，就会减少到第一次用药的6成左右的药力；然后再根据脉诊计算，第三次、第四次……递减用药。目的，就是一路用"最小的损耗"，控制邪势衰减下去，直到完全清理出去。

（三）"又不汗，后服小促其间，半日许，令三服尽。若病重者，一日一夜服，周时观之；服一剂尽，病证犹在者，更作服。若汗不出者，乃服至二三剂"

这是对一些太阳重病、身体壮实的病人，出现的"邪势太盛"的处理方法。

第一遍用药，没出汗。就跟上第二遍用药。再没出汗。就跟上第三遍用药，并且缩短"用药间隔"（后服小促其间）。间隔时间缩短到什么程度呢？大约90分钟用一遍药。半天时间就把三遍药都喝掉，平均每次间隔在一个半小时左右（半日许，令三服尽）。

在四诊不够精确、计算力不够的情况下，大家直接使用仲景的这种"用药间隔"就可以了。这个便于掌握，但是用到一定程度，就会发现依然不够精准。所以，我们上面的用法，给大家提供一个借鉴：用药，是可以精确到这种程度的。

如果病势较重，可以在一天一夜里，连续用药的（若病重者，一日一夜服）。这里就是我们现在常用的用药方式——一天吃三遍，在这种情况下，是不靠谱的。有些时候，一旦仗打起来了，是不容易轻易就能撤出战斗的。我们经常有连续24小时甚至连续36小时用药的。这种用药非常辛苦，要不断切脉。不断跟药，不断计算。我打过最惨烈的一次"仗"，是垂危救急，连续用药超过60小时。"一仗"打下来，到病情初步稳定，两天多的时间里，我自己瘦了十几斤。完全是处于不眠不休、大体力、大负荷、极度运算、精神高度集中和紧张的状态中。那是垂危救急的情况，一仗打下来，基本打到山穷水尽的地步了，病人的正气基本消耗一空；同时也最大程度上把病邪消散掉，剩余的那点正气可以勉强压制住邪势的状态。正邪两微，把病人从死亡线上拉回来，达到一个新的平衡；然后再以这个新的平衡为基础，补正抗邪，一路康复。这里面用的，就是从仲景这里参悟出来的用药法则。如"一日一夜服，周时观之""病证犹在者，更作服"等。

与病邪打仗，有时候一旦交火，就很难退得出来。道理很简单：当正邪交争的时候，"正气"加上"药力"，借助"药势"，才能够和"病邪"打成平局；这时候，如果外力（药力）一旦撤下来，前面辛苦打下来的平衡就会瞬间打破，出现"邪盛正退"状态。这样，病势往往就不可控了。所以，能够在正邪相争胶着的局面下，能够控制战局、限制战局，以及控制战争规模、控制战争走势，就需要有非常好的四诊、计算，以及驾驭能力。所谓的"周时观之"，是指观察在一个对时里，病人经过用药的情况下，邪势的情况评估、正气（包括需要的各种气、津、精、神等）的消耗情况，对这个时间段内的战争表现做出评估，以及对战争的后续走向进行评估等。这个里面的内容非常多。

仲景随后的"服一剂尽，病证犹在者，更作服。若汗不出者，乃服至二三剂"，这种用药方式，依旧是建立在病人身体壮实，正盛邪盛的前提下使用的。就是说，在正邪交战的胶着状态下，可以连续用药，一剂量的药力不够，那就继续跟进用药，总之以"汗出邪散"为度。

但是，这里首先我要强调的是，这种用药风险性很大。只能给"正盛邪盛"的病人使用。

如果第一剂用药下去，病人的症状还在（病证犹在），但是病人的正气已经严重不足了，真不能稀里糊涂地跟进第二三剂用药（若汗不出者，乃服至二三剂），这是要杀人的。当病人正气亏虚到一定值的时候，5g麻黄都是可以杀人的。这种案子我见过。所以，必须实事求是。必须严谨仔细。千万不能看到是仲景说过"若汗不出者，乃服至二三剂"，就以为圣人之言，放诸四海皆准。

（四）"禁生冷、黏滑、肉面、五辛、酒酪、臭恶等物"

这是"桂枝汤"的禁忌。有些也是"麻黄汤"的禁忌。

那么，说明什么问题？说明太阳病一般情况下（常见的"感冒"症状），都是不适合吃这些东西的。这里重点要提出来的是：生冷、甜食、饮酒。这是现在大家最容易犯禁的几个方面。

1. "禁"

中医治病讲养摄。养摄之中强调"禁忌"二字。这两字是不一样的。"禁"，是必须严格禁止、是绝对不可以。"忌"，是忌讳，"尽量"不要冒犯的。所以"禁"是更严格的。

2．"生冷"

"生冷"是指"生的东西"和"冷的东西"。

"生"的东西，主要指可以"生食"的瓜果蔬菜。其中常见的，以西瓜、黄瓜、猕猴桃、哈密瓜、香蕉、椰子、芒果等寒性水果为最。

"冷"，指两个方面：一种是"温度上的寒凉"。例如放冰箱里的东西。另一种是"属性上的寒凉"。这个就很多了，例如上面提到"生"的那些水果，都是"属性上的寒凉"的；此外，海带、紫菜、猪肉、冬瓜、西葫芦等，是常见蔬菜中偏寒凉的。

经常有人问，感冒了，我把香蕉烫热了吃行不行？这就是把两种寒凉混淆了。香蕉加热了，只是自己的温度升高了，可是它属性中的"寒"并没有得到改变。所以，热的香蕉，还是寒属性的，当然不适合这个时候吃的。当然，也有些自身寒凉属性的东西，通过一些特殊的方法，可以改变属性。这个就涉及"炮制"了。例如"生甘草"，自身就是偏凉的。但是经过蜜炙之后，就变得偏温了。"生地黄"也是，本来自身是偏寒凉的，但是经过蒸煮和晾晒之后，也能变得微温。这样的情况也是少数。而且是需要特殊技法来改变其属性的。一般来说，生冷瓜果蔬菜，则很少有能用厨房常用方法改变其属性的。所以，在"感冒"的时候，大多数情况都是需要"禁"的。尤其是在"麻黄汤"证的时候，更是要绝对"禁止"的。

3．"黏滑"

"黏滑"是指黏腻滑腻的东西，一般这种东西都比较难消化吸收，常见的有三大类：一种是"多油食品"；一种是"糯米食"；一种是"牛奶甜食"。

"多油食品"：包括用重油煎、炸、涂等技法制作的食物。

"糯米食"：常见的主要是糯米为原料制作的糕点、小吃等。如粽子、黏糕等。

"牛奶甜食"：包括各种奶制品、甜点、糖果、蛋糕之类。

4．"肉面"

这个太过笼统了。具体到"麻黄汤症"的时候，猪肉、猪排骨，是不适合的。因为这些是属寒凉的。发汗期间，如果食用猪肉，容易导致病情反复。在孩子身上试过（别家的小孩正好赶上吃午饭，有排骨汤。孩子想吃，囿于人情嘛，不好拦的，就给喝了点。然后，本来都好到七八成的病，又折腾回去了。）真不能贪嘴。

此外，当病人也是"麻黄汤证""郁热"较重的时候，也不适合吃牛羊肉、狗肉等温补的东西。后面的"面"也是，主要指的是面食，如面条、馒头之类。病人热势较高的时候不适合食用。

5．"五辛"

这个说法很多，有佛教的、道家的，稍微有些出入。但总的来说，是指五种味辛的蔬菜，如葱、蒜、薤白、韭菜、洋葱之类。因为"辛"能散，比较损伤"神"和"气"。所以，这个在"桂枝汤"中是禁忌的。但是，在"麻黄汤"这里，这个可以不禁的。

6．"酒酪"

酒，在古代主要是指"米酒"。酪，是指奶制品。今天社会物资空前丰富，这个奶酪之类的东西也尤其多，如各种酸奶、炼乳、奶酪、奶糖、奶油等。

在"桂枝汤"和"麻黄汤"中，"酪"都是要忌口的。但是"酒"在"桂枝汤"中需要忌口，在"麻黄汤"这里，倒不是需要完全"禁"的。如果能把握火候，适当用"酒"，借助"酒"的辛散，也能提高疗效。当然，这需要会用。用不好，"酒"的辛散，也能变成耗散正气的坏东西。

7．"臭恶"

臭，是气味。恶，是指不正。这个也很多，一些重气味的、不新鲜要变质的等。

总体来说，"桂枝汤"方后的养摄禁忌，大多也是符合"麻黄汤"要求的。

既然符合"桂枝汤"和"麻黄汤"的要求，那么我们日常所见到的感冒阶段的一些时候，这些禁忌也都是适用的。所以，不要忽略了这些禁忌。老话说："病人不忌嘴，郎中跑断腿。"

汗法——发汗的技法

"发汗",是中医治疗外邪的一个重要途径。主要是用来发散从外入侵人体浅层的一些外邪,例如这里提到的"麻黄汤"以及"麻黄系列";其次,发汗还可以用来"调和营卫",用来纠正身体的某些阴阳失衡的状态,常用的如后面将要讨论的"桂枝汤"等。

"发汗"的内容很多,涉及面也很广。从我们的经验来看,很多疑难大病重病中,不少都是可以使用这个"发汗"的汗法,再结合一些其他技法,来解决问题的。所以,重视"汗法",驾驭好"发汗",是非常重要的中医最基本技法之一。就像练习传统武功一样,必须要练好桩功。于"传统中医"而言,这就是重要的基本功之一。

所以,必须要掌握。必须要能熟练运用。必须要能精准驾驭。

正是因为"汗法"的重要,所以,我们下面再具体讨论一下这个"汗法"。只有先了解了这个"汗法",在后面使用汗法来"发汗"的时候,才能达到最好的、最需要的效果。

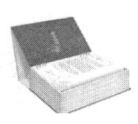

发汗的季节与程度

一、发汗的季节

大法,春夏宜发汗。(《伤寒论》)

意思就是,在春天、夏天的时节,若受寒邪,则适宜用汗法,通过"发汗"来驱散外邪。为什么呢?这是因为春夏两季,人体的阳气本身就是向外生发的。所以,在使用"发汗"的方法用药时,也是通过药力,从内向外发散。这与这两个季节人体阳气向外宣发的方向是一致的。所以,就可以借助天时的这个生发的势,达到顺水推舟的取汗、发汗的目的。所以说"春夏宜发汗"。但是,要注意,虽然是"春夏宜发汗",不是说在春夏的时节,什么病都可以使用"发汗"的。也不是说，秋冬时节受了寒，就不能"发汗"。

二、发汗的程度

凡发汗，欲令遍身漐漐微似汗（一作：欲令手足俱周，时出以漐漐然，一时间许，亦佳。），不可令如水流漓。（《伤寒论》）

仲景说："但凡是需要发汗的情况，最好是达到全身上下都微微的一层略有潮湿的状态最好；不能发汗发到一身汗出的像水洗过的一样。"

（一）临床工作中常见的发汗程度

关于仲景说的这句话，我们需要补充说明的。

在临床中，我们常看到，很多病人，不仅需要出"大汗"，更有不少需要连续出"好几层的大汗"。每一层大汗，减轻一部分的症状；哪个部位的汗没有出透，哪个部位的症状就不能得到充分的缓解或消除。这种病人，一般第一层出的汗，基本都是"冷汗"；第二层汗，开始逐渐变温；后续的汗开始有些发黏。到第三层汗，基本都是非常黏腻的汗，黏手的。当这三层汗出过之后，病人会出一身热汗，这种汗清爽如水，不再黏腻。当这种汗开始自行收汗之后，病人的身体皮肤，就会出现一些"粉滑"的状态，就像扑过粉一样。到这个时候，病人的"汗"才算是完全透清、透彻底了。

所以，鉴于上述表现，我们在临床中，就不能完全听从仲景这里"欲令遍身漐漐微似汗"的发汗要求。因为，这样的发汗程度，是有条件的。不是所有情况下都必须这样发汗的。

（二）仲景所言发汗的条件

这种"欲令遍身漐漐微似汗"的发汗状态，只是适合"平人微邪"的情况。

也就是说，发汗，是为了"祛邪"。"受邪越重"，这个时候的"发汗"也就相应的需要越重。

所以，在前面我们比对仲景的"麻黄汤"和陶弘景的"小青龙汤"（道家的"麻黄汤"）的时候，就发现两者的"发汗程度"是不同的，一个是"欲令遍身漐漐微似汗"；一个是"必令汗出彻身"。为什么要这样呢？就是因为"不然恐邪不尽散也"（不达到这样的程度，恐怕邪气不能被散尽。）

好，现在开始出现了一个非常重要的概念——发汗。发汗，是为了"祛邪"。发汗的程度，是随着"受邪的轻重程度"灵活变化的。这种"灵活变化"，只有一个标准，就是"邪去正安"。这个概念一定要掌握了。后面很多实战，就是建立在这个基础上的。

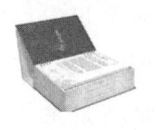

发汗时汤药的用法

凡发汗，温暖（一作"服"，当是）汤药，其方虽言日三服，若病剧不解，当促其间，可半日中尽三服；若与病相阻，即使（一作便，两字皆可，文意不乖。）有所觉；病重者一日一夜，当晬时观之；如服一剂，病证犹在，故当复作本汤服之；至有不能汗出，服三剂乃解。若病不解，当重发汗。若汗不出者，死病也。（《伤寒论》）

这个条文重点讨论了发汗时汤药的用法。

一、"温服""若病剧不解，当促其间，可半日中尽三服"

根据病情和发汗的程度，来决定给药的"时间间隔"（我们也称为"用药间隔"）。第一遍用药之后，如果病人较重的病情没能得到缓解，那么就需要在90分钟左右跟上第二遍的用药（当促其间）。所谓的"当促其间"，就是说，让两次用药的时间间隔缩短。具体缩短到什么程度？这个需要根据病人的病情、药力的大小，以及前面一遍用药的吸收与作用情况等，来具体判定。病情较重的，可以做到90分钟给一次用药（可半日中尽三服）。这里所谓的"可半日中尽三服"，即在4小时之间，连续使用3遍用药。所以，基本在90分钟一次。

其实，这个是一个粗略的计算分配。我们在临床的时候，根据病情的轻重程度，经常做到第二遍用药和第一遍用药只间隔30～40分钟。这个时间是前一遍用药的药力刚刚开始达到峰值的时候，这个时候就可以通过脉象，来查看这个时候的"药力"，对"病势"的"拦截"情况。如果发现病人的"邪势"过重，这一遍的"药力"还不足以达到你的"战略意图"时，就可以根据病人的身体情况，考虑跟进下一次的用药，从而提升病人体内的"药力"。注意，这样用药的时候，一定要计算出病人对药力的"最大承受量"，然后把这种递进用药产生的"药力叠加"，按照"对抗邪势"的用药的需求，来控制在"接近"这个病人对药力的"最大承受量"（这种情况，我们称为"顶格满负荷用药"）。

这种用药的优点，在于能够在"最短的时间"里，达到"最大的战争

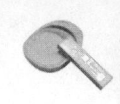

收益"。

对于危急重症的病人来说，在需要抢时间的情况下，能够为病人的后续治疗，争取尽可能足够的"时间和战机"。

这些都是聊到这种用法的优点。其实这种用法也有一个"重大的缺陷"，就是非常难以精准把控。要想做到更好，就必须有"精准的四诊"作为前提基础，才能够及时、准确地了解病人身体脏腑的情况、正气的情况、病情的即时情况以及发展趋势与发展方向、药力的发挥情况等。如果这里面有一点做不到，这种"顶格满负荷用药"就会存在巨大的风险。所以，也就注定这种用药方式，不是所有人都能够掌握的。这里提出来，也是让大家可以看到，仲景的这种用药方法被运用到极致是个什么样子。

二、"若与病相阻，即使（一作便，两字皆可，文意不乖。）有所觉"

能够理解吗？就是当药力进入人体的时候，药力发挥的情况，与病邪相争的情况，都要能够及时地通过"四诊"来把控（使有所觉）。如果这个做不到，无异于是"睁眼瞎"。所以，我们说，"好中医师"（指能实战的）都是靠强大的基础知识支撑起来的。不是靠什么验方、秘方、万用方支撑起来的。

三、"病重者一日一夜，当晬时观之"

后面这句"病重者一日一夜，当晬时观之"，与前面讨论"桂枝汤"的用法中有一句"若病重者，一日一夜服，周时观之"有文意共通之处；同时也有相互补益之处。这里的"晬时"，可以有两种意思，一个是"一会儿"；另一个意思，和"周时"相同。我们前面反复提到的，三五分钟、十来分钟，就必须查看一次病人的脉象，就是从这里作为"一会儿"的"晬时观之"得来的。这种就是要你随时掌握病人的当前情况。"周时观之"，则是指一日一夜的时间段内发生的情况。我们前面反复谈到的"要关注疾病的发展方向和发展趋势"，就是从这里得来的。用"周时"，来观察24小时内的疾病情况，是可控、逆转，还是继续入侵，或是完全失控？同时用"晬时"，来观察短期的时间段内，病人的疾病情况，是病势太强、药力不足、正气不够，还是用药太过？都是需要在当前就要发现、掌握，并且解决的。

四、"如服一剂，病证犹在，故当复作本汤服之"

这是病势较重，药力不足的表现。怎么办？补充药力。

五、"至有不能汗出，服三剂乃解"

这个相对前面来说，就是病势更重了，而且可以确定的是病人"正邪都比较盛"的情况，所以才能经受住连续三剂用药的攻伐。注意了，这种情况的病人，在用药取汗的时候，绝对不可能是前面"遍身漐漐微似汗"的程度，就能解散病邪的。在临床见到这种需要连续服用"三剂乃解"的情况，病人的汗，出不到一身上下都汗湿的情况，是不可能能完全驱散病邪的。

这里再分享一个我们针对这种"病势非常重"的用药技法：①通过四诊，发现病人的病势非常重，那么，我们就会根据"病势"来计算需要多少的"药力"，来完成攻击病邪。这么多的"药力"，就可以折算出需要"几服药"来满足这个"药力"。②我们就把计算出来的几服药"合起来"，一锅煎煮出来。再按照每次的"计算量给药"，从而让每次给药，都能达到那种"顶格给药"的药力程度。③随着"药力、药势"的作用发挥，观察病人"病势"的控制情况，"不间断"地安排连续给药（这里的"给药间隔"，是依据"药力"和"病势"来调控的）。基本能做到，药用完了，病也清除了，最多是"药量"略有剩余。这种用药的好处，就是"在需要用药的时候，就有药在"，所以满足了一个"用药的及时性"。

六、"若病不解，当重发汗"

这句基本就是上面的意思。连续用药。这里的"重"，一方面是"连续用药"的意思；还有一方面，是"适当加重每次的给药的药力"。当然，每次的"药力"，是绝对不可以超过单次用药药力的"病人能够承载的上限"的。这是一条红线，坚决不可以突破。否则，极容易出现意外，不可收拾的情况。所以，时刻要把握"度"。

七、"若汗不出者，死病也"

这句有些恐怖。这是"太阳病"就开始出现的"死证"。虽然很少见，但也不是没有。以前我们遇到这种情况，也是无可奈何。反正仲景都说了这是"死病"，那就真的没办法了。这几年，我们遇到这种"汗不出"的情况，联合使用其他的一些中医技法，为这种情况打开了一扇窗户。也就是说，这种情况下，还有一搏之力。这个涉及危重病人的救治，就不做大众推广了。毕竟不是大多数人所能够掌握的，所以免得学得不到家，让自己陷入"危墙之下"。

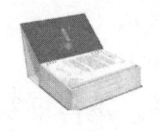

停药时机

凡服汤发汗，中病便止，不必尽剂。（《伤寒论》）

这条条文，在前面其实已经讨论过了。在"余如桂枝汤法将息"的讨论中谈到"若一服汗出，病差，停后服，不必尽剂"和这里的意思是一致的。在这里，"服药"的目的，是"祛邪"。只要服药取汗，达到了病邪消散的目的就是"中病"。病邪消散了，症状消除了，脉象恢复了，即是"中病"。所以，后面余下的药，就没必要再喝了。前面也说了，"有故无殒"。药力的承受对象，是"病邪"。现在病邪都没了，再用药，谁承受药力？身体脏腑正气呗。没事儿轰炸自己的军民干什么？没病了，再折腾出点病来是不是？所以，病好了，就可以停药了。不要舍不得。用对了，是宝贝；用错了，就是灾星。

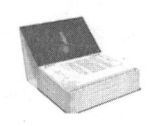

"发汗太过"的情况

汗多必亡阳；阳虚，不得重发汗也。若汗多者，不得重发汗，亡阳故也。（《伤寒论》）

这条条文，讨论的是"发汗太过"会出现的一些情况。

前面我们聊了很多关于"发汗"的内容和技巧，也强调的"汗透"的必要性。说的都是"发汗"的"取利"的部分；这里我们要强调的是"发汗"的一些必须注意的问题。

一、"汗多必亡阳"

这个"汗多"，是指发汗的程度，超过了病人的生理允许量的上限。简单来说，就是"汗过头了"。这种情况，就会导致病人出现"气随津脱"的症状。"气"属"阳"，大量的耗气，甚至是流失，就必然会导致"阳气的衰微"，而当阳气衰微超过"下限值"的时候，就会出现"亡阳"的表现。"亡"是"丢失"的意思。

在用"麻黄汤"过汗，导致出现"亡阳"的时候，丢失的不是人体脏腑所有的阳气，这里主要是指"肺阳"和"心阳"。

二、"阳虚，不得重发汗也"

对于素体阳虚的病人，在需要"发汗"的时候，就必须更要谨慎从事，防治出现发汗超量而"亡阳"的表现（阳虚，不得重发汗也）。这里的"重"，也有两种解读，一个是"重"（zhòng），是指"量太多了"的意思；一个是"重"（chóng），是指"反复多次，次数太过了"的意思。这两种情况下，都是有可能导致"过汗"而出现"亡阳"的。所以，在临床需要给病人"发汗"的时候，一定要注意一个"度"，就是绝对不要出现"过汗"的局面。

有些人可能有疑问，我们前面不是说这个疾病需要"汗透"吗？不是可以在临床的时候有些病人也要做到"大汗淋漓"的程度才能完全解散病邪吗？不是一剂药不够药力，就需要连续跟进用药，甚至可以连续使用两三剂的用药吗？为什么这里又要这样那样的限制呢？

虽然这里的"发汗"，用得好是可以"祛病""救急""救命"的。但是，如果一旦用不好，或者失控，也一样会"杀人"于反掌之间。我亲眼见过5g"麻黄"就把人命送了的。所以，用药取效，一定要掌握"度"。所以，在"发汗"的过程中，仲景又强调了"若汗多者，不得重发汗，亡阳故也"。就是告诫后人，不可"过汗"。尤其是病人已经在"汗多"的情况下。这里面又有一个细节，需要提出来再着重讲解一下。

三、"若汗多者，不得重发汗"

里面有一个隐藏的内容，也是很重要的细节。就是说，病人在前一遍给药，已经出汗较多的时候，是"不允许"继续给下一遍用药的。即使你可以从四诊中及时发现，病人的病势还大于药力的"药势"，还不能完全将病邪驱除。也不能在前一次的药力、药势还没有开始衰减的时候，就急于叠加跟进用药。这个严禁的。一定一定要记住。道理很简单，就是这种前面药力、药势还没有开始衰减，就急着叠加后面的药力，就会使病人体内的"药力峰值"突破病人身体"能够耐受药力"的上限。这种情况下，极其容易出现"暴汗""过汗"。很可能一次这样的错误，就会导致病人的"亡阳"。所以，这种不等前一遍药力开始衰减，就急于叠加后一遍的给药方式。这种药力的叠加，是必须严格禁止的。尤其是病人已经在"用药汗出"的情况下，必须绝对禁止。

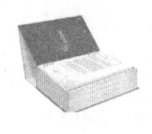

发汗的方法与剂型

凡云可发汗，无汤者，丸散亦可用；要以汗出为解，然不如汤，随证良验。（《伤寒论》）

这句话，是说"发汗"的方法有很多。但是最好的，还是使用"汤药"。不过，在应急的条件下，或者条件不具备的情况下，也可以使用其他制剂，常见的有"丸剂""散剂"两种。

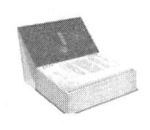

"汗后"的养摄

发汗后，饮水多，必喘；以水灌之，亦喘。（《伤寒论》）

这句提出来放在"汗法"的里面来讲，就是这个"汗后"的养摄，是要非常注意的。一般来说，经过发汗之后，病人水分通过汗液大量流失，身体难免会出现"缺水"的表现。所以会有"想喝水"的想法。但是，这个时候，病人是不应该大量喝水的。即使当时病人确实有缺水的表现，也只能一次少喝几口。如果不知节制，一次大量喝水，很容易出现"水气凌心""水气乘肺"的情况。而这两种情况，都会表现出"喘"的症状。这就是由于养摄适宜，导致病情出现新的变化。

此外，这里补充一点，就是给病人喝的水，也必须是温热的。凉水、冷水都是不可以的。即使是病人在太阳病的时候出现"发热"症状的时候，也是不可以给冷水喝的。

伤寒的养摄要求非常重要。养摄失宜，很容易导致病情的反复，甚至加重、加深的。所以，治疗和照顾伤寒的病人，一定要注意宜忌。例如有一句话"其两感于寒而病者，必不免于死"，说的是什么意思？就是说，已经出现"伤寒"症状的病人，就要严格防护，避免再次出现"伤寒"的入侵。这种再次入侵，所造成的损失，会比前一次入侵，要大很多。一旦这两股伤寒的势力

医道宗源（二）
走进仲景"脏腑用药式"

形成"合力"，就会相当麻烦。这句话出自《素问·热论》篇。那么，大家从这句话里面，有没有想到一些什么？我们举一个例子，小儿出现的风寒感冒发热（高热），西医学也会要求给孩子解开衣服，甚至给予一些物理降温，如用酒精擦拭身体、冰袋凉敷等方法来散热。我们从中医学角度，使用仲景理法的经验来解释，这种风寒外感导致的发热，用仲景的方法，是很容易解决的。而且，你可以对比一下这两种理法下治疗恢复病人的具体情况。

文中"以水灌之"的这个"灌"，好像某个版本的是"潠"字，是以水喷淋的意思。虽然不记得是哪个版本的了。但是个人心里更认同是这个"潠"字为妥。按道理说，一般在伤寒病的处理中，是不可能出现"给病人灌水"（喝许多水）的情况的。前面都说了"饮水多，必喘"，更何况给病人喝许多水。此外，我们也没有查到古人有这种治疗风寒的方法。

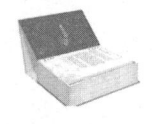

汗出自愈

忽然大汗出，是为自愈也。（《伤寒论》）

一、"自汗出"导致的自愈

这句，是阐述病人自身可能出现的一种"汗出自愈"的情况。这种情况，有两种常见的表现，一种是"用药之后"出现的；一种是"没有用药"，只是通过自身正气鼓动，而出现的抗邪外出的身体"自调和"的情况。

关于后面的这种"没有用药"的身体自调和，这个其实很常见。很多太阳受邪的病人，在没有用药干预的情况下，几天之后，突然出现一次，或者几次大汗的情况，身体自己就把入侵的外邪给清理掉了。这种情况，往往发生在夜里睡觉之后（当然，也有在其他时间的。这个里面的内容也很多，涉及脏腑气机盛衰、邪气所在、一日应四时的时辰与正气、邪气的关系等）。有些时候，出现这种大汗，也是能够达到"汗湿衣被"的情况的。

不过，很多时候，大家受明清之后的学术思想影响，认为这是一种"自汗"或"盗汗"的症状，是病态的。其实，从仲景的这个伤寒的角度来看，很多这种"自汗、盗汗"的表现，只是身体在努力抗邪、努力自我调和的一种表现。有些情况下，这种"自汗"或者是"盗汗"，出现一次、几次（有些多的甚是几十次），身体努力达到了"营卫调和"，这种症状就自然消失了。而

第四篇 麻黄汤与汗法

有的时候，由于某些原因的制约，病人自身努力调和的"自汗"（或者"盗汗"）连续出现数月，甚至数年，都无法完成自我调和。这种情况，就需要通过"外力"来干预一下。

现在很多医生一看到"自汗"或者"盗汗"，首先想到的是"止汗"。而不是纠察原因，帮助身体给予调和。其实，现在在临床上常见的一些不明原因的"反复发热、出汗"，很大一部分都是这个情况。有些其实很简单，直接使用"桂枝汤"就可以解决；有些直接使用一点"麻黄桂枝各半汤"之类的合方，就可以解决的。当然，还有些是需要使用一些其他的"调和营卫"的组方等来解决的；具体需要通过四诊来确定。所以，不要一见到"自汗""盗汗"，就第一反应就是"止汗"。

二、用药之后，出现的自汗出

这些讨论的是"自汗出"导致的自愈。下面我们再来看另外一种情况——用药之后，出现的自汗出。

首先，不要混淆了，认为伤寒太阳病，用药之后，那不是"发汗"导致的汗出吗？怎么会有"自汗出"呢？

其实，道理很简单。当病人受邪之后，如果"邪势"轻浅，病人的身体自身的抗邪能力，就能把病邪给清理出去。所以，常见到一些人感冒了，不用药，过几天，身体也自己恢复健康了。这就是身体自己完成了散邪。记住，身体，是"可以散邪"的。

那么，"用药的目"的是什么？是"帮助"身体提高自身能力抗邪。而不是"取代"身体的功能去抗邪。

这是一个原则性的问题。不要看到药力的伟大，就忘了用药的初心，最后出现什么都"依赖"药力，而忽略、限制，甚至摧毁自身功能在抗邪中的作用，这就是"本末倒置"了。

不要忘记了，在针对外邪，打仗的时候，是同时有两支战斗力在并肩作战的。当硬骨头啃下来之后，外力（药力雇佣兵）就可以视情况撤下来了，余下的工作交给身体的正气来后续完成就好。

看到没，在这个"病邪势衰、外力撤下"的情况下，当"正气来复"的时候，就会出现我们这里说的"用药之后出现的'自汗'"。所以，这种"自汗"就是自汗，是在"发汗的外力"药力已经消减之后，身体自身形成的"自汗"。所以，在临床上，当看到这种"自汗"的时候，我们一般称为此时已经

127

是"正气来复"了。

一般这种时候出现的"自汗",大多一次汗出就解决问题了。但也有例外需要两三次"自汗",才能完成任务的。这个主要是取决于"余邪的多寡"以及"正气的强弱"。

三、"潮热自汗而愈"的病例

这里分享一个我们观察到的很另类的"自汗而愈"的情况:出现"潮热自汗"。这里的"潮热",不是少阳病的那个潮热汗出。这是一个受邪很重的病案。患儿,11岁。外感,高热一度持续在40.8~40.9℃。在连续攻邪16小时之后,邪势大为衰减,开始出现数次"汗出、热退、身凉"。到傍晚时分,病人又开始起热。切脉,见不是"邪气来复",应该是"正气来复"在开始清扫抗邪。决定不用药,给热米粥一次,借谷气、养胃气,以助正气,随后发热到39.7℃,病人无不适,坚持不给药,热势持续90分钟左右,自汗出,热退。严谨养摄。大约70分钟,开始出现第二波燥热。切脉观察,依然是正气抗邪。体温升高到39.1~39.2℃,持续90分钟左右,开始汗出身凉、热势衰退。大约2小时,开始第三次燥热,体温升高到38.7℃左右,切脉,依然是正气抗邪,继续观望。大约1小时,汗出、热退、身凉。入夜已深,告知病家,此为正气来复,虽热,可自和,当无恙;夜深,当回家休息了。病家力请,希望我留下,以防病情突然发生变化。我以一手握孩子手,以便入睡中能随时掌握病势、热势的变化,只要孩子一开始发热,就会立刻醒来。入睡之后,这孩子又出现过2次热势起伏,到凌晨2时40分左右,略发热,很快就汗出、热退、身凉。汗水收干之后,孩子身上皮肤出现"敷粉"的粉滑的表现。这是完全汗透,身体机能恢复的表现了。这次"自汗",前后出现5~6次(可能睡着太累有没观察到的),持续了出现发热、汗出、身凉的这种涨潮落潮一般的情况。学医近30年,第一次见到也是到目前为止唯一一次见到这种"自汗"的表现。这也是一种"潮热"(肯定不是少阳受邪或者"疟"的那种"潮热")。当然,虽然期间表现得很复杂、很少见。但究其原因,还是"余邪较盛、正气振奋抗邪"的缘由。

这个医案里面,其实还隐藏了很多的内容。例如,最初怎么断定这是"正气来复"?不是"邪气来复"?这个就要靠问四诊的能力和临床的经验了。正气来复的发热和邪气来复的发热,哪怕都是一样的出现39℃,但两者"热"自身的表现,是不一样的。正气来复的发热,热势比较温和(或者温润),即便是在高热的情况下,也是;而邪势高热,热会更燥烈一些。具体的需要足够的临床经验来总结区分了。此外,两种发热,脉象表现也不一样。

总而言之，功夫，是在经典的指导下，通过足够多的临床反馈，总结、打磨出来的。不是读几本书、抄几个方就能掌握的。

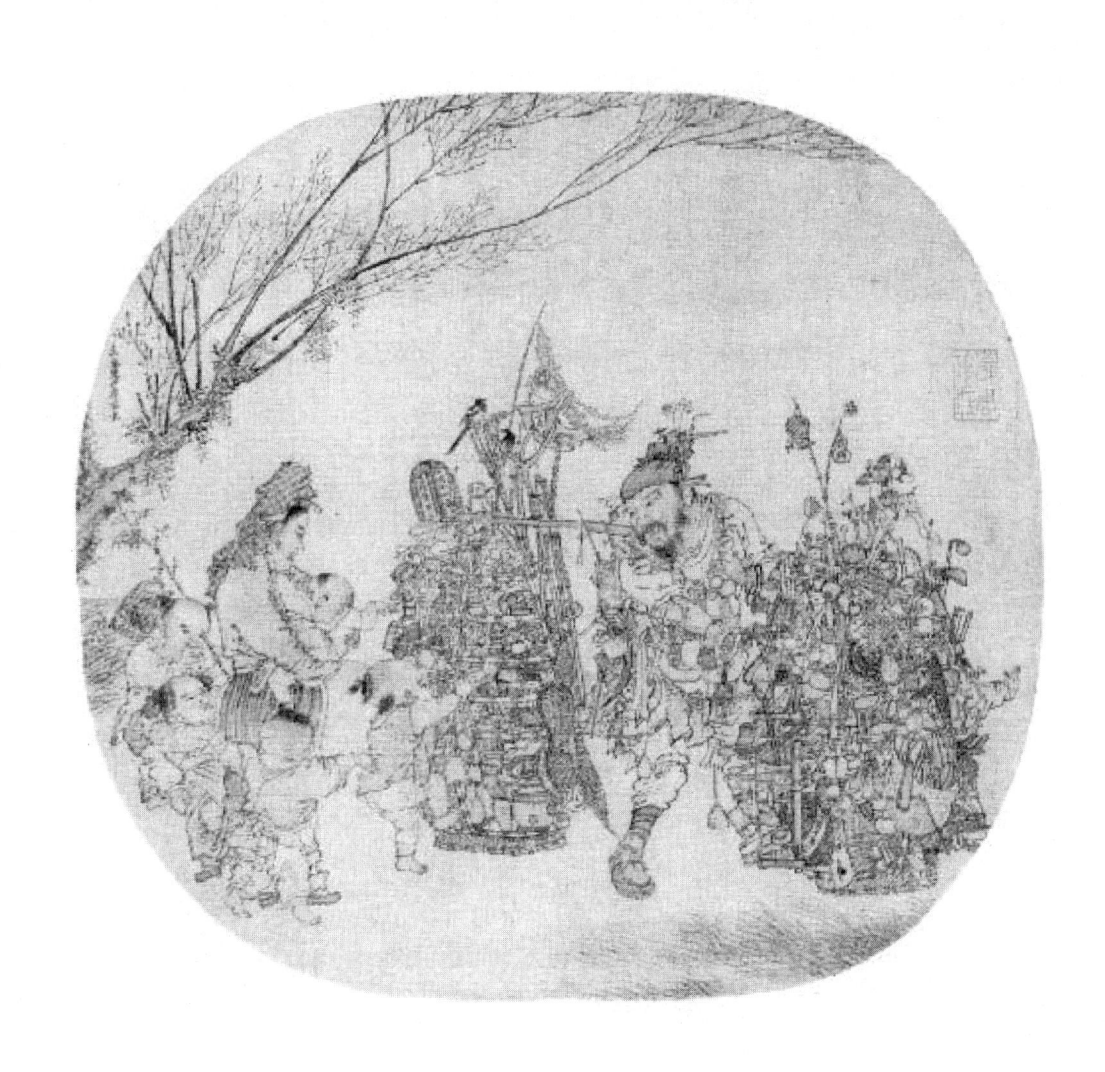

医道宗源（二）：走进仲景"脏腑用药式"

第五篇　寒邪入侵阳明经层

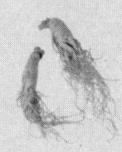

> 　　阳明经层，是人体的第二层防线，是人体在表的一个大的经层。病邪入侵太阳经层后，随着病势的加重，病邪会从两个方向同时入侵太阳经层的下一个经层，即阳明经层。

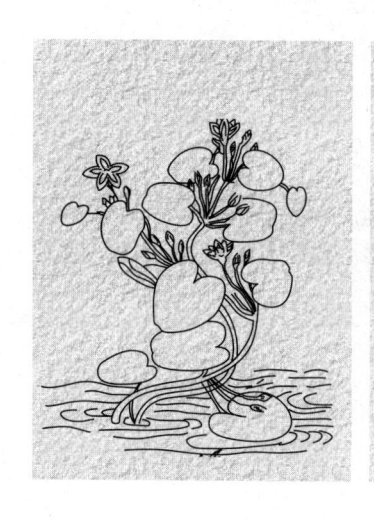

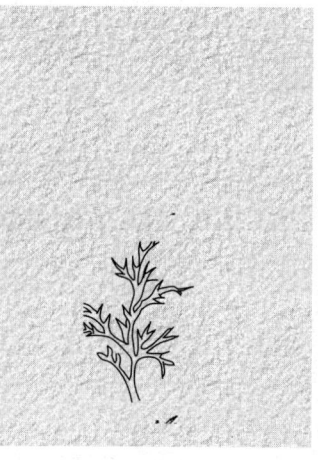

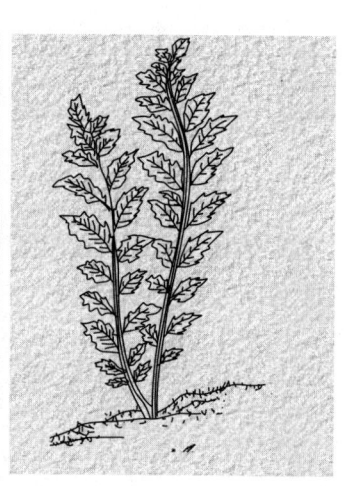

何为阳明经层

相对于"太阳经层"来说,"阳明经层"就要简单得多了。总体来说,阳明经层,是人体的第二层防线,是人体在表的一个大的经层。主要是以"手足阳明经"为依托,从最外层的"肌肉层",通过经络,连接"手足阳明腑"(胃、大肠),以及通过"肌肉层"的气机,向里连接到"脾"的这样一个基础架构,就是"阳明经层"。

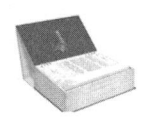

入侵方向

前面说过,当外感寒邪,入侵到"腠理层"之后,就会分成两个方向入侵。一个是"太阳经层"方向;另一个是"手太阴经层"→"肺"的方向。

下面,我们再分别顺着这两条入侵通道,继续跟着病邪的入侵,来看看病邪作用下的机体,随后会出现哪些情况和变化。这后面的变化,会越来越复杂,也越来越有趣。

首先,我们来看病邪从"腠理"入侵到"太阳经层"之后的发展。

在病邪入侵到"太阳经层"之后,随着病势的加重,病邪会从两个方向上,同时入侵离"太阳经层"最近的一个"层",就是"太阳经层"的下一个"经层"——"阳明经层"。(这种情形,还是比较多见的。还有从"太阳经层"跳过"阳明经层",而直接向里入侵的,这种情况也称为"直中"。所谓的"直中",就是跳过某些浅层的经层,而直接入侵到深层的某经层去。在伤寒的临床上,"直中"的情况很常见,例如有些直中"太阴"、有直中"少阴"的。这些会在后面展开讨论。这里先从"阳明经层"继续。)

是从哪两个方向上入侵呢?

一个是从"层"上直接入侵;一个是从"经"上向里入侵。

两者的方向,都是"阳明"。所以随之就会出现"阳明经层"的一些症状。

医道宗源（二）
走进仲景"脏腑用药式"

前面我们讨论过，"太阳层"是人体皮毛向下的、最外的一个大的"层"，不仅在体表覆盖了整个身体，而且同时还向里贯穿了很多经层，并且直接与很多脏腑直接相关联。

我们先不看"太阳经层"向里的贯穿，这里先只讨论"太阳经层"下面。

在"太阳经层"（皮毛）的下面，就是"肌肉层"，这层，就是"阳明经层"。"阳明经层"是人体的第二道防线。这两个层，是紧挨着的、直接相连的，再加上"太阳经层"同时也贯穿"阳明经层"的原因。所以，在寒邪入侵进入"太阳经层"之后，就必然会随着"病势"的发展，有向"阳明经层"入侵的趋势。而且，这种情况也非常常见，基本是一个定式了。

所以，在条件允许的情况下，病邪就会随着"皮毛层"直接向下，入侵"肌肉层"（注意，这里的肌肉是指"肌"和"肉"。通俗地讲，就是肥肉和瘦肉）。这就是所谓的"层"之间的直接入侵。

此外，随着病邪在"太阳经层"的发展，也会逐渐沿着"经络"的方向，向"阳明经"入侵，从而导致出现"阳明经层"的症状。这个就是从"经"上向里入侵。

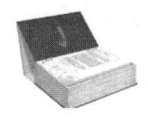

症状表现

当寒邪入侵到"阳明经层"的时候，会出现哪些症状表现呢？

首先，当"寒邪"入侵到"阳明经层"之后，病邪的发展变化，会有两种走向：一种是"寒化"，继续保持寒邪的本身属性；一种是"热化"，就是随着病势的发展和变化，病邪"寒性"的属性逐渐消失，反而变成一种"热邪"的属性，从而导致病人出现"发热""高热"的症状。

具体出现哪种选择？是"寒化"？还是"热化"？

这个要根据"受邪的属性"、病人体质，以及一些其他诱因等因素，综合叠加、转化而出现的结果。例如，如果受邪的，只是单纯的"寒属性的寒之气"、病人素体阳气不足、一些偏寒凉的饮食、用药等，这种情况下，则很常见病人的病势出现"寒化"（也有极少的化热的情况，不绝对）；而如果受邪的是"寒属性的风之气"，则常见病邪"化热"（当然，也有少数情况下会出现"寒化"）。此外，如果病人素体阳盛，则更容易"化热"；如果再加上失误的饮食、用药，则病人更是容易出现"高热"等症状。所以，这个"寒化"或者"化热"，不是绝对的，变数很大。在临床上虽然可以通过"外力"来干预身体病势的变化选择概率，但也不是绝对能做到的。

所以，我们在面对"阳明经层"症状的时候，就可能会有两个方向，一个是"寒证"，一个是"热证"。

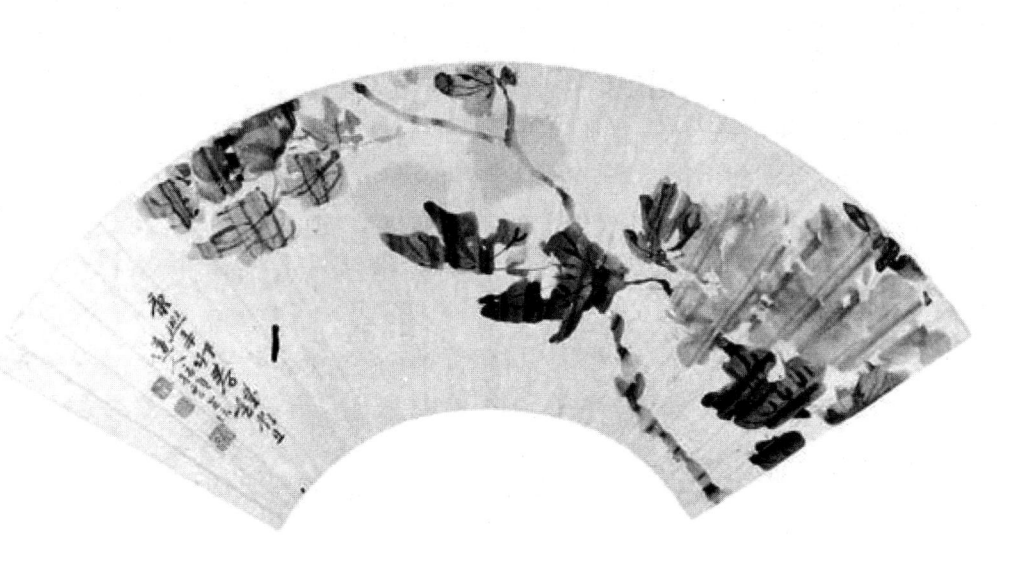

阳明经层的分区

"阳明经层",其实是包含两个大的区域的,一个是"手阳明经层"的区域;另一个是"足阳明经层"的区域。

"手阳明经层"的辖区,范围相对比较小。在外的部分,主要是指"手阳明大肠经"循行、灌溉的区域,以及向内,由"手阳明大肠经"向里联络"大肠腑"的部分,及部分"大肠"的功能。

两者的区域,既是相互独立的,又是相互叠加的。所以,很多时候,很难完全区分出哪种情况究竟是属于哪个区域。所以,这部分的问题,仲景都是在《阳明病》篇中混在一起讨论的。现在我们尽量把两者能区分开的区间,先区分出来讨论。不能区分的,我们再合起来讨论。

前面说了,"阳明经层"的主要症状表现:一个是病邪的"寒化"(即寒证的表现);一个是病邪的"化热"(即热证的表现)。

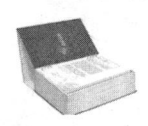

手阳明寒证

当"手阳明经层"受邪,随着邪势的轻重不同,常见的"手阳明经层"的受邪(寒邪)的症状,有两大类。

一类是"痛证",包括肌肉痛和牙痛等。(注意,这里的肌肉是指"肌"和"肉",不是专指"肌肉"。)

另一种是"腹泻"。腹泻之前,常见有腹痛,然后就出现腹泻的情况。

那么,为什么同样是"手阳明"的"寒邪",常见的症状怎么会出现这样两种不同的表现呢?

这个症状不同的表现,主要是由于"受邪深浅"和"受邪上下"所决定的。(这部分内容,在前面"本经传经"中有详细讨论,可以再回头参看一下。)

一、手阳明层受寒

在"手阳明层"受邪的时候，出现的症状不多，常见的如"肌肉痛""偏头痛""面部麻木""牙痛"等表现。

（一）肌肉痛

这种痛的程度，也是随"受邪深浅、强弱程度"来决定的。受邪越重，相对而言，出现疼痛的区域、程度就会相应越大些。

这个道理很简单，在肌肉组织里，正常循行的气血津液，在常温下，能够正常工作，那么，这些组织的濡养和代谢，就能够保持正常状态。当这里开始受寒之后，这里局部区域的气血津液，就会因为"寒的凝滞"，出现运行迟缓。由此可以导致一系列的症状。

由于濡养不足，就会导致受邪区域内的组织，所能接受到的濡养，就会不足。这种濡养不足，就会导致该区域内的肌肉组织会出现"酸""重""困"的表现。

由于"寒的凝滞"，同时会导致组织内的经络、血管产生"收引"，从而出现"痛"的表现。

同样，由于经络、血管的受寒出现"收引"，就会导致变窄、变细，导致通过性变差。这样，正常循行过来的"正气"（包括气血），不能在单位时间内完全通过，就不可避免地出现"壅滞"。这种情况，可以导致壅滞的区域，出现"胀"或"胀痛"的表现。

同样，由于经络、血管的受寒出现"收引"，就会导致变窄、变细，导致通过性变差。这样就导致在单位时间内，由于机体组织代谢出来的产物，就不能及时、完全地清理出去。从而导致这些垃圾成分的囤积。这些囤积会导致壅滞区域出现"酸胀""酸痛"等症状表现。

当壅滞日久，壅滞的"正气"中的一些津液成分，不能在有限的时间内，被及时利用，就会逐渐超过"保质期"，从而出现"变质"，反而转化成"痰浊"。

这种"痰浊"，会和不能及时代谢出来的垃圾，一起形成更多的"痰浊"，导致这些区域的传导变得更差，出现"触感"减弱的表现。

这种"痰浊"，会进一步导致经络、血管、机体组织之间等出现更严重的"黏滞"，从而导致进一步的"拥堵"。

由于这些壅滞，导致该区域的正气濡养、温煦的能力越来越弱，该区域就会出现"阴寒凝滞"的表现，出现区域"发凉"（手感温度低于正常肌肤温度）。

由此，随着病势的迁延，会进一步出现区域自觉"寒凉感"、畏寒、怕冷等。

所以，综合起来，这种"寒证"可以导致的一系列症状包括酸重、酸痛、酸胀、胀痛、麻木、畏寒怕风等。

这种症状，大家看着眼熟吗？

有过经历的人估计一眼就能看出来，这个不就是"肩周炎"的症状吗？

是的。大家常见的"肩周炎"的症状，确实就是"手阳明层"的寒证。中医把这种情况导致的症状叫作"痹证"。

（二）其他"手阳明层"的表现

"手阳明层"的寒证，常见的疾病并不太多，这个"肩周炎"是一个典型代表。当然也还有一些其他的病症，例如一些"颈椎病""牙痛""鼻炎""面部麻痹""偏头痛"等，也是属于这个"手阳明层"寒证的。虽然发病区域不同，但是发病机制是一样的。

既然是发病机制相同，那么，这些病症，在治疗上，组方用药也就基本相同了。这就是仲景所强调的"见病知源"。导致疾病的源头是相同的，治疗组方，就可以归入一类了。这样，就可以用一个"基础方"，通过简单的调整，就能来完成很多看似不同疾病的治疗。这样的体系搭建，就让原本复杂的事情变得简单起来了。

看过仲景《伤寒论》的，都不陌生仲景用药的简单。而且经常把某些药，用到不同的体系中去。通过简单的调节、搭配，就完成了治病的任务。我们整理的，就是仲景的这个理论体系。这个，可以让实战变得很简单。仲景的这个理论很好用，也很好掌握。

关于这里的组方、用药，我们暂时先不讨论。稍后结合"足阳明"的一些"寒证"讨论之后，来一起研究组方、用药。这两个"阳明层"，虽然有一定的区别，但是在很多情况下的用药，是通用的。你看，又由于归类整理后，出现了"简单化"的东西。

二、手阳明经受寒

在"手阳明经"受邪的时候，多出现"牙痛""偏头痛""腹痛""腹泻"的症状表现。

1. 牙痛

在"手阳明经层"受邪，病邪偏于"上"时，则容易出现"牙痛"的症状。

这里的"上",有两种意思。

第一,是物理方位上的"上"。当寒邪直接入侵到"手阳明经"的这个位置,则可能出现"牙痛"。这种情况下,一般是上牙痛(下牙痛,一般是足阳明受寒所致。注意,这里讨论的都是"寒"的受邪。不包括其他"受热、上火"等受邪的情况)。

第二,是"阴阳"层面上的"上"。这里的"上、下",是指这个"经层"受邪的"深、浅"。例如这个"手阳明经层"的受邪,在受邪"较浅"的时候,容易导致出现"牙痛"。而受邪"较深"的时候,则容易出现"腹痛""腹泻"。这个包含了"本经径向"的深浅,以及"层"的深浅。所以,在第二种意思中,还包括了受邪深浅的"病势"上的内容。如下图。

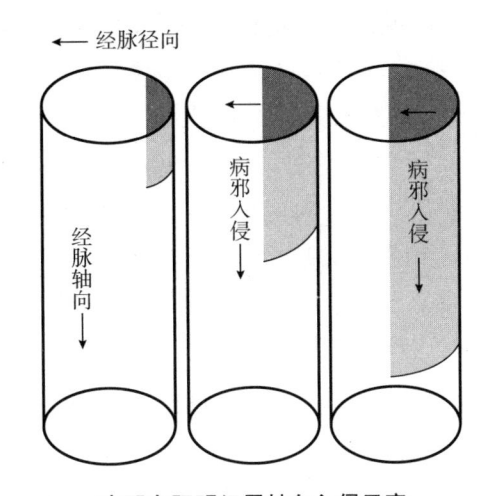

病邪在阳明经层轴向入侵示意

假定这个图,是"手阳明经"的截图,在这个受邪中,即使是受邪部位在上面第一种的那个在"上"的部位,在受邪较轻、入侵较浅的时候,表现出来的也是第二种的"在上"的表现。

但是,当病邪向"轴向"入侵较深、病势较重的时候,虽然同样还是原来的那个受邪部位,但是病势和症状已经开始随之出现变化。随着病邪在"轴向"上的深入,首先是原有的"牙痛"症状会逐渐加重。随后,当超过某个界限的时候,"牙痛"没了,反而出现"腹泻"的症状。这个时候,原本"在上"的情况,就变成了"在下"的表现了。

看明白没?

医道宗源（二）
走进仲景"脏腑用药式"

就是说，在第二种"上、下"中，不完全看受邪的"物理方位"在上、在下。有时候，即使是受邪的"物理方位"在"上"，但是导致的"病理作用"，已经出现了在"里"的症状时，这种情况我们也会说这个病邪在"下"。

所以，第一种"在上"的意思，是物理方位上的"在上"；第二种"在上"的意思，是"阴阳层面"上的"在上"。这个第二种情况就很有趣，有时明明受邪部位是物理方位上"在下"的，例如受邪在"手臂"，甚至是在"足阳明经"的"脚上"，位置够"下"的吧？很多时候，这种在"下"的受邪，也会导致"牙痛"。这个，就是"阴阳层面"上受邪是在"上"的。

也就是说，因为有了第二种"阴阳层面"的"上、下"，就能导致第一种"物理方位"的"上、下"，有时候就不是"上、下"了。这里讨论的"上、下"，不仅仅在这个"手阳明经层"适用，一样适用于其他经层。

那么"手阳明经"受寒，为什么会导致"牙痛"。

其实这个也很简单。因为每条经络的末端，都是该经络的出口。这个出口处，也经常被作为"排污口"使用。所以，身体在抗邪的时候，经常把一些"垃圾"（包括各种病邪之气），向这里集中，并从这里清理出去。

所以，在这些"排污口"处，就会经常出现一些病理上的反应，比如长个包块、出脓肿、出现疼痛、长疮、衄血等。不仅仅是这里的"手阳明经"会这样，大多数的经络都会有这样的表现。

所以，这里的"牙痛"，也有两种同方向上的原因：其一，是邪气聚集；其二，是身体排污。

好吧，"身体排污"导致牙痛，上面探讨过，这个就不作赘述。

具体到"邪气聚集"导致的"牙痛"，这里又可以分成几种情况的。

其一，直接入侵的寒邪。

其二，由于寒邪入侵，导致出现的一些原本正常的精微物质被污浊的产物（简称痰浊）。

其三，身体把"邪气聚集"之后，不能及时清理出体外，导致局部壅滞，而由这些壅滞的垃圾，再次导致机体被"污染和腐蚀"。

这几种情况，都会导致"牙痛"（包括牙龈肿痛、痈脓、迁延日久，也可以导致牙齿松动、蛀蚀等）。

对于这种情况导致的急证牙痛，可以使用"葛根汤"清理"阳明经层"的病邪，使之从汗解，即可消除牙痛。也可以在牙痛点上（或附近）点刺出血，

138

也可以迅速缓解牙痛。此外，点刺"少商""商阳"出血，也可缓解牙痛。还可以使用"大椎"拔罐放血，来清理病邪，缓解牙痛。

虽然方法很多，一样都是取《黄帝内经》所说的"实则泻之"之意。但个人还是喜欢使用"葛根汤"清理，因为这个清理得最干净、最彻底。

怎么知道有没有清理干净？

不是看症状消失没有。这些方法，都可以让这个"牙痛"症状迅速缓解、消除。但是这个并不等于病邪垃圾就清理干净了。

看什么？看病人的脉象。这种"牙痛"发病的时候，其实脉象也一样是"浮紧"的。这个和"太阳病"类同。只有在治疗之后，这种"浮紧"脉能完全消失，才是病邪垃圾被清理干净的凭据。

2. 偏头痛

由于"手阳明经层"受邪，导致的"偏头痛"，更多的是在"手阳明层"（受邪的"肌肉层"）受邪的时候。在"手阳明经"受邪的时候，也会有。但是这个情况，有一部分，就是"从层入经"的。

其病因、病理，与上面"牙痛"的基本相同。只是症状表现出来的位置不一样而已。

治疗上，也可以使用"葛根汤"、大椎拔罐放血等方法来清理。当然，针灸也是不错的选择。这里就不多说了。

3. 腹痛、腹泻

这个也是值得重点讨论一下的。

这里的"腹痛""腹泻"，导致的原因很简单，但是过程中，牵涉的却比较复杂。下面我们来讨论一下。

在正常的情况下，"手阳明大肠经"的生理功能，是能够保证其统辖的区域功能（包括大肠）日常的正常运转。当寒邪入侵，进入"手阳明经"的时候，就会导致本经之中的"阳气"，被"寒邪"损伤，从而出现本经中"阳气不足"的情况。我们知道，在身体的各个脏腑经络组织中，能够维持正常生理功能的一个重要的条件，就是"阳气"。当某一部分系统的"阳气"受损之后，就会导致这个系统的正常生理功能受到影响。这个影响，最常见的，就是正常的"生理功能下降"。这个道理，在"手阳明大肠经"这里，也同样适用。当"大肠经"受寒之后，由于"寒性的凝滞"，随着邪势的加重，入侵的寒邪就会越来越重，出现的"凝滞"症状也就会越来越重。这个时候，就会出现下面几种常见的急性症状表现。

由于寒性收引和凝滞，病人就会开始出现小腹部"腹痛""绞痛"等急腹症的临床表现。

由于寒性凝滞，就会导致手阳明经络中，以及大肠中的"气机运行减缓"。由于这里的"气机运行减缓"，就会导致经络和肠道中的"阳气"出现壅滞，这种情况反而会导致出现一种类似于"热性腹泻"，也会出现"腹泻"的同时（或之后），肛门出现灼热的情况。

上面两种情况下，都是所受"寒邪"所致的。

在寒邪入侵的同时，因人体正气的调整变化，也会导致出现一些症状的。

随着寒邪入侵"手阳明大肠经"加重，就会逐渐导致本经的"阳气"逐渐受损而减弱。当本经阳气减弱到一定值之后，病人也会出现"腹泻"的症状。

我们知道，脏腑正常的生理功能，是依赖于"阳气"的供给才能维持运转的。所以，当"本经阳气"低于某个"下限值"之后，本经正常的生理功能就会出现障碍。在这里，当"手阳明经"的阳气严重不足的时候，就会导致以下情况。

(1) 大肠对肠容物的"收摄"不足。"收摄"不足，就会导致"腹泻"情况的发生。

(2) 大肠对肠容物中"精微物质"的吸收不足和"水分"的吸收不足，这样就会导致大便中的水分过多，而出现大便溏泻的情况。这也为"腹泻"（不管是阳气不足所致，还是邪气影响所致）创造了条件。毕竟，大便没水，也是不可能造成"腹泻"的。

此外，当寒邪入侵，导致大肠经、腑工作状态不正常的时候，身体也在积极调整抗邪。这种情况下，也常出现一种"腹泻"的表现。这种"腹泻"是身体自身抗邪，把受邪影响的肠容物排出体外的一种自我保护行为，属于"散邪"表现。所以，不要一看到"腹泻"，就慌忙要考虑"止泻"。要知道，适当的"腹泻"，本身就是身体"排异"的一种生理反应，是给邪以去路。所以，盲目"止泻"，很多时候是不可取的，无知的关爱更害人。所以古人说的"为人父母，不识医者为不慈；为人子女，不识医者为不孝"的道理就在这里。

上面，我们分别讨论了"手阳明经、层"被寒邪入侵的情况，并且通过生理和病理两个方面，讨论这些常见症状的原因。这个"手阳明经、层"的症状表现差异，区分是比较典型的。一个是典型的"肌肉、关节痛"（层受邪），一个是"腹痛、腹泻"（经受邪）。这也是我们喜欢把每个经层都尽量展开的原因。

虽然有些经层受邪，导致的症状很相似，但"相似"的只是症状，其中隐藏的"理""法"，却是各自不同的。例如上面的"腹泻"，病人在发病的时候出现的"腹泻"症状，其实很可能就同时是正邪两方面共同作用的结果。

所以，要学会从表象之中，推求出其导致的根源。这样在临床的诊断和用药，才不会出现失误。

三、治疗

在讨论完"手阳明经层"受寒的症状，以及其中生理病理方面的反应之后，我们就根据这些情况，继续来看一下怎样纠正这些由于受寒邪入侵所导致的生理、病理改变所造成的这些症状。

针对上面讨论的外寒入侵进入"手阳明层"所造成的症状，我们可以使用"葛根汤"来予以纠正。

（一）浅析葛根汤证

寒邪入侵"腠理"，然后入侵"太阳经层"，然后继续入侵"手阳明层"。大家看，在这个寒邪入侵的路线上，有一个非常明确的"从外向里"的一个"通道"在。虽然是无形的，但是病邪的入侵路径，说明这个"通道"是存在的。能看到这个"通道"，后面的治疗就有方向了。强盗从你家院门闯进来，再闯进你家大门。怎么办呢？不用客气，迎头一棒，把这个胆大的强盗打出去，就完事了。

这里也是一样。外邪一步步深入入侵，还有什么客气的？迎头一棒，打它出去。用什么？仲景在这种情况下，选择的是"葛根汤"。很好用的，完全可以做到"一汗而解"。

下面我们就具体来研究一下仲景的这个"葛根汤"。

太阳病，项背强几几，无汗，恶风者，葛根汤主之。

葛根汤方

葛根四两　麻黄（去节）三两　桂枝（去皮）三（一作二）两　芍药二两　甘草（炙）二两　生姜（切）三两　大枣（擘）十二枚

上七味，㕮咀，以水一斗，先煮麻黄葛根，减二升，去上沫，纳诸药，煮取三升，去滓，温服一升，覆（一作复）取微似汗，不须啜粥，余如桂枝汤法将息及禁忌，诸汤皆仿此。（《伤寒论》）

大家先不要管上面的"太阳病，项背强几几，无汗，恶风者，葛根汤主之"

的这条条文。我们后面会详细讨论的。

先来对比一下，这个"葛根汤"与我们前面学习的"麻黄汤"，看看有什么相同之处。

麻黄汤方：麻黄（去节）三两　桂枝（去皮）二两　甘草（炙）一两杏仁（去皮尖）七十个

葛根汤方：麻黄（去节）三两　桂枝（去皮）三（一作二）两　甘草（炙）二两　生姜（切）三两　大枣（擘）十二枚　葛根四两　芍药二两（《伤寒论》）

把两者放在一起对比，就很直观了，"葛根汤"中的"麻黄""桂枝"的用量，基本一致。但是，重点加入了一味药"葛根四两"。那么，我们就很好理解，仲景为什么把"葛根汤"叫作"葛根汤"了，为什么？在全方中，主角是"葛根"吗？

我们先不来探讨"葛根"在这里的作用。先看为什么要用"麻黄""桂枝"。

为什么？因为这里的"寒邪"，本来就是从"腠理层""太阳层"入侵进来的。那么，在寒邪入侵到"手阳明层"的时候，"腠理层""太阳经层"有没有"寒邪"？这里有两种可能出现的情况：一个是没有；一个是有。这两种情况，在临床都很常见。

那么，为什么会出现这样两个完全不同的表现呢？

这个主要取决于"受邪"时的具体情况。

其一，如果当时受邪的时候，"邪势"就比较重。寒邪在入侵进入"太阳经层"之后，有一部分病邪开始向"手阳明层"入侵。这个时候，前面的"太阳经层"（甚至腠理层）中，是还有"寒邪"存在的。如此，就形成了一个"太阳""阳明"先后出现症状，在刻诊的时候，表现的是这两个经层，在同时发病。这种先后发病，并且导致病邪同时在两个（或两个以上经层）发病的情况，称为"合病"。在伤寒的临床中，这种"合病"非常常见。几乎大部分的伤寒临床病案，其实都是这种"合病"的表现。

其二，如果当时"受邪"较轻，但"邪势"较重，则病邪在入侵进入"太阳经层"之后，随着继续向里的入侵，可能直接都进入了"阳明经层"。这样，在"太阳经层"甚至"腠理层"，就会出现没有病邪的表现。《黄帝内经》和仲景说的"伤寒一日，太阳受之；二日，阳明受之……"其实就是指的这种情况。这其实是一种比较理想的"传经"情况。即，病邪从前一个经层，直接完全进入下一个经层。但是临床上，这种情况的确很少。不是没有，有。也很常见。但是相比于前一种"合病"的情况，就要少很多。

但是，我们不能因为这种很干净、很纯粹的传经少，就轻视甚至忽视，这个是不对的。这种"传经"非常重要。我们在一些临床大病重症中，会经常利用这种"干净的传经"，把"深层的病邪"转透到设定的"浅层相应的经层"中来。这种方法，就是对这种"干净传经"的运用。

虽然"病邪"在"手阳明经层"，仲景的这个"葛根汤"中的"麻黄""桂枝"，有能力把这里的病邪"完全消弭于无形"吗？当然不可能。

这里用"麻黄""桂枝"，显然是要把入侵到"手阳明经层"的寒邪，再赶回"太阳经层"甚至"腠理层"。所以，仲景在"葛根汤"的用法中，也是和"麻黄汤"如出一辙，"覆（一作复）取微似汗"，还是"汗解"。

既然是"汗解"，离得开"太阳层"吗？离得开"腠理层"吗？不能。

没人能做到不通过"太阳层""腠理层"就能把病邪给"汗解"了。

那么，也就是说，这里"手阳明层"的"病邪"，一样是要返回到"太阳层""腠理层"，然后排出去（汗解）。这里，大家看见了什么？"转透"。深层的病邪，向浅层转透。这种表现，我们称之为"逆传"（就是"反向传经"）。

这就是我们一再强调"太阳经层"的重要性的原因。很多深层的病邪，最后需要通过这里，透出体外。这里说的是"很多"，不是"所有"。有些是可以通过大小便、汗毛、月经等排出体外的。

仲景的文字，细微之处藏着很多道理的。不潜心打磨，很难通透的。能从文字中，看出背后蕴藏的内容，才能贯穿整个架构。

"麻黄汤"中"麻黄""桂枝"是怎么用的？

回头去看"麻黄汤"吧，篇中已经阐述得很详细了。这里就不再赘述。

好了，看明白"葛根汤"的大方向，是阳明转透太阳汗解，下面我们分析"葛根汤"的方意，就简单了。

（二）葛根汤方解

1. 麻黄、桂枝

参看前面"麻黄汤"。

2. 葛根

对于葛根，药王孙思邈好像没什么说的。不过在张仲景之后不久，另一个医学大家陶弘景在他的《名医别录》中，倒是讨论得比较详细。

医道宗源（二）
走进仲景"脏腑用药式"

葛根：无毒。主治伤寒中风头痛，解肌发表出汗，开腠理，疗金疮，止痛，胁风痛。生根汁，大寒，治消渴，伤寒壮热。（《名医别录》）

（1）解肌：在"葛根汤"中，仲景使用"葛根"，就是借用这里面的"解肌、发表、出汗、开腠理"的能力。

所谓的"解肌"，就是宣解肌肉层的邪气。

这个和"解表"类似。解表，是宣解"太阳层""腠理层"的邪气。"解肌"，是宣解"肌肉层"（这里的肌肉，是指肌、肉两方面）的邪气。

我们前面谈到了"阳明主肉"。《素问·阳明脉解篇》中说："阳明主肉，其脉血气盛……。"《素问·热论篇》中也说："二日阳明受之，阳明主肉。"所以，"葛根"在这里用来"解肌"，也自然能够"解阳明"。（注意，这里说的是"解阳明"，不是说"解手阳明"）。所以，"葛根"是手足阳明肌肉层的"解肌"要药。同时，"葛根"还是一个"引经药"。所谓的"引经药"，就是作为向导，把药力引导到该区的经络（或区域）去。

在"葛根汤"中，虽然仲景把"葛根"用到"四两"，看起来是比"麻黄"的"三两"多一些。其实，即使"葛根"的用量多于"麻黄"，但其解肌发表的作用，却与"麻黄"相差很大。所以，"葛根汤"中，真正的君药，依然是"麻黄"。"葛根"是作为"佐使"来使用的。一方面就是所谓的"引经报使"，引导药力来到"阳明层"展开攻击；另一方面是配合"麻黄"，来"解肌发表"。

这也就是为什么仲景把"葛根汤"这个明明是"阳明经层"的典型用药，放在"太阳病"篇中的主要原因。那就是，这里的"阳明病"，依然需要通过（路过）太阳层宣解；依然需要借助太阳层的实力战将"麻黄"的宣解肌腠。但用的依然是借助"肺"的"宣发"之力，来完成任务的。这个肺的"宣发"所涉及的一个大体系，基本都被涵盖进了"太阳"体系中了。尽管这里的在经层来说，还是"阳明经层"的生理位置统辖，但是，在病理上，都归入了"太阳"的大体系。

也正是由于这些原因，所以仲景在"阳明篇"中，基本没有再讨论这种"阳明寒证"的表现，而是重点论述了"阳明热证"。仲景把"阳明寒证"的一部分内容，并入了"太阳病"的篇幅中。

所以说，仲景的《太阳病》的篇幅中，不完全讨论的都是"太阳经层"的病变情况，还有一些其他经层的。例如这里谈到的"阳明经层"，后面将要讨论的"手太阴经层"的一些症状等。

144

第五篇 寒邪入侵阳明经层

当然，这也是我们为什么在前面重点论述"麻黄"的重要原因，因为这些，都是需要借助于"麻黄"之力，借助于肺气的"宣发"来"开肌腠"的范畴。

上面讨论了"葛根"在"阳明经层"中的作用，下面我们再来看看"葛根"在"脾"的作用。

（2）起阴气："葛根"，除了大家都知道的"阳明经层"的要药之外，其实"葛根"还是"足太阴经层""脾"的重要用药。这一点，很多人都忽视了。

葛根：味甘，平。主消渴，身大热，呕吐，诸痹，起阴气，解诸毒。（《神农本草经》）

注意这里的"起阴气"，这就是我们说的"葛根"是"足太阴经层""脾"的重要用药的原因。我们在临床中，经常用以治疗"寒邪"入侵到"足太阴经层"（甚至脾脏）的时候，利用这个"起阴气"的理论，用"葛根"来把入阴的邪气"透阴转阳"，给"邪气"打开从"太阴脾"向外转回"阳明经层"的一个通道。所以说，这个"葛根"，其实也是"足太阴脾"的一个关键用药。（其实，这里的"起阴气"三个字，还有其他的意思。我们先给大家介绍这个方面的运用。）

前面我们说到，用"麻黄"，可以转透深入到"手太阴经层"甚至"肺"脏中病邪的重要用药。可以使深入到"手太阴经层"甚至"肺"脏的"寒邪"，在一定的条件下，重新转透"太阳经层"。这种"从阴转阳"的技法，是治疗病邪深入到脏腑深层的一个很有用的技法。总体来说，阳病入阴，为病进。阴病出阳，为病退。

所以，对于已经深入脏腑（经层）的病邪，一方面要重点阻击；另一方面要积极给"邪气"开出"去路"，从而让病邪重新转回到"阳"的层级去。这样，就可以在最大程度上缓解病邪对脏腑的入侵和压力，对于病情的预后，是非常重要的。

这里，我们再来看一下，当寒邪入侵到"腠理层"的时候，前面我们讨论了，在"太阳经层"的发病中，常见的是"腠理""太阳经层""手太阴经层""肺"，这四个部分同时受邪的情况。这其中，又以"腠理"为分道口，病邪会同时（或者先后）从两个方向入侵（或影响）。

一个就是"腠理"→"太阳经层"。

一个就是"腠理"→"手太阴经层"→"肺"。

这两支入侵的方向，发展到一定程度，都会向"肺"集中。

其实，在病邪入侵到"肌肉层"的时候，也同时会有两个入侵的方向。

一个就是"肌肉层"→"手足阳明经层"。

一个就是"肌肉层"→"足太阴经层"→"脾"。

上面的"肌肉层"→"手足阳明经层"，很简单，这是从"肌肉层"向对应的"手阳明经层"和"足阳明经层"深入。因为"肌肉层"本来就是"阳明经层"，这个只是"本经传经"中的本经深入而已，是简单的"从层入经"。

下面一个"肌肉层"→"足太阴经层"→"脾"的入侵路线，可能很多人会比较陌生。病邪是怎么从"肌肉层"入侵"脾"的呢？

这里就涉及另一个基础理论了。《素问·宣明五气论》中说："五脏所主：心主脉，肺主皮，肝主筋，脾主肉，肾主骨，是谓五主。"这里谈到的是"脾主肉"。再结合前面《素问·阳明脉解篇》中说："阳明主肉。"大家就不难看出，这个"肉"，其实也是同时分属两个体系的管辖。所以，这个"肉"，不仅仅是属于"阳明"的，还属于"脾"。

这个和"腠理层"很类似。"腠理层"同时属于"肺"和"太阳经层"的管辖。这个"肉"，同时属于"脾"和"阳明经层"管辖。所以，在这个"肌肉层"，也会像"腠理层"一样，同时有"脾"气和"阳明经气"的交换。而正是这样的气机交换通道，给病邪入侵提供了便捷。

所以，在"肌肉层"的病邪，一方面可以入经进入"阳明经层"；另一方面，也可以随着这里的"脾气"的通道，直接向里入侵（或影响）脾脏。

这些，是不是基础的东西？都是的。以前有没有注意研究一下呢？都是最基础的理论体系，但是明清以来，很少有人能把视角关注到这些看似微末的细节上来。其实，这就是中医的"微观体系"，是不是很有趣？能明了这些微末的细节之处，你就能看到当前的"病邪"在哪里、想往哪里去。

所以，同样的"肌肉层"受寒，迁延日久，不仅会出现"阳明经层"的一些症状；同时也会通过"入脾"的通道，直接影响（或损伤）"脾"脏的"阳气"，从而导致"脾阳不足"。再由于"脾阳不足"，也会使"脾主运化水湿"的能力不足，出现"大便不成形"的症状表现。由于这条通道的受邪，也会导致病人很容易出现"腹痛""腹泻"的症状。这个症状里面，是既有"阳明经层"受邪导致的"腹痛""腹泻"，也存在"太阴"受邪导致的"腹痛""腹泻"。

这样的"腹痛""腹泻"，也是临床常见的一种急证了。针对这样的情况，怎么办呢？其实也很简单。仲景把其拆分开来治疗。

由于病邪入侵"阳明经层"导致"腹痛""腹泻"，一般情况下，使用"葛根汤"，解肌发汗，就可以轻松解决。

由于病邪影响（或入侵）"太阴脾"所导致的"腹痛""腹泻"，没有明显"阳明经层"受邪的参与，那么，直接使用理中汤或者附子理中汤"温化寒邪"即可止痛止泻。

如果两种情况都同时出现呢？那就根据两者的轻重程度，用上面两个组方，来合并用药。

那么，怎样来鉴别这个"腹痛""腹泻"是属于"阳明经层"还是"太阴脾"受寒所致的呢？

这两种"腹泻""腹痛"，症状上基本看不出来什么差异。但是通过"脉象"区分，就很简单了。

"阳明经层"的受邪而出现的"腹痛、腹泻"，是"邪实"的情况，这种脉象，与"太阳受邪"的脉象很相似，也是六部脉都是"紧脉"的表现。但是比太阳病的"浮紧脉"中的"浮"的表象，就要轻很多，或者基本没有"浮"的表现。

而由"太阴脾"导致的"腹痛、腹泻"，常分为两种情况。

一种是"外邪"只是通过这个通道影响到"太阴脾"，导致"脾"的正常生理功能受到影响，而出现"腹泻"的情况。这种情况只要使用上面谈到的理中汤（丸）或附子理中汤（丸）即可。

另一种是"外邪"已经通过这个通道入侵"太阴脾"，导致的"腹痛""腹泻"，这种情况下，会比"影响"到"太阴脾"的症状，多出"腹痛"的表现。如果症状较缓，也可以使用那个"附子理中汤"解决。如果病势较重，则需要"表里双解"，同时使用葛根汤以驱散从通道入侵的外邪；附子理中丸从里温脾散寒。从两方面同时着手，来解决这个"腹痛""腹泻"的问题。

这里需要提醒两个问题，也是大家在临床中会经常遇到的误区。

一是这种腹泻，不要急着"止泻"。

匆忙"止泻"的效果，也不会很好。

因为，这种"腹泻"，虽然是病邪入侵导致的，但同时，还有身体在自行抗邪，同时也在利用"腹泻"，在"排邪外出"。也就是说，"腹泻"的同时，身体已经在利用这种"腹泻"了。所以，这个时候的"止泻"，其实也是

147

强行关闭身体这种"排邪"的通道。这样会造成"闭门留寇"的后果。

有些人一看到这里，腹泻还是身体在同时"排邪"？那我就给它帮忙吧，搞点"攻下药"，帮助身体"排邪"，不就可以效果更快嘛。错了。这里的情况，是不允许"攻下"的。这不是帮忙而是帮倒忙。

当病邪入侵"阳明经层"的时候，"阳明经层"的正气，就会积极抗邪，尽量抵御并阻止病邪的继续入侵。但是，一旦被使用了"攻下药"，"攻下药"就会从"里"，直接损伤中焦之气。要知道，脾胃之气，是"中焦之气"的重要支柱。当中焦的"脾胃之气"由于误用"攻下药"而受损严重，就会导致"阳明层"的"脾胃之气"会填补中焦。这样，就会导致"阳明经层"抗邪的战斗力，骤然衰弱。邪势就会随之后撤，而大幅度向里入侵。这是一个可怕的后果，很容易出现"败证""坏证"。这个是什么意思？这个意思，就是一个"误下"，很可能让病人的小病转成大病，大病转成重病，重病转成死证。那就不仅仅是"帮倒忙"了，而是与病邪在合谋坑人、杀人了。

前面提到：阳病入阴，为病进；阴病出阳，为病退。

这种"误下"，就能够让本来在"阳明经层"的阳病，直接进入三阴，称为"阴病"。这是病势向里入侵、病势加重的表现。

所以，有后人总结说："伤寒，汗不嫌早，下不嫌迟。"是很有道理的。在伤寒的临床，需要使用"下法"的时候，一定要三思，反复检查，病人是不是已经具备了必须攻下的条件？还有没有"表证"的存在？一般来说，只要病人有"表证"的存在，就要谨慎使用"下法"。这里的"下法"，包括很广，例如常见的攻下大便、利水、利小便、攻下瘀血等，甚至是有些"下气"的用药用法，都是下法的范畴。在有"表证"的情况下，都是需要谨慎的。

那么，哪种情况下，才可以使用"止泻"之法呢？

一般来说，当外邪渐去、正气不收，这样导致的"腹泻"，才是可以使用"止泻"之法的。这种情况一般出现在"腹泻"的中后期的时候，"腹泻"时往往只有清水等，而没有大量的浊秽之物。这是邪气渐轻、正气未复的表现。这时候，如果"腹泻"不能自止，则可以考虑使用止泻的方法。

其实，用前面介绍的仲景用药，只要治疗理法得宜，一般最短4小时左右，基本就可以解决里出现的"腹痛""腹泻"的问题。效果是很快的，而且也用不上"止泻"药的。"止泻"，只是解除症状，并不是"解除病因"，已经是下乘的功夫了。仲景的理法简单、实用，而且速效。

二是取汗。前面我们说到了，在这种"阳明经层"和"太阴脾"同时出现表里合病的时候，需要同时使用"葛根汤"和"附子理中汤"合并用药。这里面有一个"葛根汤"的"发汗"问题。大家回头看仲景对"葛根汤"的用法中，就明确提到了"温服一升，覆（一作复）取微似汗"。那么，在这个"表里合病"的时候，这种联合用药需不需要"发汗"呢？不是有观点说"阴病不许发汗"（指伤寒里的三阴病）吗？这里有"太阴病"，使用"葛根汤"发汗，不冲突吗？

这里要注意的是，所谓的"三阴病不许发汗"是指病邪就在三阴，没有阳证、没有表证的情况下的一种说法。这句话本身有一定的道理。针对单纯的阴病，一般是"不允许发汗"的，"发汗"是"阳病"的治法。但是，这句话并不是绝对的。

首先，这里是有"表里合病"即是有"表证"的，所以，可以按需要使用"汗法"。

其次，即使是单纯的"三阴病"，一样还是有机会、有条件，甚至是没有条件创造条件来达到"从阴转阳"。这个里面，对"汗法"也不是绝对禁忌的。用得好，可以把"阴病"重新转归到"阳病"上来。不过这个需要足够扎实的理论基础，以及很多的临床技巧。

3. 芍药

芍药，是一味比较复杂的药物，历来讨论都很多，各家都有各自的认识和运用特色。就讨论药性最基础的"气"和"味"来说（药性的"四气""五味"。"四气"：温、热、寒、凉；"五味"：酸、苦、甘、辛、咸），我们比较推崇的《神农本草经》和《名医别录》中就有不同。在《神农本草经》中说："味苦，平。"在《名医别录》中说："味酸，微寒。"

芍药：味苦，平，主治邪气腹痛，除血痹，破坚积，寒热，疝瘕，止痛，利小便，益气。（《神农本草经》）

芍药：味酸，微寒，有小毒。主通顺血脉，缓中，散恶血，逐贼血，去水气，利膀胱、大小肠，消痈肿，时行寒热，中恶，腹痛，腰痛。（《名医别录》）

（1）芍药在这里的作用：这里面讨论"芍药"的很多内容，都是我们在本方中用不上的。那么，我们就先说一下我们自己运用仲景的理论，在临床上观察到的"芍药"在这里的作用吧。

在"葛根汤"中，仲景用"葛根汤"是做什么的？目的是"取汗""散邪"。仲景在用法中就已经讲得很明白，"覆（一作复）取微似汗"。这个要求，与前面"麻黄汤"的要求是完全一样的。所以，"葛根汤"，从本质上，走的还是"麻黄汤"发汗、解表、解肌的基本路子。只不过是"麻黄汤"针对的病邪，主要在"太阳经层"，而这里"葛根汤"针对的病邪在"阳明经层"。所以，仲景针对这个"阳明经层"，安排了一个"向导"——"葛根"，来把这个组方的药力，引导到"阳明经层"来。目的就是"让药力直达病区"。

习惯了这种观察之后，在临床时候自然就明白了，先找到病邪在哪里，再用那些用药组方，使药力直达病所。

就是通过这些细微之处的锤炼，慢慢地把大家的眼力给练出来。能达到很好眼力的，通过精准的四诊，真的可以做到"和脏腑谈心"。不用你去费劲思考的，脏腑自己就会告诉你它们哪里需要帮助。这个就是我们常说的"能看见病邪在哪里"。不是真的"透视"了，是病人的脏腑自己会跟你沟通的。做到这种境界，重点依赖的就是"色""脉"。脏腑真的会给"颜色看看"的。

"阳明经层"，在里脏腑对应的是胃和大肠。所以，"阳明经层"受邪，必然就会导致"胃"和"大肠"的生理功能出现问题。此外，我们前面还提到，"阳明主肉""脾主肉"两者的管辖，也就在"肌肉层"这里出现了重叠。这样，当"阳明层"受邪的时候，不仅仅是"胃""大肠"的生理功能受到影响，同时"脾"的生理功能也会受到影响。

在这里，由于受的邪是"寒"，属于阴性的表现。这种"寒邪"的影响（这里暂时不讨论"化热"的情况，先把这个"寒"梳理清楚），必然损伤受邪之处的"阳气"。而阳气损伤，就会导致脏腑生理功能，一定是向着"下降的、不足的"方向变化。这就导致了"邪实本虚"的情况。

受邪脏腑，一旦出现"本虚"的情况，那么，病人脏腑之间的生理平衡就会被打破了。例如这里，"脾"的阳气受损，就会导致"脾土的不足"。而"脾土的不足"就会导致"肝木"的"相对亢盛"（本来就木克土了，现在脾土自身被减弱了，生理上就必然会出现"肝木"的"相对有余"，这样就会加重"木克土"的情况）。

这是脾系自身的面对脏腑生克的问题。

还有，我们还没有计算"打仗"的问题。病邪入侵到"阳明层"，那么这场仗的主战场，就在"阳明层"，使用"葛根汤"在这里打仗，就会造成相关脏腑经层的损耗。

这里我们讨论一下，"葛根汤"中的这些家伙，会造成哪些脏腑以及经层的损耗呢？

首先，是"麻黄"，前面我们在"麻黄汤"的讨论中就已经说过了，使用"麻黄"，会导致"肺气"的大量损耗，会造成"太阳层""腠理层"正气的大量损耗。

其次，这场仗的主战场在"阳明层"，就必然会造成"阳明层"正气的大量损耗。

肺，属金。当肺气消耗的时候，必然会导致"肺金"的不足。

在五行生克中，金克木。当"肺金"不足的时候，克制"肝木"的能力自然就会不足。

再次，当"阳明层"开战，出现"阳明层正气"大量消耗的时候，同时就会损耗"脾土"的正气。所以，这个时候，要"扶助脾土"，就有两个方向的办法：第一，直接补脾土；第二，削弱肝木能力的强度。

这里就又要面对选择题了。怎么选择才是最佳的呢？

我们继续分析。

第一个选择，"直接补脾土"。病人在不病之前，有没有脾土不足的情况呢？

假定病人在伤寒之前，脏腑正常（其实，仲景很多条文都是建立在这样的基础上的）。在受寒之后，开始出现脾土的不足。那么，这种情况，是不需要直接去"补益脾土"的。只要驱散外邪，脾土自然可以恢复。（所以，驱邪是重点。当然，如果病人素体就有"脾土虚弱"，那么，在这个时候，就应该考虑给予"直接补土"。）

第二种选择，"削弱肝木的能力强度"。脾土原本没有虚弱，只是受邪时候出现的表现，是"相对肝强"。再加上上面谈到的，"肺金不足"不足以克木，所以，就会导致失控的"肝强"。这时生理功能上的平衡打破，就会导致病理性的改变。在这里我们就可以通过选择"削减肝木"的能力强度，来达到"扶土"的目的。

其实，仲景也是这么选择的。看看仲景用的是什么？"芍药"。

芍药"酸收"，不仅可以滋养"肝阴"，同时还能够削弱"肝"的强度。这个在药理上我们称为"伐肝"，克制它的弱了；它所克制的也弱了。就它自己独强，所以，应该削减其"强"，以舒缓他脏压力。

所以，仲景在这种情况下，使用"芍药"，是为了平衡脏腑之间的生克。

（2）"芍药"在这个"葛根汤"里，还与其他几味药组合，来调和营卫。这个"葛根汤",其实就是在"桂枝汤"的基础上,加入"葛根""麻黄",来完成的组方。

葛根汤方

桂枝(去皮)三(一作二)两　芍药二两　甘草(炙)二两　生姜(切)三两　大枣(擘)十二枚　葛根四两　麻黄(去节)三两

上七味,㕮咀,以水一斗,先煮麻黄葛根减二升,去上沫,纳诸药,煮取三升,去滓,温服一升,覆(一作复)取微似汗,不须啜粥,余如桂枝汤法将息及禁忌,诸汤皆仿此。

桂枝汤方

桂枝(去皮)三两　芍药三两　甘草(炙)二两　生姜(切)三两　大枣(擘)十二枚

上五味,㕮咀三味,以水七升,微火煮取三升,去滓,适寒温,服一升,服已,须臾,啜热稀粥一升余,以助药力,温覆令一时许,遍身漐漐微似有汗者益佳,不可令如水流漓,病必不除。若一服汗出病瘥,停后服,不必尽剂。若不汗,更服依前法;又不汗,后服小促其间,半日许令三服尽,若病重者一日一夜服,周时观之。服一剂尽,病证犹在者,更作服;若汗不出,乃服至二三剂。禁生冷黏滑、肉面、五辛、酒酪、臭恶等物。(《伤寒论》)

大家都知道,"桂枝汤"本身是"太阳中风"的专用方。所以,"桂枝汤"本身就是"治风"的方剂。仲景把这个"治风"的方剂,加上"葛根""麻黄",用来治疗"阳明经层"(肌肉层)的受寒,那么"麻黄""葛根",明显是"解肌""解表"祛散风寒的。那为什么要用"桂枝汤"的底子?"桂枝汤"治疗"中风",而这里显然没有"外风"的痕迹。那么,使用"桂枝汤"的意义在哪里呢?

这又是一个中医的基础理论。《素问·六节藏象论》中说:"天食人以五气。"这"五气",就是"风、寒、暑、湿、燥"五气。五气"食人",其实就是这五种"天之气",可以分别濡养人的五脏。就是"风入肝""寒入肾""暑入心""燥入肺""湿入脾"。所以,这"天之五气"对于各自相对应的脏腑来说,就是"补"。这就是"天食人以五气"的意思。

"中风"是什么?"风"多了。"太阳病"中的"桂枝汤"调治的是外面入侵的"风"。

这里呢?"肝气"自强了。

"肝气"是什么?"肝气",即是"风之气"。所谓的"风入肝",补益

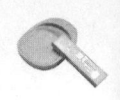

的就是"肝之气"。"风之气"多了，怎么办呢？平风。

用什么平风？"桂枝汤"。

所以，"桂枝汤"真正的用意，是"平风"的。能平"外风"。同样能平"内风"。

这里所说的"内风"，主要是指"肝气过盛"。从组方上看，"芍药"补阴潜阳，可平肝气，"桂枝"补肺，"炙甘草"补脾，三者同用，正是平衡"肝、脾、肺"三脏的；再加上"生姜"补肺；"大枣"补脾。方意中补脾、补肺、平肝之意，一目了然。具体关于"桂枝汤"的解读，请参看后面的"详解桂枝汤"。

所以，在"葛根汤"中见到完整的"桂枝汤"的底子，作用自然也是一目了然了。正是调节"肝、脾、肺"三脏的平衡。上面咱们也讨论了，在这个治疗过程中，涉及的也正是这三脏的虚实补泻。

（3）需要稍作补充的是："桂枝汤"有"调和营卫"的能力。很多人理解的"营卫"，是与"心"有关的。这种观点大概是从《黄帝内经》中勉强找出来的。看到《黄帝内经》中说"营在脉中，卫在脉外""心主脉"等。所以，就把"营"对应到"心"脏。

其实这个观点是有问题的。

"心主脉""营在脉中"，的确都是谈到"心"与"营"的关系。但是，也只是"心主脉"，而没说"心主'营'"。"营气"之于"心"，不过就像"卫气"之于"肺"一样。"肺"，只是"卫气"的"始发站"。同样，"心"，也不过只是"营气"的"始发站"。只是从这里"出发"，并不完全是从这里"生成"的。和"卫气"的生成很广一样，"营气"的生成涉及也很广。其中一个很重要的脏器，就是"脾"。《素问·五脏生成篇》中说："脾胃大肠小肠三焦膀胱者，仓廪之本，营之居也。"

所以，大家常说"营卫不和"的，有没有认真想过，这个"营卫不和"，究竟是哪里和哪里"不和"？

这个问题没有答案。因为这个"营卫不和"简单的四个字，包含的内容实在是太多了。至少与"肝、脾、肺、心、三焦、膀胱、大小肠、胃"等有关。五脏六腑，差不多都与这个相关了。所以，"营卫不和"这简单的四个字，背后透着相当复杂的关系。

能用"桂枝汤"去纠正的"营卫不和"，终究还是以"肝、脾、肺"之间的不平衡为主的。这其中，尤其是"肝脾之间"的不和，最为常见。为什么？

肝，是"卫气"生成的一个重要来源；脾，是"营气"生成的一个重要来源。而且，肝、脾这两个家伙，没事总喜欢打架，是很多不稳定因素的始作俑者。所以，大家在谈到"营卫不和"的时候，也要习惯重点去考虑一下这个里面有没有"脾胃不和"。

在常见的仲景所说的"营卫不和"中，涉及最多的，也还是"肝、脾、肺"之间的不平衡。所以，仲景常用来纠正"营卫不和"的组方就是"桂枝汤"，即使是"当归四逆汤"中，也依然有这个"桂枝汤"的影子。

此外，在一些疾病的某些阶段，也可能出现一种"营卫不和"，是脏腑已经平和了，但是，到经脉（或者血脉）内外的"营气"和"卫气"还没有平衡。例如仲景在《伤寒论》中说的一条"病人常自汗出者，此为荣气和，卫气不谐也。所以然者（一作荣气和者，外不谐，以卫气不共荣气和谐故尔。）荣行脉中，卫行脉外，卫气不共荣气谐和故也，复发其汗，荣卫和则愈，宜桂枝汤。"这条就是典型的深层已经达成和解，但是外部战场上还没有完全平息。

所以，真正理解了方意，我们又可以根据方意，去反向推求这个"营卫不和"的本原在哪儿。

4. 生姜、大枣

"葛根汤"中的生姜、大枣的用法、用量，与"桂枝汤"中完全相同。方解在"桂枝汤"中已有详解，这里就不多说了，大家可以参看一下。

这里提醒一下：在"桂枝汤"中，调和营卫常用的有两组药，其一，就是这个"生姜、大枣"的组合；其二，就是"桂枝、芍药"的组合。

当然，大家都组合起来，就又是一个大的调和营卫的组合了。在认识"葛根汤"之后，现在我们再来看看上面引用的仲景的这条条文"太阳病，项背强几几，无汗，恶风者，葛根汤主之"。结合前面的"葛根汤"的方解，能明白条文的意思吗？其实，这条条文，就是"太阳风寒"向"阳明"入侵，出现的"太阳、阳明合病"的风寒在后背肌腠的情况。

"项背强几几"，这个是典型的头项、后肩背被风寒深入入侵的症状表现。最常见的，如现在多见的"肩周炎"，以及很多"腰背痛"有这个症状。此外，"强直性脊柱炎"很多病人也有这样的症状表现。所以，针对这类的情况，我们都从"阳明层""太阳层"着手，从里向外开解散邪。常用的方剂，就是这里的"葛根汤"。

"无汗，恶风"，这是典型的"太阳表证"的表现，是风寒束于肌表所指的。腠理不开，所以无汗。表证明显，所以恶风（一般能恶风的，基本都会有恶寒。两者只是程度上的不同而已。不是所谓的"伤风恶风、伤寒恶寒")。之所以"恶风",无非是"腠理间"卫气不足,导致卫护无力。"卫气"哪儿去了?堵在"始发站"和"半道上"了。

这些家伙被堵在半道上,会怎么样?按道理说,卫气为阳气,阳气聚集,就会生热。这里为什么没有"热"呢?原因很简单。不是没有,是和入侵到这里的"风寒之邪"所携带的"寒气"中和了;余下的,就是气的壅滞,以及通道的壅滞。这些壅滞,就会导致受邪区域的肌肉腠理"发紧、发僵",这个就是所谓的"强几"。

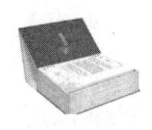

足阳明寒证

一、足阳明层受寒

前面我们讨论了"手阳明层"的受寒情况;也谈到"阳明主肉"的论点。有了这些基础,我们就更容易理解"足阳明层"受寒的情况了。

(一)发病机制

"阳明主肉",并不是"手阳明"能够承载的。真正意义上的"阳明主肉",就是指"足阳明"而言的。"手阳明层",只是其一隅之地而已。一身上下,皮毛之下的"肌肉层",都是受"足阳明"主管和统辖的。所以,"足阳明"又是可以统辖"手阳明"的。这是"阳明"的一个特点。在"主肉"这个方面,几乎是"足阳明"完全可以覆盖"手阳明"的范畴。理解了这个"阳明主肉",下面就有趣了。

就像"太阳主一身之藩篱"一样,一身上下的皮毛、腠理,都归"太阳"统辖。这里一身的肉肉,都归"阳明"统辖。

(二)临床症状

当"阳明"受邪(寒)而出现的"肌肉痛"的时候,常见的症状有哪些呢?常见的有小腿酸痛、大腿酸痛、腰背酸痛、肩颈酸痛(包括颈项痛)、偏头痛等。奇怪的是,这些"阳明病"的酸痛,也偏偏多发在身体背后。而真正沿着"阳明经"发病的,反而极少,除了循"手阳明经"会出现一些手臂酸痛之外,大多数情况都集中在人体的身后部分。

而这部分区域,又是典型的"足太阳经"循行的区域。当"太阳病"受邪

（寒）的时候，这个区域也容易出现"酸痛""胀痛"。例如在《太阳病》篇中说："太阳之为病，脉浮，头项强痛而恶寒。"这个里面，有没有"阳明经层"的症状呢？

（三）合病

另外，"太阳病，或已发热，或未发热，必恶寒，体痛，呕逆，脉阴阳俱紧者，名曰伤寒。"这条中的"体痛""呕逆"，有没有"太阳经层"的症状呢？

因为"太阳经层"与"阳明经层"，两者相隔得太近；很多的症状，又都是非常类似的，例如这些"体痛"中，"太阳病"有这种"腰背痛"；而"阳明病"的时候也可以出现这种"腰背痛"。这就有趣了，病人过来，主诉"腰背痛"或"肩背痛"，你能断定这个究竟是"太阳病"还是"阳明病"？

没有人能绝对分清究竟是"太阳经层"的痛，还是"阳明经层"的痛。

那怎么办？有人会想到，我们前面凡是讨论发病的时候，必然会讨论其"病脉"。那么，这里为什么不通过"病脉"来区分呢？因为在"受寒"的状态下，绝大多数的"太阳病"和"阳明病"的脉象，几乎都是一样的。都是"脉浮紧"。很少情况下，在右关稍有区别。

所以，在这样的情况下，没有人能绝对区分出病人当前的这个"腰背痛"，究竟是"太阳病"导致的，还是"阳明病"导致的。仲景都没能完全区分出这里面谁是谁，仲景在《伤寒论》的很多条文中谈到的，都是"合病"的情况。

我们应该尊重客观事实，在自然的情况下，出现"单一经层"发病的情况，相对于"合病"的情况，要少得多。理论上，我们可以这个单一经层去分析；但是，在临床工作中，我们要习惯于面对"合病"。

所谓的"伤寒一日，太阳受之；二日，阳明受之……"之类的话，只是相对总结。在临床，绝对不会出现病邪在病人身上，第一天就老老实实地蜷缩在"太阳"；然后等到第二天的零点时分，腾地一下，就完全跳到"阳明"中去，从"太阳"里走得干干净净。这，现实吗？

病邪，在入侵"太阳"之后，就一直想着继续向"想去的方向"，或向"能去的方向"入侵。进入"太阳"的病邪，就像一条大蛇，自身盘踞在"太阳经层"之中，却不断地把蛇头向它想去的地方试探入侵。"阳明经层"，就是病邪常选的下一个目标。当病邪这条大蛇的身子盘踞在"太阳"，而把头悄悄探进"阳明"的时候，就会同时出现被入侵区域的症状来。这个时候，就已

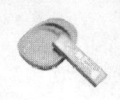

经是"合病"了。

所以说，在伤寒中，"合病"是一种最常见的病理表现。在伤寒的病程中，绝大多数病人在病程的绝大多数时候，都是处在"合病"状态中的。伤寒在临床中，"合病"为十之八九；"独病"不过十之一二。正是因为这个"合病"的普遍存在，所以在学习伤寒、运用伤寒经方的时候，如果只是死板地守着"某病用某方药"，就僵化了。仲景说过什么？"见病知源"。就是说，首先要知道，病是从哪里来的。不是从字面上去打转转，不是抱着症状搞"方证对应"，而是要做到"见病知源"，用药就简单了。

所以，在临床中，如果受寒，见到"身痛""肌肉酸痛"，加上"脉浮紧"或者"脉紧"、印堂揪痧出痧，这种情况下，基本都是"太阳""阳明"合病导致的。可以使用"葛根汤"取汗，解肌、解表，即可解决问题。

所以，在这个时候，继续细分究竟是在"太阳"还是在"阳明"就没有太大的意义了。首先，从发病情况来说，这种"合病"比"独病"的概率要大得多；其次，不管是在"太阳"还是在"阳明"，用药组方的理法，基本一致，只是在"阳明"，多了作为"佐使"的"葛根"。所以，在强调"精细逻辑论断"之中，一样允许存在"模糊逻辑论断"。有必要的，则必须精细；没必要的，则允许模糊。

总之，在"足阳明层"受寒的时候，最常见的症状就是"肌肉痛""肩背痛""腰腿痛""一身上下尽痛"等，还有"牙痛""偏头痛""颈椎痛""肌肤发冷（或怕冷）局部体温降低""肌肤麻木（知觉减退）""面部、口角受寒牵引跳动、眴动"等。其导致的生理、病理，基本是一样的，所以，用药组方，也基本是一样的。即"葛根汤"几乎可以通治这个"阳明层"的受寒情况，少数情况需要做局部加减调整。

具体可以参看"手阳明层"受寒的生理、病理讨论。两者几乎是一样的，这里就不再赘述了。

二、足阳明经受寒

"足阳明经"受寒，与"手阳明经"受寒类似，常见的临床表现有"牙痛""头痛""呕吐""腹痛""腹泻"等。

其中"牙痛""头痛"与"手阳明经"受寒所出现的症状病理也是一样的。只是，足阳明经受寒导致的"牙痛"，以"下牙痛"为多见（也有上牙痛的，少）。

其中"腹痛""腹泻"，也与"手阳明经"受寒所出现的症状病理是一样的。只是，足阳明经受寒导致的"腹痛"，一般以"上腹痛"（胃区）为多见，当然也偶有"下腹痛"的。而"手阳明经受寒"的"腹痛"则以"下腹痛"为多见。包括"腹泻"也是。

病变的生理、病理都基本相同；所不同的，只是病邪的入侵地点不同而已。相关讨论，可以参考前面"手阳明经"受寒的内容。

这里重点讨论一下这里面的"呕吐"这个症状。

（一）发病机制

"呕吐"这个症状，大家都熟悉，就不用过多解释了。这里要讨论的是，为什么同样是"足阳明经"受寒，有些时候表现的症状是"呕吐"，有些时候表现的症状是"腹泻"呢？

这个问题，就涉及我们前面谈到的"阴阳层面"的"上、下"了。当寒邪伤于这个阳明经"阴阳层面"的"上"的时候，就会导致呕吐；当寒邪伤于这个"阴阳层面"的"下"的时候，就会出现"腹泻"。这里的"上、下"不是指"物理方位"上的"上、下"。例如有些病人，受邪在头、面、肩、背，这是"物理方位"的"上"，而病邪已经损伤到病人"阳明经""阴阳层面"的"下"了，病人一样会出现"腹泻"的症状；同样，病人受寒在腿、脚、膝、腘之处，这是"物理方位"的"下"，但是病邪只是损伤到"阳明经""阴阳层面"的"上"，病人也一样会出现"呕吐"的症状，而不是"腹泻"的症状。

所以，这种受邪，不能只是查看病人的受邪部位；更要查看"病势"的走向。简单来说，"病势"向"上"，则动"呕吐"。"病势"向"下"，则导致"腹泻"。

（二）病势走向

明白了上述道理，就能从病人的发病症状的表现和变化，来观察"病势"的发展方向。

观察这个"病势的走向"，在临床上，有很重要的指导意义。例如这个"阳明病"的情况，一般来说，"病势"向"上"，出现"呕吐"的症状，相对"腹泻"来说较"轻"；而"病势"向"下"，出现"腹泻"的症状，相对于"呕吐"来说较"重"。

这种"轻、重"，往往不见得是"症状"表现的"轻""重"；而是病势发展趋势的"轻、重"。

第五篇 寒邪入侵阳明经层

（三）临床治疗

这种"病势"在"上"出现"呕吐"的病人，大多适合发汗、解肌、解表，"葛根汤"即可解决。而这种"病势"在"下"，出现"腹泻"的病人，则大多时候需要使用"葛根汤"加上"理中汤"（甚至"附子理中汤"），才能解决。

这里谈到的，是"阳明病"的常见的"阳明经层"受寒的症状和组方用药。这是"阳明病"寒证的基础内容。当"阳明病"，寒邪更重的情况下，还会出现一些其他的症状表现，这个在仲景的《阳明病》篇中，有分数条条文讨论。

一般来说，常见的"阳明病"寒证，用好上述的几种组方用药，基本都可以搞定（这是我们常用的方药）。相对较重一些的，可以加上"刮痧""刺血""大椎拔罐"，基本都能搞定。尤其是"十二井穴刺血"，对"阳明病"寒证的各种症状表现，都有非常好的效果。

关于"理中汤""附子理中汤"，我们将在后面"太阴病"中详细论述。请注意参看。

刺法，刺十二井穴的方法，前面详细讲过。刺后温覆取汗（可用热水袋温覆肚脐、小腹，以助汗）。让病人睡觉（不许看书、看电视、看手机），汗出（冷汗或凉汗）透，即愈。

（四）养护

不吃甜食、生冷瓜果，不饮冷饮、绿茶，不吃牛奶制品。犯之，基本会在半小时内出现病情反复。

上面详细讨论了，在"阳明经层"受寒的时候，最常见的一些症状。发病原因也讨论得比较深入。这里就不再赘述了。

这里，再补充一个"阳明经层"受寒的常见症状——自汗出（寒湿汗）。这种症状表现，估计很多人都遇到过，或者正在表现中。出现这种情况，主要是"阳明层"受寒（或受风寒），病邪在"肌肉层"，然后导致受邪区域反复出现"皮肤潮湿""汗出（凉汗）"的症状。如果受邪较重，则病人受邪区域整天都可能是湿湿的。如果受邪稍轻一些，则病人日常没有太多表现，但是在晚上入睡之后，会出现比较多的受邪区域汗出。这种症状经常反复出现，可以达到数日、数周，乃至数月的。

其实，这种症状里面有两个很基础的理论隐藏其间，值得我们再浪费点时间来探讨一下。

为什么"阳明层"受邪（风、寒），会导致这种"皮肤潮湿""自汗、盗汗"呢？

这就不得不说到关于"脾"的另外两个基础理论。

一为"脾主肉"。前面我们也聊过，在"肌肉层"中，不仅有"阳明之气"在循行，同时也是"脾气"的循行管辖范围。

二为"脾主湿"。这个理论，大家很熟悉，即"脾主运化，是水湿代谢的重要器官"。在临床把这个"脾主运化"的理论，运用也很多。其实，这里面，大家忽略了一个基本的东西。"脾主湿"和"脾主运化水湿"，不是一个概念。

前面谈到过"天食人以五气"（《素问·六节藏象论》），也大略谈了一点"五气补五脏"的道理。这里面的"脾主湿"，就是"湿气归脾统管""脾气，本身就是以'湿气'为体现"的意思。大家不要把"湿""湿气"都当作"坏的东西"、病理的产物了。这个观点不正确。"湿"一样是"天之气"，是正气；是能给人以长养、濡润的身体必需品。

在《素问·阴阳离合篇》中说："天气通于肺，地气通于嗌，风气通于肝，雷气通于心，谷气通于脾，雨气通于肾。"（有版本作"谷气通于脾阳，雨气通于肾阳。"）可见"风气""雷气""谷气""雨气"，都是通于对应本脏的"阳之气"。所以，"雨气"可以补肾之气；"谷气"可以补脾之气；"雷气"可以补心之气；"风气"可以补肝之气。这里的"脾主湿"的"湿气"，就是补"脾之阴"的。也就是说，脾的阴气，就是以"湿"为表现的。

在《素问·宣明五气篇》中又说："五脏化液：心为汗，肺为涕，肝为泪，脾为涎，肾为唾，是谓五液。"这里的"脾为涎"，在外即是口中"涎沫"，在内即是"湿"。这个"湿"，是体内所有阴性的、可流动的物质基础。血液中离不开；津液中也离不开。"湿之气"是脾气"阴"的表现，是濡养一身的"地之气"。大家不要一看到"湿"字，就习惯性批判。如果你的体内，真的没了"湿之气"，你的身体也早就干枯没了生命。

适当的、足够的"湿之气"，是脾脏、身体得以濡养、滋润、代谢、清理等机体活动的重要保障。脾为土，象地。大地没了湿气，就成为荒漠了。身体没了"湿之气"，就像大地没了湿气一样，只会是一片死寂。

但是，"湿之气"没有不行，多了也不行。同样在《素问·宣明五气篇》中说："五脏所恶：心恶热，肺恶寒，肝恶风，脾恶湿，肾恶燥，是谓五恶。"所以虽然是"脾主湿"，但是"湿气"太重了，反而会导致"湿气困脾"。所以"脾主湿",同时存在"脾恶湿"的表现。

这里顺便插一句,就是这个"脾恶湿"三个字,被后人演绎成了"脾恶湿而喜燥"。我认为是错误的,脾本身就是"以湿为用",所以脾少不了"湿"的。只是讨厌"湿"太多了。这种过多的"湿",反而会形成"困脾"(也就是加重脾的负担),所以才有"脾恶湿"。这里不要混淆了两个基本的概念。

一是,湿是正气。这是"天食人以五气"中的"湿气",是补脾的。所以,在脾所统辖的、好的"湿",是不可或缺的。缺少了,就会导致病人出现"阴虚"表现。

二是,"湿是邪气",就是太过的水湿之气,导致脾脏的功能负担加重,不能完成必要的运化,导致不能被充分运化、利用、代谢的"水湿之气",成了垃圾,成了"废品"。这种"水湿",已经成了"淫"(致病的东西)。所以,"脾恶湿"这里的"湿气",是"六淫"(风、寒、暑、湿、燥、火)的"湿"。这个时候的"湿",与上面作为正气的"湿",不是一个概念。作为这种邪气的"湿",是需要用"燥"的办法来处理、纠正的。而不是说"脾"的正阴那个"湿",需要用"燥"的办法来处理。你要真把脾给"燥"了,也就造成了身体内的"干旱",也就离死不远了。所以"脾恶湿而喜燥",这句话的总结,不是正确的。因为"正常的脾,不喜燥",在《素问·经脉别论》中说:"饮入于胃,游溢精气,上输于脾。脾气散精,上归于肺,通调水道,下输膀胱。水精四布,五经并行,合于四时五脏阴阳,揆度以为常也。"这句中的"脾气散精",是以什么形式"散精"的?就是以非常精微的"雾态"形式。而这种"雾态"的形式,就是"脾主湿"中"湿"的一种形式。所以怎么会"脾喜燥"?

前面提到,"肌肉层"里,有"脾之气"的循行。为什么说是"脾之气"呢?这里是为了区分大家常说的"脾气"。大家常说的那个"脾气",是指"脾的阳气"。我们说的"中气"等,重点都是脾的这个"阳气"参与组成的。而这里循行在"肌肉层"的"脾之气",则是脾的"阴气"(即湿气)。当然,这里说的"阳气""阴气",都不是绝对单纯的。只是以某一方面为主而已。"阳气"不可能完全离开"阴气",离开"阴气"就会燥热自焚了。"阴气"也不可能完全离开"阳气",离开了"阳气"就会凝结停滞。

当寒邪入侵"阳明层",就会导致在这里循行的"脾之气"受寒,而出现凝滞(寒气折损了"脾之气"自身携带的"阳气",温煦的能力就会不足)。而"脾之气"是什么?前面说了,是"湿气"。含有大量提纯的水谷精微物

161

质。那么，这些物质（脾之气），在受寒的情况下，就会凝滞成什么？首先是"饮"（不能被身体正常吸收代谢的物质）。这里的"饮"，不完全是"水饮"，而是一种比较清稀的物质（就跟温度略低于植物油标准流动温度的那种表现，流动性开始减弱）。当"阳明层"受寒，导致其中循行的"脾之气"变成这种"饮"而出现流动减缓的时候，就会出现几种情况：其一，皮肤潮湿、自汗出。这是水饮停聚在皮肤肌肉层所导致的。其二，"肌肉层"的供养和垃圾代谢减弱，就会导致受邪区域的一系列症状。在前面的"手阳明层"受邪中已经详细讨论过了，可以回头参看一下。

总的来说，就是由于濡养的不足，导致肌肉的"酸软""无力"等症状；由于代谢的一些垃圾物质，不能随着"肌肉层"的"湿"代谢出去，就会导致垃圾在受邪区域的囤积，从而导致出现"酸胀""酸痛"等情况。当长期濡养不足、加上长期垃圾壅滞，就会导致出现"酸、麻、痛、痒、木、胀"等症状表现。随着病情的不同，有些症状是一起出现，有些情况是单一出现的。

上面讨论的是"受邪"的情况。下面我们来看一下，身体在受邪的时候，会做出哪些反应呢？

当"肌肉层"某些区域受邪之后，身体就会随之加强对该处能量的聚集，以驱散入侵的外邪。在这个正气聚集的过程中，由于原本局部区域出现的壅滞，再加上新来正气的介入，也会导致该区域的"酸胀"的状态加重。当正气开始透邪外出的时候，该受邪区域，就会出现"皮肤潮湿""汗出"等表现。"皮肤潮湿"的表现，往往是常有的。而"汗出"的表现，则往往出现在"睡着"的状态下；或者睡着之后醒来，也会有继续"汗出"的表现。而且，这两个时间段（睡着、醒后）的"汗出"症状表现，往往是并不间断的。所以，在这里，就不能按照明清以后划分的"自汗是醒来的汗出""盗汗是睡着了的汗出"来划分，更不能仅仅就这个"汗出"时候病人的"寤、寐"状态，来定义"当前汗出的属性"。这个也太不靠谱了些。例如这里提到的"汗出"，就是在睡着到随后的醒来，"出汗"的"节奏"没有打断、"出汗"的"来源"没有改变、"出汗"的"机制"没有改变。那么，这个"汗出"在醒来的时候叫作"自汗"而睡着的时候叫作"盗汗"？显然是不对的。这里的"汗出"，不管是睡着的，还是醒来的，它都是由于身体抗邪导致的"自汗出"，是身体在自主"调和营卫"的表现。

这里的"汗出"，其实也是"营卫不和"的一种表现。再加上"阳明肌肉层"本身就"湿"多，所以在"阳明经层"病的时候，出现"自汗出"的表现，是很常见的。

大家不能看到仲景在《伤寒论》中，只谈到"桂枝汤"的那种"营卫不和"以及"当归四逆汤"的那种"营卫不和"，就认为"营卫不和"就只有这两种状态。其实，不是"没有"，只是仲景"没有谈"而已。

严格来说，"营卫不和"的表现，涉及面是很广的。有些"营卫不和"在表证；有些"营卫不和"却在脏腑。所以，不能以为"仲景没说就是没有"；而要根据"营、卫"的各自表现和属性，来认识这两者之间发生的不平衡。这种两者的不平衡，都可以称为"营卫不和"的。这里就不多说了，以后会在相关篇幅中详细讨论。

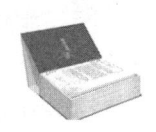

阳明热证

前面我们讨论了"太阳经层"受"寒"可能出现的"发热"情况。下面我们再来看看"阳明经层"在受"寒"的条件下，可能出现的"发热"情况。（注意：很多人以为这里的"发热"是"寒极生热"。这个观点是错误的。阳明的"发热"，是各个经层中最复杂的。但是，却与"寒极生热"基本无关。）

一、概述

"阳明经层"的发热，主要表现在两个方面。其一，手阳明经层；其二，足阳明经层。但是，由于这两者之间存在着很多共性，所以，这两个经层的发热，有些时候"发热"的表现会非常分明；而有些时候却又是"无法完全分割"出来哪个是"手阳明经层"的发热，哪个是"足阳明经层"的发热。

虽然在完全区分上，在有些时候存在难度。不过有一点好，就是两者的发热，在无法完全区分开来的时候，却又有"通治"的办法。

二、阳明发热

下面，我们就来具体讨论一下这个"阳明热证"。

（一）阳明病之"上下"

由于"阳明经层"的独特性，前面我们在说"阳明寒证"的时候也谈到过，"阳明寒证"之中，"手阳明经层"的症状和"足阳明经层"的症状，有很多"重叠"或"相似"之处。在讨论的时候，我们引进了一个新的概念——

"上下"。

其实，在"阳明热证"中，也有这种情况。而且更明显。

所以，讨论"阳明热证"，我们换一种方式来展开，则更容易阐述，也更容易理解。

"阳明热证"分为热势在"上"的"阳明热证"和热势在"下"的"阳明热证"。

这里的"上下"，依然是"阴阳层面"的"上、下"，不完全是物理位置上的"上、下"。

大家都知道，阳明热病，有两个在临床中常用的基础组方，即"白虎汤方"和"承气汤方"。

在这里，"白虎汤方"，就是常用来清理"阳明病"热势在"上"的。"承气汤方"，就是用来清理"阳明病"热势在"下"的。

这里，大家要注意一下，这里说的是"热势在上、在下"，不是"热邪在上、在下"。有些时候，热邪入侵"手阳明大肠腑"，"热邪"在下，其导致的症状，却有时是"热势在上"的表现。有些临床常见的"呼吸系统炎症"的高热，例如有些"肺炎高热"，一样可以使用"白虎汤"。而且，这种情况还比较常见。也就是说，我们今天临床常说的"肺炎""支气管炎"发热、高热，未必就一定是这个生理解剖上的"肺""支气管"的问题，有些就是"阳明热病"影响，或者是"阳明热病"的"移热"。原因很简单，肺与大肠相表里。所以，肺是很容易受到"大肠"邪热的影响的。此外，前面又说了，手足阳明在有些时候，是可以相互影响的。有些时候，"足阳明"的热邪，也一样可以影响到"肺"。这就是为什么很多现代临床肺系的高热，是可以从仲景的"阳明病"论治的原因。而且，效果也是非常好的。

（二）手足阳明的热证

阳明热证，虽然导致原因，以及其中的"转化"机制，是所有"六病"中最复杂的，但是具体到症状表现，却又是相对最简单的。

在"受寒"情况下，导致"阳明热证"的原因，无非就以下两种情况：其一，"太阳病"热势传入"阳明"；其二，"寒邪"在"阳明经层""化热"。

"寒邪"在"阳明经层"中"化热"，这个里面涉及的内容很多、很杂、很深。这里就不详细阐述了，大家只要记住一点，就是寒邪在阳明是可以化成"邪热"的。至于具体怎么转化的？就中医理论现有的内容，不足以解释。我

第五篇 寒邪入侵阳明经层

们能把很多道理阐述得非常清晰、非常透彻。但是这个里面的内容，我们也只是能够影影绰绰地看到一些东西，还没有能力讲明白。所以，大家就记住上面这句"寒邪，在阳明是可以化成'邪热的'"，临床就够用了。

好在，虽然"阳明寒邪化热"的机制非常复杂，但是最常见的"阳明热证"，就比较简单了。基本只有两种，也就是大家最熟悉的"白虎汤证"和"承气汤证"。

而这个"白虎汤证"和"承气汤证"的发热，相对于"太阳病"常见的"发热"来说，已经属于"里证"了。太阳在外，阳明在里。当然，这个只是相对而言。就人体而言，"太阳、阳明"这两个层，依然是"在表"。即使是这两个层的疾病已经发展到对应的"腑"，也只是"相对在里"，在"六层"中，依然属于"表"。很多人就把这个里面的"阳明腑证"当作了"绝对里证"。"绝对里证"，是"三阴脏病"。是属于"三阴经层"的。所以，不能看到"胃""大肠"都已经在肚子里面啦，还不是"里证"？是"里证"。但只是"相对里证"。它们俩，依然属"阳明经层"的统辖范围。而"阳明经层"才是区区"第二道防线"，是"第二个层级"而已。所以，仲景把它们依然归到了"表"的范畴。"阳为表，阴为里"。"阳明"不管从经到腑，都属于"阳"。所以，其依然在"表"。很多人被这个概念给绕昏了。其实这个就是"阴、阳"，很简单。"阳"就是在"外"。哪怕它的生理器官的位置在最里面，那只是在里面"卧底"而已；它的统属，依然是"在外、在表"的。

"白虎汤证"和"承气汤证"，此二者又可以分成"经热"和"腑热"两个不同深度的层。相对而言，"白虎汤证"属于"经热"；而"承气汤证"则属于"腑热"。

然后，两者就开始相互影响了。"经热"可以导致"腑热"；"腑热"又可以导致"经热"。而不管是"经热"还是"腑热"，都容易出现"高热"。两者再相互影响而出现"热势"叠加，这样一来，就会导致临床常见的"大热"。所以，在"阳明病"中出现"大热"的概率很大，很容易就会看到病人体温迅速冲击人体的"极限体温"。所以，相对于"阳明寒证"来说，"阳明热证"才是让人紧张的。不过，好在仲景早就给大家准备好了两份礼物，以备不时之需。这就是"白虎汤"和"承气汤"。下面我们就来分别讨论一下。

1. 手阳明的热证

一般来说，"手阳明经层"的"热证"，常见的也是由上面谈及的两个因素导致的。

一个是"太阳热邪传入手阳明";一个是"寒邪在手阳明化热"。

不管是哪种原因导致的"阳明热证",常见的还是以"白虎汤证"为主。手阳明热证即明清后人常说的"气分热"。其实这种"卫气营血"的划分,是不合理的。首先,气血何尝分离过?大家都知道,气为血帅、血为气母。气血没有一刻是可以脱离开的。那么,所谓"气分有邪"的时候,就能一点都不干涉到所谓的"血分"?你相信有这种可能吗?会刺血的医生一定知道,在太阳病,邪在"卫分"的时候,其实从"刺血"来看,病人的"血色"已经改变了。这是"血分"受影响了还是没受影响呢?"卫分"受邪,血色改变,显然是"血分"已经受到影响了。所以,明清流行的"卫气营血辨证"只能是一个比较粗略的划分。若用来"分层",表示受邪的深浅和程度,其实不如用一、二、三、四来分层更直白。更没有仲景用的经层分层精细、透彻。

2. 足阳明的热证

关于足阳明的热证,从发病机制到发病症状,和手阳明热证的发病基本类同。前面我们也说过,由于"阳明经层"的独特性,前面我们在说"阳明寒证"的时候也谈到过,"阳明寒证"之中,"手阳明经层"的症状和"足阳明经层"的症状,有很多"重叠"或"相似"之处。阳明热证也是如此。所以,在阳明篇里,我们除了讨论病理之外,格外强调的是"上、下"的这个概念。

(三)阳明发热的特点

下面我们来分别讨论阳明热证的情况。

1. 寒邪在"阳明"化热

这种情况,在临床很常见。这里的"化热",我们也习惯称之为"邪热"。

当"寒邪"随着"病势"的发展壮大,随着"传经",继续向里入侵,进入第二层防线(阳明经层),在某些原因和条件下,就会出现急剧"化热"的表现,导致病人开始出现"发热"的症状;并且随着"病势"的加重,病人很快出现"高热"。

所以,判断当前的发热是不是"邪热",有两个重要的参考点:一个是"热势"上升的速度;另一个是"热势"上升的程度。

一般来说,邪热导致的"高热",会很快从"低热区间"迅速上升到39℃以上,甚至到40~41℃的"高热区间"去,会出现口干、口渴、恶热(或烦热)等表现;甚者高热、神昏、谵语等。这时候,病人就会出现比较典型的"脉洪大"等症状。洪,是指脉势;大,是指脉形。脉形宽大,谓之"大";

第五篇 寒邪入侵阳明经层

脉势磅礴，谓之"洪"。我们常见的27脉，有些是描述"脉形"的，例如"大、小"；有些是描述"脉势"的，例如"洪、弱"；有些是描述"脉位"的，例如"浮、沉"等。也有些是可以表示几个状态的，例如"浮"脉，既可以表示"脉位"；又可以表示"脉势"，指脉有"上浮"的趋势（这种时候的"脉浮"，往往出现在"中部"或"沉部"，在中取或沉取的时候，脉象表现出一种"上浮"趋势。这个往往表示：病邪在向外转退、病势向好的方向发展。）所以，我们学脉，要学会看到文字的背后去。

在"寒邪"从"太阳"入侵"阳明经层"开始的时候，可能还会有明显的"恶风、畏寒"的表现。

但是随着"病势"的发展，很快就会出现"不恶风、不畏寒"的表现。这其中就是"病邪"正在从"太阳经层"进入"阳明经层"的过程。随着"恶风、畏寒"的逐步减轻，邪热越来越重，也就标志着"病邪"在逐渐"离开""太阳经层"进入"阳明经层"。当"病邪"离开"太阳"，全部进入"阳明"的时候，出现"高热"而"不恶风""不畏寒"等症状。

2. 热邪从"太阳"传入"阳明"

前面我们说过，当病邪在"太阳经层"的时候，会出现"郁热""化热"的表现。这是"太阳病"的发热。当病邪随着邪势的蓄积，开始向"阳明"入侵的时候，这个"热势"，也会随之入侵"阳明"，从而点燃"阳明热证"。这种情况，在临床也很常见。

这个时候的"热势"，就会明显变得比较炽张；病人的身体，就像火炉一样，坐到病人旁边，就能感觉到那种比较炽烈的热。尤其是小宝宝，出现这种高热的情况时，抱在怀里就像靠近烈炭的炉子，有一种比较"贼"的近似灼热的热感。这种热感，是"阳明病热病"以及"手厥阴少阴热病"所特有的表现。这里主要讨论"阳明邪热"。

一般"太阳"的"发热"，那种热感都是温温润润的样子，即使是同样"发热"到39℃。"太阳病"发热的39℃，和"阳明病"发热的39℃，不是一种感觉。"阳明病发热"的感觉，一般的都有些像三伏天靠近中午的太阳炙烤，有些生烈烈地扎人。而"太阳病发热"的样子，有些像春末初秋天正午的太阳，虽然一样是热，但缺少那种"贼烈烈"的感觉，更多的是温温润润的样子。

两者的"舌苔"和"脉象"上，区别表现也很明显。

当外邪开始从"太阳经层"进入"阳明经层"的时候，舌苔往往从"白

167

苔"或"薄黄苔",开始转"黄腻苔"或"黄燥苔";脉象也会从"太阳病"的"脉浮紧"转"脉浮促、浮数",发展到进入"阳明"之后,脉象从"脉浮数"转"脉浮大"甚至是"脉洪大"。

在病邪从"太阳"到"阳明"的不同阶段,脉象会表现出不同的变化。注意分辨这些舌苔、脉象的变化,可以及时发现疾病的发展和走向,可以为准确用药提供必要的临证依据。

三、阳明发热小结

总的来说,病邪在"阳明经层"出现的"高热",无非就这三种常见的状态。如下图所示。

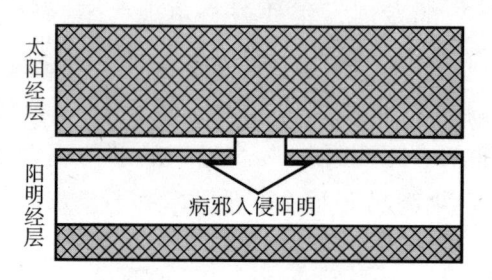

病邪完全入侵阳明示意

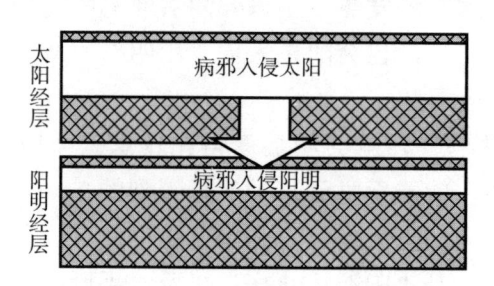

病邪从太阳入侵阳明1

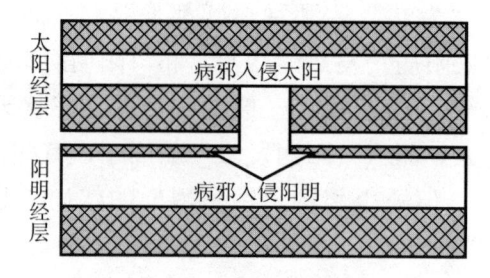

病邪从太阳入侵阳明2

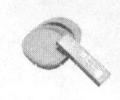

同时，这也是"太阳、阳明"病邪多寡的形势图。

第一种情况，"太阳经层"的"邪势"多，而"阳明经层"的"邪势"少。

第二种情况，"太阳经层"的"邪势"少，而"阳明经层"的"邪势"多。

第三种情况，"太阳经层"的"邪势"基本都进入"阳明经层"，太阳经层基本无"邪势"。

这就是"太阳→阳明"传经的常见情况。

一般来说，在第一种情况下，"太阳经层"的邪势比较多，而"阳明经层"的邪势较少的时候，可以出现以下几种情况。

其一，"太阳经层"没有化热、"阳明经层"没有化热。症状以寒证为主，以"恶寒"为表现，无热。

其二，"太阳经层"有"郁热""阳明经层"没有"化热"、没有"移热"（所谓的"移热"是指热邪从甲处移动影响到乙处的情况。这个词，也出自《黄帝内经》，在《素问·气厥论》中就重点讨论的是这种"移热"。例如"脾移热于肝"等。这个词，原来主要用于"脏腑之间的移热"；其实，在经络之间，也是存在这种"移热"的）。这时候的症状表现，属于"寒热型"。"太阳经层"有热，同时也会有"恶寒"的表现；同时"阳明经层"无热，主要还是以"寒象"表现为主，出现前面讨论过的一些肌肉痛、关节痛、牙痛等。

其三，"太阳经层"有"郁热"，并且这种"郁热"，随着传经，进入"阳明经层"导致阳明开始出现受"郁热"而引发的"化热"现象，从而出现"阳明经层"的"邪热"。这种时候，"热势"一般都会发展到39℃左右了。当然也有很少数情况，这个时候的"热势"依然不高。这个"热势"的高低，主要取决于"化热"的强弱。

其四，"太阳经层"的病邪，在"太阳经层"没有出现"热象"；然后在几乎完全入侵进入"阳明经层"之后，出现"化热"，导致"阳明经层"的大热。

总而言之，虽然这几种情况看起来很复杂，但是可以找到基本规律。

第一，太阳、阳明，都无热。那么继续是"寒证"的表现。这个前面已经讨论过了。

第二，太阳有热、阳明无热。这个前面也已经讨论过。

第三，太阳有热、阳明有热。

第四，太阳无邪，邪入阳明，出现大热。这里要注意，是"太阳无邪"，不是"太阳无热"。当"阳明大热"的时候，太阳也必然会受到影响，从而导致"太阳受热"的情况。

即使是"阳明"已经开始有"邪热"，但"热势"也一般不会太大。道理很简单，邪势较少，不足以支撑出现"大热"。这种时候，如果同时存在"太阳"发热，就会导致出现"太阳阳明"合病的发热。

四、治疗基础方

（一）阳明热证、热势在上的基础方一：白虎汤

阳明热证，热势在上。宜"白虎汤"。

传阳明，脉大而数，发热，汗出，口渴，舌燥，宜白虎汤。不瘥与承气汤。

白虎汤方

知母六两　石膏（碎）一斤　甘草（炙）二两　粳米六合

上四味，以水一斗，煮米熟，汤成，去滓，温服一升，日三服。（《伤寒论》）

在这条条文中，仲景说，在病邪传入"阳明经层"之后，如果病人出现"发热，汗出，口渴，舌燥"的症状，并且见"脉大而数"，这个就是病邪从"太阳病"转成"阳明热证"了。这里的"脉大而数"中的"大"，是描述"脉势"的。这种"阳明热病"的脉势磅礴洪大，如江水滚滚的那种势态。这里的"数"，是由于病人阳明的"寒邪化热"，出现心率加速的表现。这两种脉象合在一起，就是"阳明热病"的典型表现——洪大而急促。

这个时候，怎么办？仲景说，应该用"白虎汤"，来清理"阳明邪热"。下面我们就来看看这个"白虎汤"。"白虎汤"的组成很简单，仅仅四味药。按照大家熟悉的"君臣佐使"的观点来排列，则"石膏"是君药，"知母"是臣药，"粳米""炙甘草"为佐药。

1. 生石膏

在"白虎汤"中，必须要掌握的，就是这个"生石膏"，它是"白虎汤"的灵魂。在很多高热病人中，是不可或缺的宝贝。宋代以后，医药界开始流行药物的"替代"。例如用"荆芥+××"替代"麻黄"等（当然，这是很多人不能理解"麻黄"、不敢使用"麻黄"，折腾出来的一些歪道理。"麻黄"是其他药物不可以替代的）。这个"生石膏"其他药物不可替代。以前聊过，

说我有"四将"——麻黄、附子、生石膏、大黄。在临床危难之时，是可以救命的。所以，必须要真正掌握。

石膏：味辛，微寒。主治中风寒热，心下逆气，惊，喘，口干舌焦不能息，腹中坚痛，除邪鬼，产乳，金疮。（《神农本草经》）

生石膏：味甘，大寒，无毒。主除时气，头痛，身热，三焦大热，皮肤热，肠胃中膈热，解肌，发汗，止消渴，烦逆，腹胀，暴气喘息，咽热，亦可作浴汤。（《名医别录》）

好吧，同样一味药，在几千年前的认识，就开始打架了。一个说"味辛，微寒"；一个说"味甘，大寒"。但是，生石膏性"寒"，是肯定的了。前面我们也说过，"郁热"可以宣解（发之）。这种"邪热"则需要"清之"。这里运用的就是《黄帝内经》所谓的"热者寒之"。

这个"生石膏"，就是"阳明经层"邪热在"上"的专药。而这个"阳明经层"邪热在"上"的情况，就是明清温病学中所说的"气分"。

（1）"寒"：不管是"微寒"，还是"大寒"。在这里，寒，能"清热"就是了。大寒就清大热。

（2）"解肌"：前面我们在讨论"葛根汤"的时候就见过"葛根"的"解肌"。所谓的"解肌"，就是解开"肌肉层"的邪气。不过，与"葛根"不同的是，"葛根"偏解肌肉层的"寒邪"束缚；而"生石膏"偏解肌肉层的"热邪"燔盛。

（3）"发汗"：这个与"麻黄""葛根"给"寒邪"发汗外出类似。在温病、热病的治疗中，也常见到"汗出、热退、身凉"的祛邪状态。这就是给"热邪"以出路。上面"解肌"解的是个什么？就是把"阳明层"打开。开门干什么？给邪以出路。

（4）"（碎）一斤"：现在药店的"生石膏"都已经打碎成小块的晶体，甚至已经粉碎成末了，这个状态更容易煎煮出药力。毕竟石膏是矿物质，大石头一块，不敲开打碎，不容易煎煮透，就难出药力的。至于分量，也不是绝对的。我们在临床，有一次只用60克的；也有一次用600克的。用量的多少，还是根据病情、病势来判断，中病即可。

2. 知母

知母：味苦，寒。主消渴，热中，除邪气，肢体浮肿，下水，补不足，益气。（《神农本草经》）

"补不足，益气"，知母"苦寒"，寒以清热，苦以坚阴。所谓的"补不足"，是补益"阴气"（益气）。在"白虎汤"中，"知母"的作用，类似于"麻黄汤"中的"桂枝"，主要是用于"安正"的作用，以弥补由于"阳明大热"造成的一系列的阴津阴气的消耗和亏损。

关于"知母"的运用，在明清有很多发展，涉及面也比较广。但是，在这里我们只要掌握"知母"在"白虎汤"中的基本作用就行了。在我们说的仲景的基础阶段，够用了。

3. 粳米

粳米，主产于江南。多以食用。略偏凉，可以补中益气，偏养脾胃阴气。李时珍说："北粳凉，南粳温。"其实江南的粳米，未必偏温的。仲景在"白虎汤"中使用粳米，并且是在用法中强调"以水一斗，煮米熟，汤成"，这明显是取粳米"米汤"。可见主要是用来滋养濡润"阳明"由于邪热受损的"阴津"的。

4. 炙甘草

关于"炙甘草"，我们在"麻黄汤"中已经具体讨论过。可以参看相关内容。大家都知道，"白虎汤"是一个比较"寒凉"的组方。仲景在这里使用"炙甘草"，也有顾护"脾胃中土"的作用，不至于过寒而损伤"阳明的阳气"。当然，如果病人的病势比较重，这里的"炙甘草"，也是可以改成"生甘草"的，在临床使用，效果也很好。但是，就需要注意，由于这样组合的药力过于寒凉，所以，中病即止，不能过量导致出现"阳明阴寒"。

关于"白虎汤"的运用，这里强调两点。

其一，在初级阶段，需要重点掌握的药物——"生石膏"。"生石膏"是"白虎汤"的灵魂，这四味药中，失去其他任何一味药，都可以叫"白虎汤"加减方，但是，少了"生石膏"，就不再叫"白虎汤"了。就像"麻黄汤"少了"麻黄"，就不能再叫"麻黄汤"一样。

其二，"白虎汤"是"阳明经层"热病的重要用方，在临床很常用。一般来说，当从四诊的信息中发现，病热的发热已经开始从"郁热"转化成"邪热"（化热）的时候，即可考虑使用"白虎汤"。"邪热"的表现，前面已经讨论得比较具体了，这里就不再赘述。可以回头再看一下。

（二）阳明热证、热势在上的基础方二：麻黄杏仁石膏甘草汤

上面，我们在"阳明化热"里面的三张图中，标示出来病邪从"太阳"进入"阳明"的三种情况。在这三种情况中，如果是"寒证"，我们前面在"阳明寒证"中已经讨论过了；这里我们再讨论一下此处的"热证"的表现。

第五篇 寒邪入侵阳明经层

在这三种图中，如果是"热证"的表现，那么，下面的这个"病邪完全进入阳明"的情况，一定会出现"阳明经层"热势在"上"的情况，这个也就是使用"白虎汤"的时机；当然，如果已经出现"阳明经层"热势在"下"的情况，则需要选择使用"承气汤方"。

这里，我们重点来关注前面的两张图。"热邪"从"太阳"部分进入"阳明"的情况。这个时候，就容易衡量入侵进入"阳明"热势的多少，来分别计算。

1. 病邪的热势，大多还是在"太阳经层"，进入"阳明经层"的热势还很少

这种时候，如果病邪的主体还在"太阳"，虽然已经导致了"太阳阳明"的合病。但是"阳明"受邪还很轻微、邪势不重的前提下，就可以暂时不用考虑"阳明"病邪的用药。直接使用"太阳经层"的用药组方，把病邪直接从"太阳经层"驱散出身体就行了。当"太阳经层"邪势，向外溃散的时候，入侵进入"阳明经层"的邪势，就会由于没有后援的力量而随之回退到"太阳经层"。用什么？"太阳郁热"，用"麻黄汤"。

我经常用"大蛇"来描述"病邪"在"传经"时的所在和情况。这种情况，"病邪"这条大蛇，主体盘踞在"太阳经层"，随着邪势的入侵，大蛇慢慢把蛇头探入"阳明经层"。这个时候，由于入侵到"阳明"的不多，造成的影响可以忽略；那么我们就直接从"太阳"把这个蛇身从"太阳"扯出去，那么，"阳明"的蛇头，自然也就会随之退入"太阳"，并且进入"太阳用药"的攻击范围，然后也会被一鼓作气地驱出体外。

这种方法叫作"拖"。

能明白这一点，相关的很多东西，就变得简单了。例如为什么我们反对感冒的病人泡热水澡或者蒸桑拿。因为这种"外力"，是"从外向内"发力的。不仅达不到"洞中拔蛇"的效果，还很容易把大蛇"向里推进"到更深的区域去。轻则加重症状；重则出现大病、坏病。所以，大家在日常生活中可以看到感冒的病人泡热水澡后，能治好的极少；加重的很多。

这种情况，仲景在《伤寒论》中也提及了很多。不过他说的不是泡澡、不是蒸桑拿，是"被火"，就是烤火的意思。由于"烤火"这种"外力"的介入，导致病人出现变证和变化，仲景称为"火劫""火迫"。

现在能明白了吧？病人生病了，需要借用"外力"来帮忙。但是，这个

173

"外力"的作用方向，要注意。你看我们前面的用药方向，从体内向"外"的，是拉着蛇尾巴、蛇身，向外拔，然后扔出去。如果"外力"的方向用反了，你对着蛇尾巴向里踹一脚，大蛇就会很容易随着这一脚的力，向里入侵得更深了。

2. 病邪的热势，虽然还有的在"太阳经层"，但进入"阳明经层"的热势也已经很多了

这种时候，我们再用上面的那种办法，单在后面拽蛇尾巴，就拽不出来了。因为大蛇的身体，大部分都跑到"阳明"去了，"太阳"的已经不是很多了，现在单用"太阳经层"的向外攻击，收效不大。怎么办？

很简单。在"阳明"再迎头给它一棒子。从正面"阻击"大蛇的继续深入。这个叫作"截"。是拦截病邪继续深入去路的常用方法。

迎头一棒子，把大蛇给打回去，再在"太阳"向外"拔"。这样就形成了一个"里层向外，外层再向外"的合力。

这条大蛇，从"太阳"这个房间，找了个通道，溜进里面"阳明"这个房间，导致一大部分在"阳明"的房间里，一小部分在"太阳"的房间里。现在怎么办？前面说了，在"阳明"的，让"阳明"的人给它迎头向外打；在"太阳"的，就让"太阳"的人拖着尾巴向外拉。

"太阳"的房间，用谁？这种伤寒"郁热"，用"麻黄汤"。

"阳明"的房间，用谁？这种"阳明"的"化热"，前面说了，用"白虎汤"。

这样，这种"太阳、阳明"合病的情况，所需要的这个力量组合，不就很明显了吗？"麻黄汤"+"白虎汤"。

"太阳"的房间里，病势已经不太多了，所以"麻黄汤"的用量，自然不必像病邪这条"大蛇"单独在"太阳"邪势那么强大的时候，用那么大力道的"麻黄汤"。

"阳明"的房间里，大蛇也不是最强盛的时候，所造成的"热势"也没有大蛇单独在"阳明"的时候那么炽烈。所以，"阳明"的用药力量，也就没必要那么大。

那么，根据上面的分析，我们就知道，在这个"太阳阳明"合病的时候，应该使用什么？一部分的"麻黄汤"的药力，一部分的"白虎汤"的药力。这个是"麻黄白虎各半汤"的节奏？

我们看看仲景的组方中，有没有这种药力的方？

还真有的。"麻黄杏仁甘草石膏汤"，正是这种"麻黄汤"和"白虎汤"减半的合方。不仅有，而且用在我们讨论的这个"太阳阳明"合病热势在"上"的情况，效果非常好。下面我们就来看看这个"麻杏石甘汤"。

麻黄杏仁甘草石膏汤方

麻黄（去节）四两　　杏仁（去皮尖）五十个　　甘草（炙）二两　　石膏（碎，棉裹）半斤

上四味，以水七升，先煮麻黄减二升，去上沫，纳诸药，煮取二升，去滓，温服一升，日再服。（《伤寒论》）

其实，这个方子，没什么可说的。几味药，大家都认识；前面也都讨论过。用法也没有改变。

"麻黄""杏仁"，这是"麻黄汤"的一半，是负责把病邪从"太阳"向外拉的。

"生石膏""炙甘草"，这是"白虎汤"的一半，是负责从"阳明"迎头痛击的。

所以，"麻杏石甘汤"仲景是用在"太阳阳明"合病的。可怜很多人，困在仲景的条文中，看到"麻杏石甘汤"，就认为这个是仲景"治喘"的。

仲景说："汗出而喘，无大热者，可与麻黄杏仁甘草石膏汤主之。"

但是，反过来，从这一句中推导出这个"麻黄杏仁甘草石膏汤"是治喘的要药。这就是"逻辑"上的错误了。华佗能治疗"儿科痘症"，这句话的逻辑没错；但是反过来在推导成"华佗只能治疗儿科痘症"，逻辑就有问题了。同样的道理，"麻黄杏仁甘草石膏汤"可以治这个"汗出而喘，无大热者"，就可以反过来说"麻杏石甘汤"只能治疗这种"喘满"？

仲景的这条，究竟是在什么条件下导致的？我们会在后文中详细讨论。这里只是提出来，这个"麻杏石甘汤"，不仅仅是可以治疗仲景所说的这种"喘满"，同样还可以用来治疗"太阳阳明"合病热势在"上"的症状。而这个，才是"麻杏石甘汤"的真正组方用意。刘备不仅可以三分天下，做一国君主；同样人家也能客串一下"卖草鞋"。你能看他在"卖草鞋"，就确定人家只会"卖草鞋"？

这是"太阳阳明"合病，热势在"上"的用药情况。

其实，在"太阳阳明"合病，寒势在"上"的用药情况是什么？前面也讨论过，"葛根汤"就是了。

（三）阳明热证、热势在下的基础方：承气汤

阳明热证，热势在"下"，有一个典型的表现——大便燥结（或者向大便燥结的趋势去发展）。所以，当热势入"阳明腑"之后，即可随着病势的趋"下"而酌情使用攻下的方法，使热邪、热势，直接从大便泄出。这个，就是中医常用祛邪三法"汗、吐、下"中的"下法"。前面我们在"麻黄汤"系列讨论中，研究的是"汗法"。这里我们再来随着病势的入里发展，研究一下常用的"下法"。

仲景在伤寒中，关于"阳明热证"热势向"下"的情况，根据"病势"的轻重、"邪结"的程度，分别给出了"承气汤"的三个变化方剂，分别是"调胃承气汤""小承气汤""大承气汤"。

在"阳明病"，热势从"上"向"下"入侵的时候；或者邪势直接从太阳传入"阳明""下"的时候，就很容易出现"承气汤证"。

我们先来认识一下这三个承气汤的组方和用法。

调胃承气汤方

大黄（酒洗）四两　芒硝半斤　甘草（炙）二两

上三味，以水三升，煮二物至一升，去滓，纳芒硝，更上微火一二沸，温顿服之。

小承气汤方

大黄（酒洗）四两　厚朴（炙，去皮）二两　枳实（炙）三枚

上三味，以水四升，煮取一升二合，去滓，分温再服，初服更衣者，停后服（一作初服汤，当更衣），不尔者，尽饮之。若更衣者，勿服之。

大承气汤方

大黄（酒洗）四两　厚朴（炙，去皮）半斤　枳实（炙）五枚　芒硝三合

上四味，以水一斗，先煮二物，取五升，去滓，纳大黄，更煮取二升，去滓，纳芒硝，更上微火一两沸，分温再服，得下余勿服。（《伤寒论》）

在这个系列中，以"调胃承气汤"治疗的热势相对最轻、症状最轻、邪势最"上"的；"大承气汤"治疗的热势最重、邪势最重、燥结最重；"小承气汤"所治病证则诸项略小于"大承气汤"的表现。

在"承气汤"系列中，我们看到三者的核心用药是"大黄"。

可知在"阳明邪热"，热势在经、在"上"，多以"生石膏"清其热；"阳明邪热"，热势在腑、在"下"，则多以"生大黄"攻逐，因势利导，给邪以去路。

1. 生大黄

前面说过，我有四将，麻黄、附子、石膏、大黄。

前面已经讨论了"麻黄""生石膏"，下面，我们结合这个"承气汤"来说说"生大黄"。自从学仲景的东西以来，在使用"大黄"的时候，也越来越喜欢使用"生大黄"，而很少用（基本不再用）"制大黄"。

大黄：味苦，寒。主下瘀血，血闭，寒热，破癥瘕积聚、留饮、宿食，荡涤肠胃，推陈致新，通利水谷道，调中化食，安和五脏。（《神农本草经》）

大黄：大寒，无毒。平胃下气，除痰实，肠间结热，心腹胀满，女子寒血闭胀，小腹痛，诸老血留结。（《名医别录》）

这里涉及"大黄"的作用比较复杂，我们先把仲景用在"承气汤"系列中的内容整理一下，"苦、寒""下闭""破宿食""荡涤肠胃""推陈致新""通利水谷道""调中化食""安和五脏""平胃下气""肠间结热"等。

下面我们来看看这些作用的意思。

（1）"苦、寒"：大家都知道，"酸收""苦泄"，仲景在"承气汤"系列中，使用"大黄"，就是用其"苦泄"的作用。泄什么？泄的是"实"。能明白这个，很多东西就明白了。"下闭""破宿食""荡涤肠胃""推陈致新""通利水谷道""调中化食""平胃下气""肠间结热"等，都是因为有这个"实"的表现。"寒"能清热，"阳明经层"里出现的"小热""大热""潮热""微热"等，这些"热"，基本都是"实热"。这种"实热"，是需要使用"热者寒之"的用药方针的。

（2）"下闭"：下，是攻下、通下的意思；闭，是瘀堵（或瘀阻）不通的意思。这个大家都明白，但是里面的含义就广了。例如这个"闭"，在"胃肠道"，可以用不？可以。这个"闭"，在"膀胱"，可以用不？可以。这个"闭"，在"盆腔""胞宫"，可以用吗？可以。所以，"大黄"不仅在内科中是宝贝；在妇科中也是宝贝。

（3）"破宿食"：这个其实也是后面"荡涤肠胃"的一方面内容。"宿食"在胃肠，则会壅滞化热，可出现呕吐、腹泻、发热，以及胃中不和等症状。这里的"荡涤肠胃""推陈致新""调中化食""平胃下气"，都含有这方面的内容。在"承气汤"系列中的"调胃承气汤"，用的就是类似这部分的作用。

（4）"荡涤肠胃"：这个是冲洗、荡涤肠胃中垃圾的意思，也是"泻实"。

（5）"推陈致新"：这个有两层意思。一个是前面"荡涤肠胃"的意思；还有一个是"破瘀下血"的意思。在《伤寒论》中，仲景使用的"抵当汤（丸）""下瘀血汤""桃仁承气汤"等，都是用"大黄"来破瘀下血的。所谓的"推陈"，就是把存积的、陈旧的东西推荡掉；所谓的"致新"，就是破旧生新。

（6）"通利水谷道"：这个大家要拆分来看："通利水谷道"，是"通利谷道"和"通利水道"的意思。"谷道"，就是"胃肠道"；"水道"，在这里指的是"膀胱"。上面提到的仲景使用的"抵当汤（丸）""下瘀血汤""桃仁承气汤"等，都是用"大黄"来破瘀下血的，就是邪热导致瘀血凝结在膀胱（热结膀胱），通利水道的。

（7）"调中化食"：这个和上面的"破宿食"意思接近。所谓的"调中"，其实就是"调胃"的意思。

（8）"平胃下气"："平胃"也还是"调中"的意思。"下气"，这个需要强调一下。这个"下气"，是"理气"的意思。所以我们以前也说过，"大黄"也是"理气药"。不能仅仅看到它"攻逐、破瘀"，它还是一味很好的"理气药"，用好了能解决很多问题。前面我们说了，仲景的"麻黄汤"中，有两味"理气药"，一个是"麻黄"，这是疏理"肺气宣发"的宝贝；一个是"杏仁"，这是疏理"肺气肃降"的宝贝。这里我们再解释一下"生大黄"，这个是疏理胃气、中焦气、上焦气等"通降"的宝贝。尤其是一些由于中焦脾胃之气壅滞，导致腑气通下障碍的一些症状，例如嗳气、嗝逆等。可以单用，也常和"厚朴"等配合使用。所以说，"生大黄"虽然被称为"将军"，但其不仅仅只会勇武攻伐（攻逐），做一些穿针刺绣的活儿（理气），也是很擅长的。把这些都作为基础掌握了，就能明白仲景的"脏腑用药式"。

（9）"肠间结热"：现在常见的"肠炎""结肠炎""肠粘连""肠梗阻""阑尾炎"等，很多都是可以使用这个"生大黄"的。当然，仲景的这个"阳明腑实证"也是适用的。在这里，"大黄"的"清热""理气""通降"等作用，都能得到完美的发挥，效果显著。

2. 厚朴

厚朴：味苦，温。主中风，伤寒，头痛，寒热，惊悸，气血痹，死肌，去

三虫。（《神农本草经》）

厚朴：大温，无毒。主温中，益气，消痰，下气，治霍乱及腹痛，胀满，胃中冷逆，胸中呕逆不止，泄痢，淋露，除惊，去留热，止烦满，厚肠胃。（《名医别录》）

厚朴是一味很常用的药，一般用在上焦、中焦的一些疾病中，如常见的"宽胸降气""降逆止呕"，主要取用的就是厚朴的"下气"的这个作用。所以，一些"胸腹胀满""咳嗽咳痰""胃气上逆""通降阳明"等都常选用。

仲景在"承气汤"系列中使用厚朴，也主要是取其"下气"的作用。此外，还有借助厚朴"厚肠胃"的能力，来保护肠胃，避免在大黄的大力攻泻之下，导致的肠胃损伤。

我们在使用厚朴的时候，如果考虑降"肺气"和"大肠气"来配合的时候，也常在组方中加入"杏仁"来辅助"厚朴"的降气。这两者常配合使用。

3. 枳实

枳实：味苦，寒。主治大风在皮肤中如麻豆，苦痒，除寒热，热结，止痢，长肌肉。利五脏，益气，轻身。（《神农本草经》）

枳实：味酸，微寒，无毒。主除胸肋痰癖，逐停水，破结实，消胀满、心下急、痞痛、逆气、肋风痛，安胃气，止溏泄，明目。（《名医别录》）

枳实也是通降三焦之气的常用药。一般多用在"阳明"的辅助降气，如承气汤中。其实，枳实的主要作用对象，是厥阴肝，柴胡和枳实（枳壳）都是可以疏理"肝气疏泄"功能的。

此外，枳实破结的能力是非常强的，一些由于气机壅滞形成的"气结""痞块"，甚至一些肿瘤等，也常在组方中使用"枳实"，来加强"破结"的作用。这些内容，以后在相关的章节中再详细展开讨论。

4. 芒硝

朴硝：味苦，寒。主百病，除寒热邪气，逐六腑积聚，结固留癖。能化七十二种石。

消石，味苦，寒。主治五脏积热，胃胀闭，涤去蓄结饮食，推陈致新，除邪气。（《神农本草经》）

芒硝：味辛、苦，大寒。主治五脏积聚，久热、胃闭，除邪气，破留血、腹中痰实搏结，通经脉，利大小便及月水，破五淋，推陈致新。（《名医别录》）

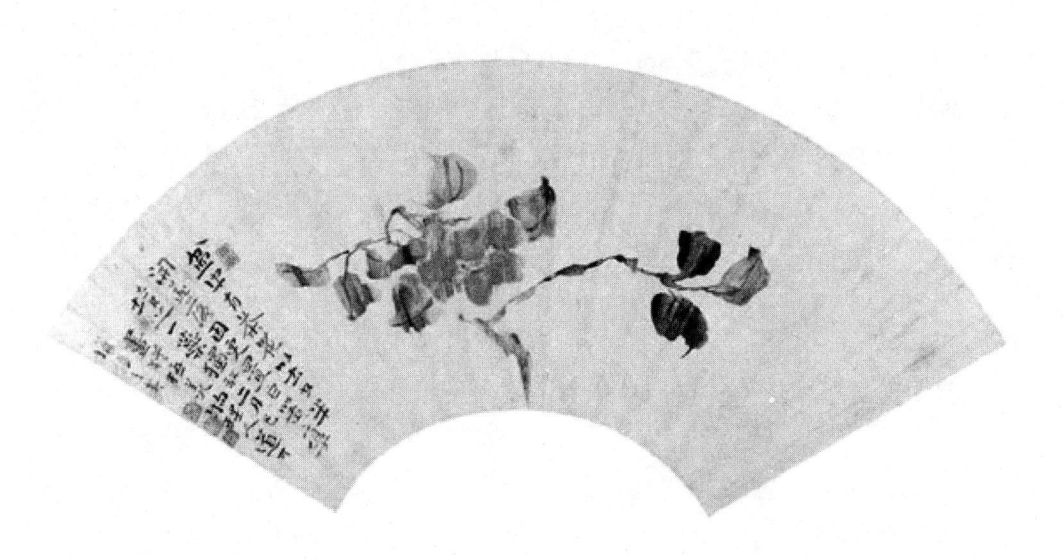

医道宗源（二）
走进仲景"脏腑用药式"

芒硝，实话实说，我没有用过。所以，个人谈不上任何经验和体会。读者可以参看一些历代本草的阐述。

个人在30年的临证中，基本没有遇到必须使用"芒硝"才能软坚攻下的情况，即便是燥结成如羊粪的时候，合理使用大黄、厚朴、枳实等基本也就够用了。包括到大热、神昏、谵语、循衣摸床的情况需要攻下的，也就在组方和用量上加以调整，也达到了把人救回来的目的。所以，我们说，学习仲景的学术，关键在于"明理"。组方用药，不是一成不变的。临床用药，在于计算整体组方的药力、计算病势，药力够用就行了。组方中，可用可不用的用药就不用。这样的组方就会更精简、更明晰。

医道宗源（二）：走进仲景"脏腑用药式"

第六篇 太阳阳明的发病脉络

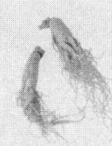

当病邪进入太阳经层，疾病的发展演变方向有很多种可能。对这些发展和转归的探讨是张仲景最核心的理论，通过对它们的"理、法、方、药"的展示，呈现的是仲景"脏腑经络用药式"，是《伤寒论》的精华。

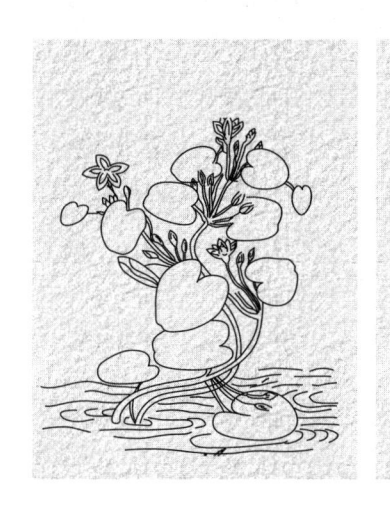

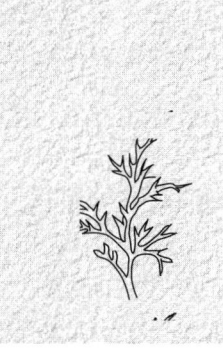

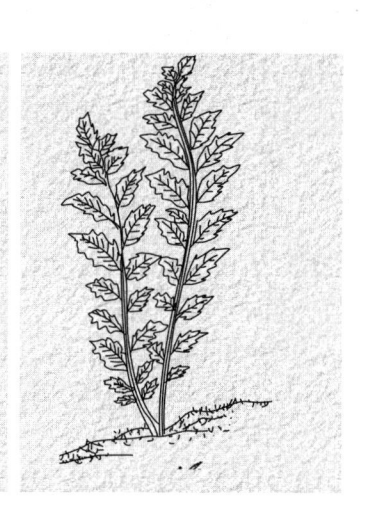

太阳经层

当"寒邪"进入"太阳经层"的时候,我们前面的"太阳伤寒"部分已经涉及,并讨论了很多,并且重点论述了仲景在这个阶段使用的一个重要方子——麻黄汤。

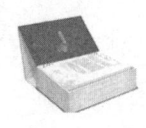

麻黄的用法

关于"麻黄汤"的方解,前面我们已经详细讨论过了。这里要说的,也是大家需要铭记的,就是仲景对这个"麻黄汤"的用法。

前面我们在讨论"麻黄汤"的时候,就说过了,在"麻黄汤"中,最重要的是认识组方两味药:一个是麻黄,一个是杏仁。

用"麻黄"的作用是什么?是"解表""散邪""开腠理"。让从外入侵进来的寒邪,可以沿着这条通路,再散出体外去。

其实,你看我们在整理上面"寒邪在'太阳经层'走向"的图表的时候,就会看到,当人体比较壮盛的情况下,即使偶有入侵的寒邪,也会随着其人正气的恢复,被重新从"太阳经层"赶向"腠理层",然后向外解散。这是身体正常状态下的一个正常的"抗邪"反应。

所以,我们在临床的时候,也会学习或者帮助人体完成这种自身向外抗邪、向外排邪的生理功能。即当身体触冒外邪,需要向外宣散、透出的时候;由于身体在某些原因下,不能完成这种自身"散邪"任务时,就需要我们人为地通过"外力"的介入,来帮助身体完成这种抗邪、散邪的任务。所以,请一定记住。我们的"外力"介入,是辅助,不是代替。

现在我们再来分析一下,在人体正常的时候,这个"祛邪外出"的工作,主要是由谁来完成的呢?是"卫气"。

那么,这个"卫气",是从哪里安排过来的呢?是从"肺"。

第六篇 太阳阳明的发病脉络

这些内容，我们已经在前面的相关卫气篇，以及"太阳病"等篇中，都详细讨论过了。如果印象不深，可以回头再看看，加深理解。

在我们人体的正常生理上，"卫气"的循行，是和"肺气"的"宣发"，有着紧密的联系。而且，"肺气"的"宣发"，本身也是开泄腠理、祛除外邪的一个重要力量。

所以，不论是"卫气"的正常循行、抗邪，还是"肺气"的正常的"散邪"，都依赖于一个根本的因素——肺气的"宣发"。

注意了，这里已经开始涉及"脏腑气机"的运用了。这个是最本真的东西，也是仲景伤寒中常用的东西。所以也是我们希望重点推介的东西。仲景对用药的理解，未必就是大家日常见到的那种"某药（某方）治疗某病"的路子。而是利用一些简单的药力，去影响、去改变病人脏腑的气机循行，让它能够重新回到正常的状态中来。气机恢复了，症状自然就消除了。

回来。当肺气的"宣发"，受到影响（或制约）的时候，怎么办？想办法恢复肺气气机的"宣发"就好了。

用什么？仲景用的是"麻黄"。

大家不要把注意力，全部放在"麻黄"的主治、功用上去了啊。

我们重点推介的，仲景在这里，用"麻黄"，用的就是借助"麻黄"来恢复"肺气宣发"的功能。

所以，凡是仲景觉得需要使"肺气的宣发"得到恢复的时候，仲景基本都是使用"麻黄"来达到目的的。这个区间，不仅仅在"太阳病"（太阳经层），而是在人体从最外的"腠理层"，到"太阳经层"，到"手太阴经层"，甚至到"肺"，只要是"肺气的宣发通道"受邪导致壅滞不通畅的时候，就可以使用这个"麻黄"，来帮助恢复。

根据这样的描述，我们常见的哪些疾病比较符合呢？

"腠理"→"太阳经层"→"手太阴经层"→"肺"，这个发病方向，常见吗？我们日常的"风寒感冒"，病邪就是这种发展的表现。而这个"风寒感冒"，其实就是"伤寒"的一种表现。

下面，我们就循着这条方向，来跟着病邪的入侵脚步，来详细查看仲景的用药理论。

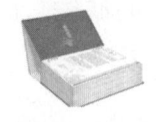

用药理论

一、受寒

寒邪入侵"腠理",病人开始出现轻微的"恶寒"表现。这个时候,就是病邪已经上身了。

受寒,其实是个很简单的事情。很多人说,你看我穿得也不少,也没到很冷的地方去,也没感觉到冷呀,怎么就"受寒"了?其实不然,有时候,就一阵冷风拂过,只要你出现毫毛直立、皮肤慄起,这个时候其实你已经在这一瞬间,就受寒了。有时甚至连这些表现都没有,突然出现头皮不舒服、后颈不舒等,这时也受寒了。受寒,有时候就是几秒钟的时间,根本不需要多久的时间。

《黄帝内经》中说:"邪之所凑,其气必虚。"说的就是,在病邪得以入侵进入"腠理"的那一刻,必然是"外邪"的实力,大于"正气"的防御能力。所以,外邪才能成功入侵,出现"病邪入客腠理"的表现,这个过程,是很快的。

在寒邪入客腠理之后,随着邪势的轻重,表现也是不同的。最轻的,几乎没有任何症状和感受。然后,就会由于腠理被外邪的入侵,导致人体"卫气"和"肺气"的循行通道受阻,从而导致"卫气"和"肺气"在"腠理层"出现"壅滞"的情况。再由于"卫气"的阳属性,当"卫气"出现积压和壅滞的时候,这些壅滞区域的"卫气",就会由于能量的聚集,而出现"热象"。这个"热象",在轻的时候,表现为"浮躁";在重的时候,就会表现出"发热"的症状。从"浮躁"到"发热",这其中的表现程度,是由外邪壅滞的情况,以及病人卫气"被阻滞的总量"决定的。

二、"传变"

这个时候,入客的寒邪,随着入侵的深入,会出现两个方向的选择:其一,就是腠理下面的"太阳经层";其二,就是沿着"肺气"连接"皮毛、腠理"的通道,向"手太阴经层"或"肺"的方向。

由于这两个入侵方向的不同,所导致的结果,自然也是不一样的。向"太阳经层"入侵的病邪,就会导致仲景《伤寒论·太阳病》篇中的一些症状表现，例如前面我们讨论过的。

太阳病，或已发热，或未发热，必恶寒，体痛，呕逆，脉阴阳俱紧者，名曰伤寒。

太阳病，头痛，发热，身疼，腰痛，骨节疼痛，恶风，无汗而喘者，麻黄汤主之。

太阳病，脉浮紧，无汗，发热，身疼痛，八九日不解，表证仍在，此当发其汗，麻黄汤主之。（《伤寒论》）

虽然仲景在《伤寒论》中讨论寒邪入侵"手太阴经层""肺"的情况相对很少。但是，这个在临床上却极为常见，例如常见的"肺炎""咳嗽"等呼吸道症状，病邪作用的就是在"肺"或者在"太阴层"的。所以，我们也应该重视这些仲景没怎么讨论、却现实存在的范畴。

在寒邪入侵"手太阴""肺"的方向的时候，两者的入侵通道，基本是一致的。都是循着"肺气"从肺连接"皮毛""腠理"的通道入侵的。由于这条通道，是"肺气""卫气"从脏腑出来的主要循行通道。所以，当这个通道被寒邪入侵的时候（尤其是入侵邪势较重的时候），就必然会严重阻碍"肺气"和"卫气"在单位时间内可以通行外出腠理的总量。这样，就会导致这条通道之中"肺气"和"卫气"的严重壅滞。

而当通道中的"肺气"和"卫气"出不去的时候，又势必影响到"手太阴"与"肺"中后续的气机壅滞。所以，寒邪在这个方向上的入侵，就容易导致病人出现"咳嗽""胸闷""气喘""发热"等呼吸道的症状。所以，随着寒邪的入侵，在两个方向上的不同，出现的症状也是不同的。

向"手太阴""肺"方向入侵的，会出现"咳嗽""胸闷""气喘""发热"等呼吸道的症状。

向"太阳经层"入侵的，则会出现"恶寒""发热""身痛"等症状。

而这两个方向的入侵，往往又不是各自独立的，而是相伴同时（或者先后）发生的。

所以，我们在自己出现受寒感冒的时候，常见的就是这两大类的症状会综合出现。有受寒感冒经历的，应该对这个都会亲身体验过。

三、"手太阴"问题辨析

那么，这里面的问题就出来了，你看仲景在《伤寒论》中，讨论过"手太阴"的问题吗？没有。

你看仲景《伤寒论·太阴病》中，有这个手太阴的问题吗？显然也没有。

是仲景忽略了吗？当然不是。仲景把这些"手太阴经层"、部分"肺"的问题，归入了"太阳病"篇中了，而且涉及的量，也很少。

这说明了什么？说明两点。

其一，所谓《伤寒论》的"六经辨证"，并不是真的"六经辨证"。而是以"六经"为依托的"六个大的层"的辨证，是"六个大的体系"。而不是具体到"某经"的。例如"太阳病"，并不是完全指"足太阳膀胱经"的发病；当然也不全是"手太阳小肠经"的发病。而是指以"足太阳膀胱经"为依托的，覆盖整个"腠理层""肌肤层"、肌肤下层部分"肌肉层"（这个已经跨入"阳明"的范畴）、"手太阴经层"，以及部分"肺"系、"膀胱腑"等的一个大的体系范畴。

所以，把"太阳病"等同于"足太阳经发病"，是错的。

那么，也就由此导出"太阳病"是"六经病"的观念，是错的。

如此，由此得出的所谓"六经辨证"的立论，自然也是错的。不是"六经辨证"，而是"六大体系辨证"。

所以，"太阳病"，不等同于"太阳经病"，而是"太阳体系"的发病。是一个多领域的问题，不单单只有"太阳经"。

为了避免这种观念模糊，我们称这种为"太阳病"，就是"太阳经层"的发病。这也就是仲景在《伤寒论》中讨论的所谓"六经病"和《黄帝内经》中所讨论的"六经病"存在很多方面的差异的原因。《黄帝内经》中的"六经病"，是六经本经自病所导致的情况，是真正的"六经病"。后人认为的所谓"仲景六经病"，只是"六大体系"的发病。而且，仲景本来就没有所谓的"六经病"的概念。这个"六经病"的概念，是后人提出来的，然后又把自己绕晕了。

其二，所谓的"太阳病"，并不见得就是单纯"太阳经层"的病候。很多情况下，都是"太阳"与其他某些经层的"合病"。这个很重要。仲景的《太阳病》篇中，涉及"合病""并病"的情况很多，有些明文标注出这是合病、这是并病；而更多的，是没有标注的。在临床，绝对意义上的单独某一个经层的受邪，是并不多见的。尤其是发病几天之后，更是会多方涉及、牵连甚广。其他不说，你就看上面讨论过的这条："太阳病，头痛，发热，身疼，腰痛，骨节疼痛，恶风，无汗而喘者，麻黄汤主之。"在这条条文中，只是仅仅有"太阳经层"的症状吗？果然没有"手太阴经层"的问题？没有"肺"脏本身气机的问题？都是有的。但是，这些问题的主要根源，还是在"太阳经层"的

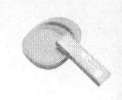

外邪壅滞（这里可以是"寒邪"，也可以是寒属性的"风邪"，两者都能导致这种情况的出现。）所以说，仲景所说的"太阳病"，不见得就完全是"太阳经层"的发病。

归结以上两个讨论，我们可以总结出两个观点。

其一，仲景的"伤寒论"，只是用六个"经层"来归纳六个大体系的发病情况。

其二，仲景虽然已经谈到了很多，但是没有谈及的更多。这本《伤寒论》只是一个最基础的大框架而已，并不是所有发病的全部内容。仲景只是教会你，用这"六大体系"，来归类各个疾病的范围。而在临床上遇到的各种问题，大多是能分属在这六大体系之中的。

所以，不仅要学会仲景谈到的内容。更要学会从仲景谈到的内容之中，认识更多仲景没有谈到的内容。

其三，"太阳病"寒证的首选用药"麻黄汤"，其实就是恢复"肺气气机"。

（一）"麻黄"——恢复肺气的"宣发"

前面我们讨论了，在"太阳经层"的发病中，常见的是"腠理""太阳经层""手太阴经层""肺"，这四个部分同时受邪的情况。这其中，又以"腠理"为分道口，病邪会同时（或者先后）从两个方向入侵（或影响），一个就是"腠理"→"太阳经层"；一个就是"腠理"→"手太阴经层"→"肺"。这两支入侵的方向，发展到一定程度，都会向"肺"集中的。

"腠理"→"手太阴经层"→"肺"的路线很直观。没什么需要多解释的。

这个"腠理"→"太阳经层"→"肺"的路线，其实也是很常见的。前面的文章内容，我们已经讨论过了，虽然"足太阳经"与"足少阴经"是互为表里的一对。但是，在这里的"太阳经层"却是与"肺"的连接更紧密。所以"太阳经层"的受邪，导致出现"肺炎"的概率，要比出现"肾炎"的概率大得多，就是这个原因。

正是因为"太阳经层"与"肺"，有非常紧密的内在气机联系；所以，彼此之间就能通过这个共同关联的"气机"，来相互影响。所以，仲景选用了"肺"脏的根本基础方"麻黄汤"，来解决"太阳经层"这部分"与之相关"的问题。

为什么说"麻黄汤"是"肺"脏的基础方？

因为"麻黄汤"的重点，就是调节肺脏中"肺气"的两个方向。肺气在气机上的主要作用，有两个方向。一个是"宣发"；一个是"肃降"。而"麻黄汤"的药力所能够影响到的气机方向，也同样是一个主"向外宣发"（麻黄）；一个主"向下肃降"（杏仁）。所以，"麻黄汤"其实就是"肺"脏的基本用药的组方。

而仲景能把这个"肺"脏的基础方，用到"太阳经层"来扫荡外邪，其实用的就是"麻黄汤"对"肺气"的"调节"能力。

大家探讨一下，仲景在这个"麻黄汤"中，用了"杀灭"外邪的用药没？没有。用了消除后世中流行的"消除症状"的用药没？没。仲景只是让"麻黄汤"恢复了"肺"脏的正常的气机升、降、出、入。外证，就自然随之平复了。症状随之消失了，脉象也随之平复了。这就是仲景医道精髓之所在——"平气"。

"平"相对脏腑之气，即可"平"相对经络之气。
"平"相关脏腑之气，即可"平"相关经层之气。
"平"相对经络之气，即可"平"相对脏腑之气。
"平"相关经层之气，即可"平"相关脏腑之气。

汤药，用的多是前者。

针灸，用的多是后者。

仲景的《伤寒论》，更是把前者运用到了极致。《伤寒论》的六大体系中涉及对应"经层"的问题，仲景基本上都是通过对其相对应的脏腑用药来达到解决的。

所以，简单来说，《伤寒论》的用药体系，就是仲景的脏腑用药式，是以"脏腑来通调经层"的典型。所以，仲景的用药很简单。很多经层的用药，都是反复出现的。经常会看到某一味药，可能反复出现在多个经层的用药组方之中。例如麻黄、白术、桂枝等。道理应该深思。

能把用药用到这种"由脏腑覆盖经层"的境界，很多东西，就变得简单了。

"腠理""太阳经层""手太阴经层""肺"这四个区间的受邪，会有一个共性，那就是"肺气的影响"（这个"肺气"里面包含了"卫气"的内容。因为"卫气"是依赖肺气的"宣发"才能顺利到达腠理层的。所以，两者在脏腑之外是一种类似于"共生"的关系。）所以，当这些区间出现由于外邪入侵所导致的涉及"卫气""肺气"循行障碍的问题，都可以通过调节肺脏"肺气"的方法来解决。所以，这里受"寒邪"入侵导致的气机壅滞的问题，都可

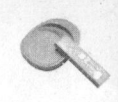

以使用"麻黄汤"来解决。

　　这样一来，看似复杂的问题就简单化了。用一个组方，来解决一个体系之中相关的一大批问题。所要注意的，也只是随着病邪的轻重，来调控这个药力的大小而已，达到"以平为期"的目的就好。病轻、病浅，则药力也就需要减轻；病重、病深，药力自然随之加重。所以说，仲景的用药，是非常灵动的。说"经方不可变"的人，只是跪拜在尘埃中的信徒而已，不是仲景的传承者。不管是用什么理由、什么借口，来说仲景的"经方不可变"的，那都是在贬低仲景的境界。中国传统的东西，不管是哪一项里面，最极致的东西，都是非常灵动、合乎自然、顺应自然的。而自然的变化，就是灵动至极的。自然之道中，僵化不可变的东西，终究是不入流的。

　　"腠理""太阳经层""手太阴经层""肺"这四个区间的受邪，常见的有哪些症状表现呢？很多。常见的如"头痛""肩背痛""头晕""咳嗽""畏寒""发热"等。

　　这个区间的病变和症状表现，我们日常生活中最常见的，就是"风寒感冒"。这个大家熟悉，应该是每个人都有亲身经历的吧。如果能几十年都没有受过"感冒"的洗礼，也只能说是比较遗憾的了。在这个日常常见的"风寒感冒"之中，主要是"受寒感冒"和"偏寒属性"的"伤风感冒"。这两者虽然病因不同，但由于两者都在"寒属性"的基础上，所表现出来的症状导致的临床表现，还是非常近似的；近似到有些时候连仲景都无法严格区分出来的程度。不过，好在正是由于这两者的"寒属性"的共性，所以在组方用药上也是基本一致的。"麻黄汤"可以通治。

　　前面的一些症状和临床表现，我们都已经在前文中有详细的讨论。这里我们需要重点提出来说的是"发热"这个症状表现。

　　很多人，在外感出现"发热"的时候，就比较紧张。一看到"发热"就拿一大堆的寒凉之药来对付。其实，在"太阳经层"出现的"发热"，病程的初、中期间，绝大多数都是一种"郁热"，而不是真正的"邪热"。而"郁热"，是不需要使用"寒凉的清热药"来对付的。

　　前面也已经在"发热"篇中谈过，这种"发热"，在初起、初中期阶段，基本都是以"郁热"为主。主要是外邪风寒入侵了"腠理"，导致以"腠理"为通道的人体正常的"卫气"和"肺气"的通行出现障碍，导致"腠理"及"腠理以后区域"出现"卫气"等的壅滞囤积。当这些"阳属性"的气机壅滞囤积到一定值的时候，就会出现"发热"的表现。这个就是所谓的"郁热"。"郁热"的热势，一般不会太高，多在39℃以下。热势也是温温润润的那种，不像"邪热发热"的热势那样炽热燥烈。

这种"郁热"，是邪实，导致"正实"出现的"正气壅滞"产生的。

所以，这里就适用于两个常用理法：一个是"实则泻之"；另一个是"郁则发之"。

详细内容，请参看前面讨论"太阳病，脉浮紧，无汗，发热，身疼痛，八九日不解，表证仍在，此当发其汗，麻黄汤主之"。这条条文中涉及的"发热"的内容讲解。

这里简单说一下这两个理法在这种临床上的运用。

所谓的"实则泻之"，是说入侵的病邪，对于人体正常的气机来说，是一种"多余"的东西。这种"多出来"的"实"，怎么办呢？"泻之"。这种"多出来"的东西，是我们身体不需要的，而且还会影响身体正常的气机运转；那就把"它"泻掉就好。这个道理是不是很简单的？其实，中医最根本的理法，都是最根本、最简单的，没有复杂的、玄幻的东西。之所以被后人把中医搞成玄学一样，不过是因为这些家伙自己没办法把中医理论、临床中出现的东西认识得透彻、阐述得明晰而已。（此外，这个"泻"，在中医技法中，运用得很广泛。凡是"能把某处有余的东西搬走"，就都是"泻"；把垃圾搬出体外，是"泻"。把甲经络的有余搬给乙经络，对于甲经络来说，就是"泻"；对于乙经络来说，就是"补"。所以，"泻"，不要把它僵化地理解为"通过大小便来排出体外就叫'泻'"。凡是把这里多余出来的东西搬走了，对于这里来说，都是"泻"。）

所谓的"郁则发之"，则主要是指针对"郁结、郁积"起来的气机，就可以通过一些技法，来把这个"郁积""郁结"来"宣散""宣发"出去。这个观点出自于《素问·六元正纪大论篇》中："木郁达之，火郁发之，土郁夺之，金郁泄之，水郁折之，然调其气，过者折之，以其畏也，所谓泻之。"这里面涉及五脏"郁结"的情况，以及针对不同情况的解决技法。这里的"郁则发之"，主要取其中"木郁达之，火郁发之，金郁泄之"三条之中转化出来的，利用的就是恢复"气机"的道理。当"腠理层""太阳经层""手太阴经层"的"卫气""肺气"被外邪郁滞之后，这些原本的"正气"，由于不能通达到该去的地方去，反而郁积在通道之中，变成了"多余的东西"，反而又会参与破坏了正常的气机循行。（这就是在特殊条件下，好人也会变成捣蛋分子。）对于这种情况，该怎么办呢？其实也很简单。这些捣蛋分子，之所以不好好工作，反而跑出来捣蛋，不过是因为，它们工作的场所、工作的环境被坏人把控了，让这些家伙变得无所事事了。所以，这些无所事事的家伙们聚集起来，就成了新的不稳定因素。外邪，是敌我矛盾。内乱，是人民内部矛盾。所以，处理的时候，还是要区分开来的。对于这些"郁积"的正气，很好安排。我们只要把外邪赶出去，让这些"正气"再重新回到各自的工作岗位上，各自完成和维护本职的工作和秩序，那么，这些曾经的捣蛋分子们，就又可以弃恶从善，又忙着搞建设去了。在"麻黄汤"中，谁最会干这个事儿？"桂枝"。"桂枝"为什么能做好这个工作？这就是因为"桂枝"与这里的两个主角"卫气""肺气"，都有直接关系。我们知道，"卫出上焦"，是说"卫气"是以"肺"为"出发点"的。那么，这个"上焦"里的"卫气"，又是从哪里来的呢？关于"卫气"的来源，就非常复杂了。不仅与"中焦"都有关系，与"下焦"的关系也很紧密。其中与中焦的肝胆（好吧，这里又有一个有争议的问题，关于"肝"究竟是在中焦、还是在下焦的问题。这里不讨论了，我个人习惯根据自己理解的经典理论，把肝分在中焦），下焦的膀胱、肾、小肠等，都有着非常直接的关系。

"桂枝"引的肝气，既可以补充"肺气"，又可以补充和管理"卫气"，所以"桂枝"是"麻黄汤"中的工作重点，是"安抚内政"。

其实，"桂枝"的这个工作，邪势重的时候，需要借助于外力来帮助恢复。一般情况下，身体也是可以自己去完成的。这个属于身体的自愈能力。就像"抗邪"一样，没有"麻黄"，身体可以抗邪吗？也是可以的，例如常见的"传经"。"传经"，不仅仅就是病邪的入侵通道；其实也是身体"抗邪"的一个重要途径。一般情况下，随着病邪的入侵传经，病邪的邪势也会随之衰减。六日，传经一周结束，一般病邪也会被消耗殆尽了。所以，一般感冒都有一个周期，即使是不用药，一般感冒也会在7日左右自行康复。如果邪势比较强，在第一轮传经之后，邪势还有"余邪"，没能消散干净。身体就会安排进行第二轮的传经，让在厥阴的病邪，重新回到"太阳"，然后再来一圈儿。所以，西医学说，感冒的自愈周期在一到两周。与2000年前仲景的《伤寒论》中的论述，也是非常吻合的。

也就是说，虽然有明显的"发热"的表现，但是没必要使用"热者寒之"的治疗法则。近当代，中医寒凉盛行，只会记得《黄帝内经》中似乎说过"寒者热之，热者寒之"，所以一见到病人有热象，就投以大剂量的寒凉之品，以清其热。很多情况下，都会导致病人的症状看起来是消失了，病家以为功，

医道宗源（二）
走进仲景"脏腑用药式"

医家以为得。全不知祸端深种，给病人在不知不觉中，又催生了很多大病、重病。

"太阳经层"在感受风寒所导致的"发热"，是临床最常见的发热症状。这种发热的机制虽然非常复杂，但是，解决起来却非常简单。上面说了，一个是"实则泻之"的"泻实"，即把入侵的外邪逐出去，逐邪，这里是"麻黄"的强项。一个是"郁则发之"，这个是"桂枝"的强项。所以，针对这种"郁热"，不必使用"清热"的法子。直接使用"麻黄汤"，重新打开"太阳经层"，以及相关的"腠理肌肤"，使"外邪"得以宣散排解，直接解除"发热"的外因，同时，完成壅滞正气的疏导，就可以做到"汗出而热退"。宣散太阳寒邪，可以使用"麻黄汤"或"麻黄系列汤方"（这部分内容，后面会继续讨论）。

上面阐述的是"麻黄"在恢复"肺气气机"中的用法。很简单，即恢复（促进）肺气的"宣发"。

我们知道，"肺气气机"还有一个重要的生理表现，那就是"肃降"。

（二）"杏仁"——恢复肺气的"肃降"

在日常临床中，最常见的"肺气肃降"的功能受到影响的表现有哪些呢？感冒中的"喘满"和一部分"咳嗽"的症状。这个是最直观的。除此之外，还有些情况，没有这些直观的表现，但也是由于"肺气肃降"不足所导致（或者影响）的。例如一些由于"肺气不降"导致病人出现"胃气通降"不足、"大肠气通降"不足，而出现的大便排便困难（或大便迟滞）等。这种情况，看起来似乎和"肺"没有直接关系，其实也是由受到"肺气肃降"不足的潜在影响所导致的。

最常见的直接影响是"喘满"和部分"咳嗽"。这种情况，在常见的风寒感冒中比较常见。

其作用机制，其实也很简单。当风寒等外邪入侵，进入"腠理层"，就开始导致以"腠理层"为通道的"卫气""肺气"的循行通道壅滞。当这种"壅滞"较重的时候，整个从"肺"→"腠理"的这个通道，都会逐渐被"肺气"和"卫气"所壅滞。这样，就导致后续的"肺"中自然向外"宣发"的"肺气"出不去（高速通道大堵车，去路都壅滞得厉害了）。"肺气"出不去、走不了，就会导致"肺"自身气机出现的"壅滞"。这个时候，就会出现比较明显、症状较重的"喘""满""胸闷""胀气""咳嗽"等表现。

上面我们学习过，"肺气"的生理功能有两个方向，一个是"宣发"，一个是"肃降"。前面说到的"肺"→"腠理"的这个通道，是"宣发"的气机通道。这个通道出现障碍了，就会加重"肺气"的另一条通道——"肃降"的压力。

假设正常的"肺气"的生理功能，单位时间内"宣发"的是100个单位，"通降"的也是100个单位。这是常态。

那么，当外感受邪之后，"宣发"的通道工作出现障碍，导致单位时间只能完成"宣发"30个单位。那么，就会在单位时间内，导致"肺气"就会多余70个单位。这个就是上面谈到的"喘""满""胸闷""胀气""咳嗽"等症状出现的原因。

如果"肺气"需要达成健康状态的那种"平衡状态"，这时就需要"肃降"来帮助完成这多余的70个单位的任务。而"肺气的肃降"本来就有单位时间要完成100个单位的任务，再加上70个单位，就会导致"肺气肃降"的功能，也会严重超负荷。这个时候，就"肺气肃降"的功能来说，是需要帮助的。那么，能提供这个帮助的，是谁？杏仁。这是仲景的选择。

此外，这种超负荷的任务，其实也会直接导致"肺气肃降"的功能出现异常的。很简单，超额的任务，直接一下子又把"肺气肃降"的功能压垮了，直接导致出现"肺气肃降"的不及。

而肺气的"肃降"，又直接影响到"胃气的通降""大肠气的通降"。

所以，当出现"肺气肃降"不及的时候，就必然会导致"胃气通降""大肠气通降"的不足。它们出现"通降不足"，会怎么样？会出现向下推动大便的力的不足。就会出现"大便迟滞"。所以，感冒的病人，经常可以出现几天不大便的情况。就是这个道理。（注意了，这里面还有一个大问题隐藏其间。后面我们在讨论"阳明病"的时候，再挖出来讨论。）

而这种由于"肺气肃降"不足，导致的大便不通，怎么解决？

其实也很简单。杏仁，帮助"肺气"的"肃降"功能，把壅滞的"肺气"通过这一条通道运转出去，也是恢复"肺气"正常气机的一个方法。"肺气"不再在"肺中"壅滞了，那么，由于"肺气壅滞"出现的上述症状，自然也就随之消除了。

所以，看仲景的用药，要从气机上看。不要死盯着"杏仁有止咳平喘的作用"这样的东西；要明白"为什么能"。"杏仁"的作用是去抑制"肺的平滑肌"了吗？估计仲景也不懂这些吧。为什么不讨论仲景"懂"的东西呢？

从上面的两个部分来看，我们就明白仲景在这里使用"麻黄汤"的道理。

医道宗源（二）
走进仲景"脏腑用药式"

也通过这个道理，看到仲景用药组方背后的东西——"脏腑用药"。

看到没？"脏腑用药"，可以作用到对应的"经层"。

这里的"麻黄""杏仁"，都是疏理"肺脏气机"的用药。仲景转手就用在"腠理"→"太阳经层"→"手太阴经层"→"肺"这一个"大通道"上了。效果怎么样？效若桴鼓，可以覆杯而愈。"医圣"出手，岂同凡俗？可惜，这个大品牌的价值，至今没能得到足够的整合和发挥。如美人墨面、明珠蒙尘。可惜。

从上面的理论分析中，我们可以看到，在"伤寒"从病邪入侵腠理，到入侵"太阳经层"，一直到病邪入侵"手太阴肺经层"，甚至到"肺脏"。只要是符合上面讨论的这些情况，并且在"病势"上，需要通过"解表"、开腠理、发散外邪（寒邪）的情况下，基本都可以使用到这个"麻黄汤"（或者"麻黄汤"的变方），来解决问题。如此一来，大家就会发现，"麻黄汤"（麻黄系列）的适应证，在临床上就比较广了。这个"肺系"，在外受风寒的情况，绝大多数需要从外解的，基本都可以选择这个"麻黄"系列。

除此之外，以后我们还会谈到，很多里病、重病的寒性症状，也是可以借助这个"麻黄"系列的组方用药来治疗的。例如一些少阴重证、一些太阴重证（脾系）等。

所以说，"麻黄汤"，是仲景开门第一方。临床实战的意义非常重大。

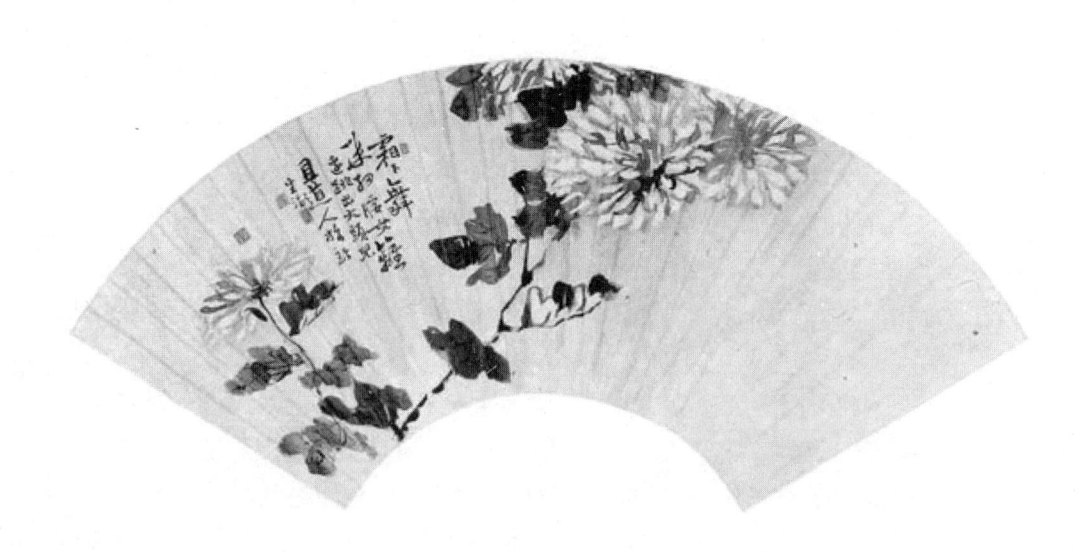

阳明经层

阳明经层的相关内容，其实相对比较简单一些。"阳明伤寒"，无非是寒证、热证两个大方向，前面已经阐述得比较详细了。

但是，在仲景的阳明条文之外，还有一些仲景没有阐述的内容的，主要有两个方向：其一，就是"阳明寒证"进一步的传经问题。其二，就是"阳明热证"进一步的传经问题。

关于"阳明寒证"的进一步传经，可以分为两个方向，一个是"顺传"，一个是"逆传"。

所谓的"阳明顺传"，就是病邪从"阳明经层"，进一步深入入侵。这个也分为两个方向：一个是直接进一步向里入侵，进入"少阳经层"。一个是"跨经"入里，直接传入"足太阴经层"。

这两方面的内容，我们都会在后文中逐次阐述。

所谓的"阳明逆传"，就是病邪由于某些原因，不能继续向里入侵，又回过头来，传回"太阳经层"。这种情况，属于病势消退，是病情向好的方向发展的表现。病邪向里，从浅入深，是病情的加重。病邪透转，从深出浅，则是病情减轻的表现。

所谓的"阳明热证"的进一步传经，可以从"阳明经层"直接入侵"手少阴、厥阴经层""手太阴肺"等。

这两者，都是临床常见的病邪传变发病的表现。

其一，从"阳明热证"入侵"手太阴肺"。

这个尤其是在"肺炎"高热中常见。所以，在遇到肺炎高热的时候，注意检查病人的"阳明经层"有没有热邪的入侵。如果有，就直接酌情使用"白虎汤"系列，或者"承气汤"系列用药。

其二，从"阳明热证"入侵"手少阴、手厥阴"。

这个在温病的发展中常见。尤其是"阳明中风"的情况下出现的"阳明热证"更是多见。当然，"阳明寒证"导致的"化热"，或者"邪热"，也有出现传入"手少阴、厥阴"的表现。这种情况，一般都是比较危重的，容易出现

医道宗源（二）
走进仲景"脏腑用药式"

"神昏谵语""循衣摸床"等危重病情。当然，"阳明热证"自身，也可能导致"神昏谵语"的情况。所以，在临证中，一定要仔细鉴别。若已经传入"手少阴厥阴"的，要注意使用"安宫牛黄丸"之类的用药，同时兼顾清理"阳明热证"。如果只是"阳明热证"导致的神昏谵语，则直接"清理阳明"即可。不管是"白虎汤"证候的，还是"承气汤"证候的，攻邪破势，即可热退神回。相对于入侵到"手少阴厥阴"，则病情相对要轻浅很多。

相关这个方向的病势发展的讨论，我们会在后文"阳明中风"或者"温热病"中详细展开来讨论的。

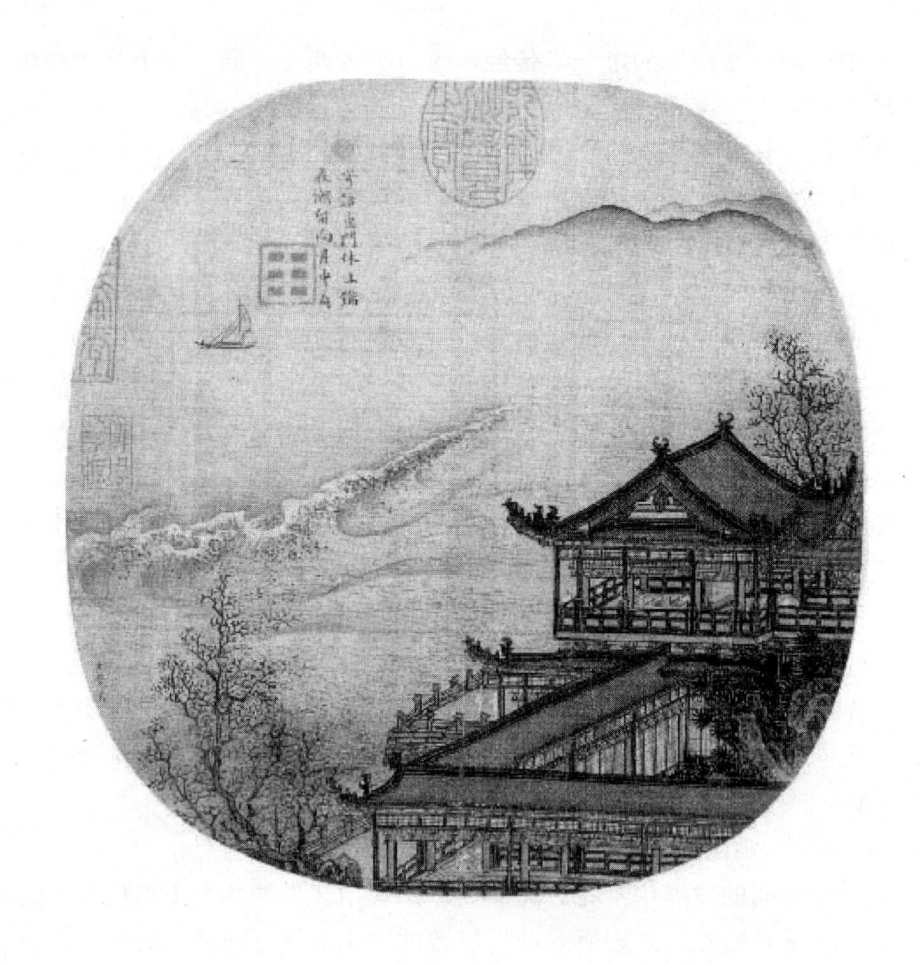

医道宗源（二）：走进仲景"脏腑用药式"

第七篇 感冒到底是怎么回事

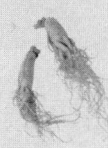

> 感冒是我们日常生活中最常见的外感病，主要症状为鼻塞、流涕、咳嗽、发热等。在中医理论中，所谓的"感冒"是描述人体受外邪影响发病的两种途径，分别是"感"和"冒"。

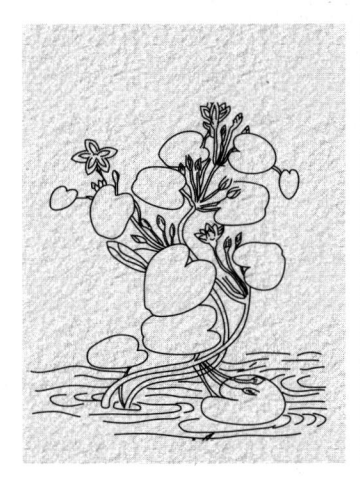

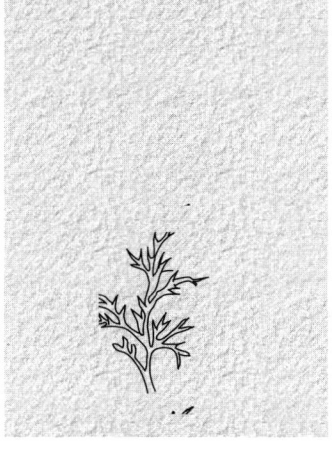

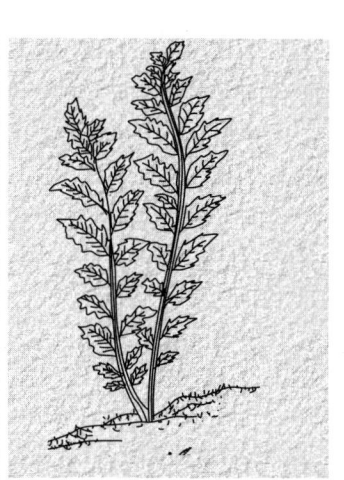

聊聊感冒

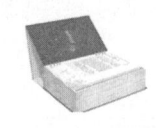

感冒的定义

所谓的"感冒",是描述人体受外邪影响发病的两种途径。分别是"感"和"冒"。

所谓的"感",是指时气变化时,邪气尚未入侵人体,而导致的对人体发生生理影响。

所谓的"冒",则是指人体触犯到外邪,外邪入侵人体,所导致的病理变化。

举一个简单的例子:一个烦躁的人,走进一个非常宁静、风景清幽的环境中,他的烦躁就会随之消退,继而内心宁静。这就是"感"。"感",是一种体内小环境跟外界大环境的呼应、协同。

很多旧伤、跌打损伤、风湿病、心脏病病人等,都会对外界环境的变化非常"敏感"。有些人在即将出现天气变化之前多时,就能准确"预报"出天气的变化。同样也是"感"的范畴。

同样,内湿之人,容易"感"到外界湿气的变化;内寒之人,容易"感"到外寒的变化;内虚之人、卫气不足之人,容易"感"到外界风寒的变化等,都是"感"。

"感",一样可以导致人体出现病态的变化,例如感寒,则咳嗽、鼻塞;感湿,则身重等。

简单来说,"感"是人体对外邪的影响出现的生理、病理方面的变化。此时,"外邪"尚未进入人体。——这是"感"的先决条件。

当"外邪"进入身体,就不再是"感"了,而是"伤"。仲景所著的"伤寒论",论述的就是这个阶段的生理、病理变化,以及论治方法。

"冒",是直接触犯。

举个简单的例子。前方有一团很浓的浓雾,你一头冲进雾中,这就是

"冒"；如果你只是站在雾区的外面就感受到雾的湿重，这就是"感"。

所以说，"感"，是非接触性的。"冒"，是接触性的。

这两者常常同时出现或者递进出现。这个就是所谓的中医传统意义上的"感冒"。

所以说，"感冒"，是一种受外邪影响的方式。而由这种方式受到外邪影响，从而出现的身体生理性的、病理性的改变，也可以称为"感冒"。

一般来说，出现生理性的改变，而导致出现的一些症状，基本不必忙于治疗，只要改变病人的外在环境，就可以恢复了。

如果出现病理性的改变而导致了一些症状，则可以通过一些有针对性的治疗方法加以纠正，从而达到恢复身体常态的生理功能。

所以说，"感冒"，基本是所有外邪致病的、初起阶段的一个统称。

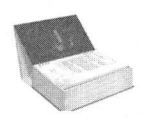

感冒的病因

风、寒、暑、湿、燥、火，这六邪都是可以被人体所"感冒"的。其中又以"寒邪"的感冒，对人体损伤最常见、最深重。所以我们一代医圣张仲景在汉代就做了详细论述——《伤寒论》。用仲景的话说，就是"以伤寒为病（一作毒）者，以其最盛杀厉之气也"。

所以，不要小看了所谓的"感冒"。要知道，感冒不简单的。很多疑难杂病、癌症肿瘤、危病重证，都与这个小小的"感冒"脱不了干系的。

基本上可以这么说："感冒"，首先是"六邪"致病，属于外邪致病；然后随着病人生理、病理的不断变化，进入身体的"六邪之气"会进一步导致出现"内伤"的表现；最终导致内外合邪、内外合病。

要知道，在中医理论中，致病的病因只有三大类，即"外因""内因""不内外因"。

所谓的"外因"，就是指"六邪"致病。"六邪"，也称为"六淫"。这里的"淫"，是指太过的意思。也就是说，"六气"太过（所谓的"六气"，即"风、寒、暑、湿、燥、火"），就是"淫邪"。

所谓的"内因"，就是指各种不良情绪（统称为"七情"）导致疾病。

所谓的"不内外因"，则是指意外伤害。例如刀伤、跌仆、蛇虫咬伤等。

而"感冒",不仅涵盖了"外因"的致病;并且随着病势的发展、病邪对脏腑的影响和损害,还会继而兼并很大一部分"内因"的致病。

所以,"感冒"从来就不是"小事"。

没有症状,并不代表"感冒"就是康复了。真正的"康复",不是以"症状"为依据的,而是以"色、脉"是否恢复正常了为依据。

"色、脉"恢复正常,才是真的康复。

"色、脉"并不正常,如果没有了常见的"感冒症状",恭喜你,病邪被你折腾得更深了。这就意味着,你已经取得了很多疾病的"入场券"了。

这种由于感冒误治失治,会导致的疾病有哪些?

最常见的,有慢性咽喉炎、慢性支气管炎、哮喘、慢性肠炎、胃病,各种头痛、肩周炎、颈椎病、腰痛、前列腺炎、心脏病、高血压、肝胆病、肾病等,以及一些妇科杂病,非常深入、病情深重的还常见各种癌症、肿瘤、血液病等,以及一些神志方面的疾病。

可以说,"感冒",是很多疾病的鼻祖。

我们就逐一来看看这些症状的表现和致病原因。

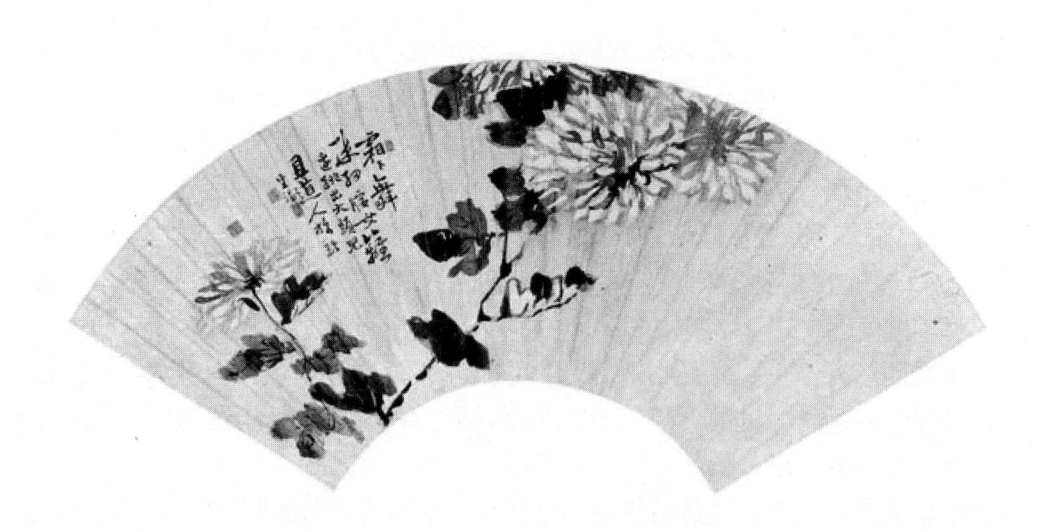

打喷嚏、鼻塞、流涕

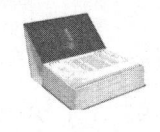

打喷嚏

打喷嚏是常见的感冒初期症状表现之一，但打喷嚏不一定就是感冒。

导致打喷嚏的原因很多，除了常见的感冒初期症状表现以外，如寒冷刺激、空气干燥、粉尘等都会刺激鼻黏膜而引发喷嚏。（本文将不对非感冒以外的导致原因作探讨。）

有人认为，打喷嚏，是一种警报。其实这种观点很片面了。打喷嚏，其实是人体在激发正气来抗邪了。《灵枢·口问第二十八》曰："黄帝曰：人之嚏者，何气使然？岐伯曰：阳气和利，满于心，出于鼻，故为嚏。"所谓的"阳气和利"，可见打喷嚏并不是由于病邪来导致的，而是正气抗邪的一种表现。

在道家的一些典籍中，就记载了一些"时气"的简易治疗方法，其中有"取嚏祛邪"的。用羽毛、草叶等撩拨鼻孔，让人打几个喷嚏就好了。这个在《灵枢·杂病第二十六》中也有类似的记录，经曰："哕，以草刺鼻，嚏，嚏而已；无息而疾迎引之，立已。"这个是治疗"哕"的。其实在感冒初起时，用"取嚏法"就可以对付一些较轻的"时气"感冒。

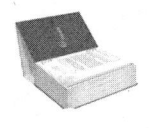

鼻塞

大家都知道，当感冒感染出现炎症的时候，鼻腔内会有红、肿、热、痛等表现，原先粉红色的黏膜变得火红、鼻甲也肿胀起来，这样就会引起鼻塞。

同时由于炎症导致局部血管扩张、温度升高、液体渗出增多，使腺体的活动也加强，鼻腔内的分泌液就增多了，这样就会加重鼻塞。此外，如果鼻涕很黏，就会淤积在鼻腔内，甚至形成鼻痂，也会加重鼻塞。

浓涕、清涕

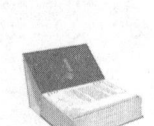

一、感冒了为什么会流鼻涕

这是因为感冒导致鼻黏膜肿胀、鼻道狭窄、纤毛的运动能力减弱甚至丧失，使黏液的运输系统处于瘫痪或半瘫痪状态，过多的分泌液不能被输送到咽部，所以只好从鼻子前面流下来，这就是鼻涕。

（一）发病机制

其实，在中医的基础理论中，也不乏这样非常微观、非常细腻的阐述。

在《素问·宣明五气篇第三十二》中说："肺为涕"，说的大致还是一个意思，就是说明"涕"与"肺"的关系。

"涕"，是肺的正常体液。这种正常体液，会滋养和濡润肺、皮毛。

这种"体液"的组成有哪些？在《素问·经脉别论第二十一》中说："食气入胃，散精于肝，淫气于筋。食气入胃，浊气归心，淫精于脉。脉气流经，经气归于肺，肺朝百脉，输精于皮毛。毛脉合精，行气于腑。腑精神明，留于四脏，气归于权衡。权衡以平，气口成寸，以决死生。"所以这种由饮食产生的精微物质，通过心、脉、经，进入肺。合成为由肺宣发、敷布到皮毛，并进一步转化的基础的精微物质。其实这个讨论的，就是肺的"阴"的一个方面。注意了，这里要重点指出来的是"肺朝百脉，输精于皮毛"。这是正常的生理功能。

（二）受邪后会出现哪些变化

《素问·皮部论篇第五十六》曰："凡十二经络脉者，皮之部也。是故百病之始生也，必先于皮毛，邪中之则腠理开，开则入客于络脉，留而不去，传入于经，留而不去，传入于腑，廪于肠胃。邪之始入于皮也，然起毫毛，开腠理。"

通过上面的这些经文，能看到什么？在"皮、毛"的部位，在受邪的时候，"邪气"和"精"在这里"打架"了。

在这里"打架"，这个部位"精气"循行的通道就会被阻塞，从而导致"精"不得宣发、敷布，就会出现停滞，从而会变成类似"饮"的东西。不过

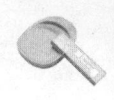

"饮"是停水；这里则是"残精"——不能正常被身体吸收代谢的"精气"。在这里，"精"从气化、雾化，可以敷布的正常状态，反而开始凝成液态了。这时身体就会开始出现一系列的不适状态——"郁闭"，并且"郁闭"的状态也逐渐在不断加重。

（三）"肺气寒"——涕可能的一个病因

上面提到的"凝聚"，有时还会出现在肺里。在肺里"凝聚"的，最初始并不是因为"受邪"，而是"有余"。当前锋受阻，肺中的精气不能及时得到宣发和敷布出去，也就会随之出现壅滞。大家都知道，肺开窍于鼻。肺中壅滞，涕则从鼻出。这就是最早期的"清涕"来源之一。

为什么说是"之一"？

因为至少还有一种情况也会导致出现"清涕"。就是"肺气寒"。

肺中气寒，就会导致肺中"阴液凝滞"。这种情况也会出现"清涕"，而且还常伴有咳嗽、咳清痰。

导致这个"肺中气寒"的原因，也有很多。最常见的有：①太阴肺经受寒。这个大家都知道的。一方面是从皮毛腠理传入；一方面是寒邪直中太阴经；一方面是肺脏直接中寒；一方面是肺阳本虚，而生虚寒。②他脏传入。例如寒邪直中足太阴脾，脾胃受寒后，会出现脾中寒气上传于肺，导致肺寒。例如脾肾阳虚导致寒从内生，阴寒内盛损及肺阳，而导致肺寒。例如少阴心肾受寒传入，导致肺气寒。"肺中气寒"，会导致肺中"阴液凝滞"。这种情况也会出现"清涕"，以及咳嗽、咳清痰。这种情况的"清涕"也常常伴随一种情况出现——就是吃饭的时候。很多人在吃饭的时候容易出现清涕，大多都是这个情况的。

所以，在治疗上，尤其是外感之后久咳的治疗上，一定要找准病因，不要一味地理气、化痰、止咳。该温的时候，温一下，效果往往是立竿见影的。

（四）"涕"与"髓""肾"的关系

道家一些经典中说："涕者，脑漏也。"可见道家对"流涕"的问题，还是很重视的。

那么，这种说法，有没有道理呢？

我们还是看看经典吧，《素问·解精微论第八十一》曰："泣涕者，脑也。脑者，阴也；髓者，骨之充也。故脑渗为涕。志者骨之主也，是以水流而涕从之者，其行类也。"

如此，不知道大家有没有对这个"涕"的东西有一点点的重视了呢？

大家都知道，脑，为"髓海"。这里就能看到"涕"与"髓"的关系了。那么，"髓"，又与谁有关系？是"肾"。

如此，则"涕"与"肾"有什么关系？

《素问·阴阳应象大论篇第五》曰："西方生燥，燥生金，金生辛，辛生肺，肺生皮毛，皮毛生肾，肺主鼻。"这个也是"金生水"了。也就是"脑渗为涕"的道理。所以大家在感冒哪怕并不重，但是流几天鼻涕之后，就会出现明显的头昏症状的原因。

（五）"涕"出现的临床阶段

一般来说，出现"清涕"的时候，在感冒中常见于三个阶段：第一个阶段，就是发病初期。第二个阶段，就是在感冒开始明显加重的时候。这两个阶段的时间分割并不分明，但是流涕的轻重程度则是比较明显的。第三个阶段，一般是在重感冒的恢复期，有些时候会出现"黄涕"转成"清涕"。这种情况大多是由于前期清热的寒凉药力过大；或者病人中焦、上焦虚寒所导致的。所以，要注意这时的用药，就不能像前两个阶段那样以"解表散寒"为主，而是需要适当使用一些温补，不宜再用攻伐。

如上所述，这三个阶段，虽然都有"清涕"，但是导致原因则不尽相同。

如何区分？在脉上。

在第一、第二阶段出现的"清涕"，脉象多为"浮紧"，脉象多实，这是邪实的表现。如果再细分，这两者的"浮紧"程度也是不同的。临床要注意鉴别这种"同一脉象"之间的不同区别。

而第三阶段的"清涕"，则脉象多为"濡细""濡紧"或"濡弱""浮缓"之类，脉象多虚。这是病势减轻、热势消退、正气不足、中阳不足所见的表现。

在治疗上，在第一、第二阶段，常用"解表散寒"之类的方药，不管是时方的"荆防败毒散""九味羌活汤"，还是经方的"麻黄系列"，如"通宣理肺"，都可选用；在第三阶段，个人常用"附子理中汤""补中益气汤"摘用或合用，比较简单，效果也还不错。

二、关于白涕和黄涕

（一）白涕

"白涕"的出现，一般都是感冒症状进入较重的阶段了。这个阶段，不管是"精"的壅滞，还是"肺中阴液"的寒凝，都是比较重的了。而且此时还常可见一些其他情况，例如此时的"郁"也比较重些；同时"郁热"也比较重一些的。总之，"白涕"的出现，是病势进一步加重，或者病势在某个阶段正处在"相持"的状态。

这个阶段的用药，变化很大，需要"随证治之"。

（二）黄涕

"黄涕"的出现，是"热盛"的一个表现。这个时候常见的，有两个方向：病情加重或即将康复。

取决于谁？取决于这个"热盛"的来源。

如果是邪热盛，就会见到病进的表现。这个"邪热"包括很多，例如常见的"郁热"；也常见于"邪入阳明"出现大热；还常见于"邪入心包"出现大热等。

所以，在治疗上，要分清是什么原因导致的。

如果是"郁热"盛，在其开始出现"黄涕"的时候，我个人依然还是喜欢使用"麻黄系列"。往往一汗之后，又会转为"清涕"。道理很简单，这里用"麻黄"，就是用来开泄肌肤腠理，使其郁滞之处得以通畅，则郁热自然可解，不必使用任何"清热"的药物。很多人一见到有"热"，就加一大堆所谓的"清热药"。其实这是很可怜的做法，要知道，很多"热"都是不需要用"清热药"来治疗的。关键就是要找到"症结"，也就是说：究竟这个"热"，是因为什么导致的？找到根本，从根本上入手才是正道。

在开始出现"老黄涕"的时候，个人还是喜欢用"麻黄系列"，但加清热、养阴之药。根据具体病情、热势，来分配彼此之间的比例侧重关系，从而达到标本兼治的目的。

如果开始出现"邪入阳明"的情况，则个人最喜欢用的是"麻杏石甘汤"。这个用法也很有趣的：①在初传阳明的时候，太阳重、阳明轻，个人喜欢重麻黄、轻石膏，热服。如此入阳明之邪，还可重回太阳，从表解。②在太阳阳明并病，太阳轻、阳明重的时候，个人喜欢重石膏、轻麻黄，凉服。

如果是"正气盛"，抗邪，也会出现"黄涕"的情况，这是很快就要康复的表现。这个就不必过于干涉了。顶多适当扶正就行了。真不行，不理它也就行了，身体这个时候能很快自己恢复过来的。过几天"黄涕"自己就没有了；当然，如果这期间出现一点"黄涕带血"，也不必过于惊讶。

食欲不佳与排便次数减少

一般情况下，病人出现感冒的症状之后，大多都会出现食欲不佳、饮食减少等情况。这是很常见的表现。导致这种情况的原因，一般是生理的自我保护和病理的症状反映两大类。

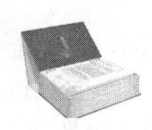

具有自我保护性

不要奇怪。真的就是"自我保护性"的。

回头看看"涕"的讨论中，就已经引述了经文"食气入胃，散精于肝，淫气于筋。食气入胃，浊气归心，淫精于脉。脉气流经，经气归于肺，肺朝百脉，输精于皮毛。毛脉合精，行气于腑"。

这段经文中，还能看出什么来？食气→肺→皮毛→腑。这是精微敷布的路径。

当外感风寒导致腠理郁闭，人体精微敷布的路径，在这里就已经被堵了。如果再去多加饮食，自然会加重这条路径的壅滞情况。所以，身体就会自动调整饮食的摄入，以缓解这条路径上的压力。因为很多精微物质，都被壅滞在这条通道上，所以提供给机体消耗的能量就会比平时少很多。

也正是由于这样的局面，就可以让身体比正常时维持消耗的时间更久一些。

这个道理很浅显的，例如10个糖果，一天消耗5个，可以支撑2天；一天消耗2个，可以支撑5天。如此而已。所以，很多伤寒病人，几天，甚至十几天、几十天没有胃口、不好好吃饭，也能支撑下来。这就是所谓的"饿不死的伤寒"。其实，这也是伤寒"下不嫌迟"的一个原因。将在下文中讨论。

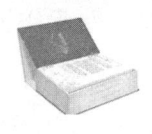

属于一种生理反应

其实，同样的道理，当病人出现肺气壅盛、胸闷气喘的时候，身体也会自然调节减少饮食，以减少对肺的压力。

当肺气被壅滞后，就会影响到肺气的肃降。肺气的肃降不足，会同时影响到胃气和大肠气的通、降。

胃气的通降受限，就会导致胃气壅滞，而出现饮食、消化能力的减弱。这也是病人食欲不佳的原因之一。

当病在少阳，胆气太过，胆气也会横逆欺负脾胃，不仅可以导致脾气的运化不足；同样也可以导致胃气的通降不足。脾胃壅困，则自然食欲减退。

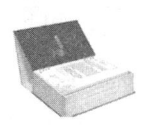

排便次数减少

西医学认为，感冒引起的便秘也可以有多种原因，如病毒直接侵犯引起肠功能紊乱，水分摄入少而排汗多，致使粪便干燥，感冒时饮食较少，肠内容物缺少等，都会导致多天不大便甚至便秘。

上文中谈道：当肺气被壅滞后，就会影响到肺气的肃降。肺气的肃降不足，会同时影响到胃气和大肠气的通、降。胃气的通降受限，就会导致胃气壅滞。此时不仅出现"饮食、消化能力的减弱"，同时也会出现胃气的通降能力减弱、大肠的通降能力减弱，从而导致排便减少。

此外，由于肺与大肠相表里。当肺气不能正常敷布、肃降的时候，必然会影响到大肠经气的通降失常，所以也会出现排便次数减少。

再者，如果因为病人发热，阴液耗损过多，会容易出现便秘。要适当多喝一些白开水（不要用果汁、饮料等代替开水）。水既能协助服退热药后发汗退热、多排尿以清内热；又能润泽胃肠减少便秘发生。

当然，感冒后出现的"腹泻"，那是邪入阳明、太阴了，是病进了。不过话又说回来，腹泻可不是"正常的大便"。

有人建议这时候可以用香蕉来润肠通便。这不可取。因为香蕉过于寒凉，尤其是流清涕、舌苔白的阶段都是不适合食用的。也就是说，在感冒初期的太阳病时期，不适合使用任何无意义的"下"法。香蕉作为"润下"也是一种"下"法，所以不宜随意使用。

如果出现诸承气汤证时，则必须当机立断，急下存阴。当然这个就要少见很多，是病邪进入阳明经的一些表现，会同时伴有"潮热""神昏""谵语"等症状。这种情况将在后文中详细讨论。

总之，由于感冒出现大便次数减少，或数天不大便的情况，这是感冒所导致的生理和病理方面的变化所致的。

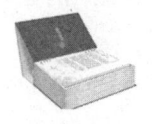

小结

当感冒不思饮食的时候，不要强行给病人喂食，这样反而会加重脾胃的负担，可能导致饮食停聚，更影响感冒的康复。可以少吃多餐，多次少量地补给。

感冒患者饮食宜清淡，感冒初期宜多饮水，以适应机体代谢增强的需要。饮食以面食为主，可摄入高维生素、高蛋白质的食物，但不宜食入过量的油腻食品和脂肪。由于感冒了，消化功能会很低下，对脂肪不易消化、吸收，大量的油脂分布于食管、咽喉部位，也不利于分泌物的排出。

一般可给予清淡饮食，如米粥、面包、肉末、菜泥、蒸鸡蛋羹；萝卜、菠菜、白菜等熬粥或煮汤等都是可以的。要避免吃那些油腻、生冷或煎炸不易消化的食品。

发热会导致消化液分泌减少，胃肠功能减退，不想吃饭。这时不要强迫病人吃，最好等体温降下时再吃。

此外，如果是喂奶的孩子，也要适当将奶量减少，不要喂得过饱了。

感冒康复期间，要适当配合一些开胃健脾、调补正气的食物，如大枣、扁豆、银耳、芝麻、桂圆肉、海参、黑木耳、黄豆制品等。

这里要强调的是：感冒了，最好就不要吃"甜食"；最好不要喝绿茶。

因为，这两种情况都可能导致病情的加重、病势的反复。（本文中若没有特别指明，则均指"风寒感冒"而言。）

第七篇 感冒到底是怎么回事

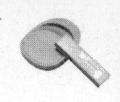

一般的要求不吃生冷、油腻的食物，家长和孩子都可以接受，但要求不吃"甜食"，绝大多数的孩子就很难做到了，家长也很无奈。理由都是"宝宝想吃啊，不给他吃感觉太可怜了"。其实你这不是在"爱"他，而是在"害"他。

不节制甜食，会直接影响孩子感冒、发热的康复。

因为孩子感冒、发热时会出现消化液分泌减少、消化酶活力降低、胃肠运动缓慢等情况，导致消化功能失常，表现为食欲下降等。而多吃甜食会消耗体内的维生素，而人体缺乏维生素后口腔内的唾液就会减少，从而使食欲更差。尤其是现在的孩子往往都是不节制地食用甜食，会引起血糖升高，从而失去饥饿感，影响到正常饮食的摄入，降低了营养的均衡摄取，非常不利于感冒的康复。而且，过多的甜食本身也不利于体内免疫力的恢复。

所以，很多孩子感冒迁延不愈，和甜食有很大关系。要早点康复，要减少感冒并发症的发生，在小孩子感冒的时候，就不要给孩子吃甜食了。

不要喝绿茶原因也很简单，风寒感冒的原因是"受寒"，所以这些凉性的饮食都会加重病情的。除了绿茶之外，各种寒凉性的瓜果，如哈密瓜、猕猴桃之类的，都是应该禁食的。

关于咳嗽

在感冒中，咳嗽的情况很常见。但是，导致咳嗽的原因却很多、很复杂。要想在治疗中取得好的效果，就需要对这些情况变化非常了解才行。最重要的是，诊断要精。

在感冒初起的时候，此时的"咳嗽"往往都是"干咳无痰"，然后随着病势的发展、病程的迁延，才渐渐变成"咳嗽有痰"。这两种情况的咳嗽，原因是不尽相同的。

肌肤腠理，是肺气、卫气的通道；当风寒束于肌表时，这条通道就会被风寒外邪所阻滞，导致肺气、卫气的壅滞。而肺气和卫气都是出于胸中，是从肺中所出的。所以，当腠理的通道被阻塞后，胸中的肺气、卫气也不能得到及时的宣发，从而导致"胸闷、气逆"的情况。

同样，当肺中肺气、卫气出现壅滞的时候，同时也会导致肺气"肃降"功能的不足。由于"肃降"的不足，一方面可以进一步导致肺气的"壅滞"，另一方面也会导致肺气的"上逆"，从而出现胸满、气逆、咳嗽的症状。

此外，由于肺气"肃降"的不足，可继而导致胃气、大肠气的通降不足，导致胃气、大肠气的壅滞、上逆，再进而反过来影响到肺气的"肃降"，进一步加重肺中气满、气逆而咳嗽的症状。

针对这种情况所致的"咳嗽"，只要解决其根本原因，就可以不用止咳而使其咳嗽自止。从上面的分析来看，其根本原因在哪儿？风寒束表、腠理闭塞。所以，只要使用一味药"麻黄"，散寒发表、打开腠理，使肺气、卫气得以恢复循行，则这种咳嗽自然就随之减轻、消除了。

在这里，需要重点挑出来再强调一点——当感冒出现上述症状的时候，还有一个需要次重点考虑的对象，就是肺气的"肃降"功能。也就是说，当胸满、气逆症状较重的时候，尤其是当因为肺气的肃降受阻严重的时候，可以使用杏仁来配合"肃降"肺气。如此一来，就有两个方向上的化解途径。

谈到这里，再引申一下，粗略地说说组方吧。

针对上述咳嗽的症状，常用的很多"成方"都可以轻松解决的，例如"麻黄汤""三拗汤""小青龙汤"等，都可以。而上面说了，其实这种症状，最简单风寒束表的时候，即使略有"肺气肃降不足"，笔者也一样可以用"一味麻黄汤"轻松解决。

当此时还有肺气本虚、中气不足的情况，可以加一味炙甘草，益气补中。这就是"麻黄甘草汤"了。

而当"肺气肃降不足"较重的时候，可以使用麻黄加杏仁，即可达到理气止咳之效。

至于需不需要严格使用"某方"，需不需要像有些人反复强调的"经方以不加减为贵"的问题，这个就要看不同的人了。

加减与否，一方面取决于对不对证；一方面取决于精不精当。

感冒时在"咳嗽无痰"之后，往往开始出现"咳嗽有痰"的情况。

这是什么原因呢？开始没有痰、几天后开始有痰，这些痰是从哪里来的？

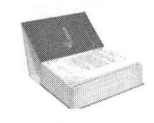

咳痰

这里我们只讨论感冒引起的咳嗽。在感冒引起的咳嗽中，最常见的就是"痰"。我们在感冒咳嗽中也经常感觉到咽喉或者是肺里有"痰"，也能咳出痰来。那么这些"痰"是从哪儿来的呢？中医认为，一般来说（以平素无咳痰之人来讨论），我们的感冒可以分为风寒、风热等基础类型。风寒感冒，就是我们因为冒触风寒所引起的。

一、咳嗽清痰（清白痰）

（一）发病机制

一般来说，在"受寒"感冒之初常见一种咳嗽清痰的情况，这种痰偏于青白而清稀，咳出明显感觉到凉。这是因为我们肺中正常敷布的水液受冷以后变得黏稠，这个过程有些类似于"热猪油冷却"的样子。正常的体温下，肺里的水液能够正常敷布、运化，来达到濡养、润泽、清洁肺部等作用。但当受凉以后，水液变得黏稠起来，不能完成它的正常功能，反而成为肺系内的一种"异物"，所以机体需要把它们排出来。这就有了咳嗽、咳痰的反应。咳嗽清痰与流清涕的发生原因，是有相同或相近之处的，可以参看前面的"清涕"部分来理解。

（二）用药原则

在用药上，除了上面我们讨论"咳嗽"时常用的麻黄、杏仁来解决基础病因之外，可以适当加入生姜来加强温肺散寒之力。如果肺寒较重，可以考虑加入附子。这个是通过"温肺散寒"来达到"化痰"，以及"痰"不再生的目的。这个阶段一般都在感冒初期，此时的"痰"，比较清稀。

当病势进一步发展，随后会出现"寒痰较重"的情况。这个阶段的痰，相对来说就会比较黏稠一些，也更不容易咳出来。此时用药，除了前面的通过"温肺散寒"来"化痰"，以及"使痰不生"之外，可以加入姜半夏来帮助"化痰"。

一般来说，病势发展到这种状态，属于"病进"的表现。所谓的"病进"，就是说在这个阶段里，表现出来的病邪强过了正气的抵抗能力，也就是所谓的"邪实正弱"。结合病人的身体情况，以及四诊的参考，可以适当加入生白术，来"健脾化痰"，以达到"培土生金"的作用。也就是，在"邪实而正不弱"的时候，我们只要考虑"攻邪"就可以了。但当身体出现明显的"正弱"的时候，就要及时在攻邪的时候，加以"补正"。但是，怎么补？补多少？这个就需要通过四诊来分析、获取。

很多人在这时还喜欢加入陈皮、茯苓之类的东西。可以吗？

有些医生喜欢说，你看你看，我这个某药加上某药，就是某方了。言下之意，就是说，你看我的方子配合得多完美！

其实，大可不必。

该不该用这味药，不是为了"凑成某个方子"。而是在于少了这味药，能不能达到你预计的效果。

如果没有这味药，一样可以达到预计的治疗效果，同时也不会对身体造成其他不当的影响；那么，这个药就不必用了。

再回到上面的讨论，如果按照计算，加入一味生白术就能满足要求，就没必要再考虑加入其他药物。如果感觉中焦理气不足，就可以适当加入陈皮；发现中焦虚寒比较明显，也可以考虑加入制附子、干姜等；若需要侧重考虑"健脾除湿"，则可以适当加入白茯苓。都是仲景的"随证治之"。

（三）治疗原则

在治疗咳嗽清痰的时候，要注意散寒。这个散寒包括两个方面，一方面是指"外寒"的入侵；另一方面是脏生"内寒"。这两种"寒"，是都会生"清痰"的。而且，往往在感冒的中后期，这两种情况是相伴发生的。道理很简单，"外寒"的情况我们就不讨论了。

上面提到的"内寒"，是"虚寒"的一种表现。而在"风寒感冒"的中后期（尤其是发汗解表之后），往往还会出现一种"表虚"的表现，这是由于发汗解表导致的"卫气虚"的情况，也会导致咳嗽的出现。其实，这个情况还是由于"肺气不足"或"肺气虚寒"所致。这种情况用药，方向就比较多了，可以使用"桂枝汤"来直接解决"卫气虚"的问题；也可以使用"补中益气丸"来升提中焦之气给上焦，来补充"肺气"，从而达到补充"肺气不足"或"肺气虚寒"的问题。顺便说一下，如果"肺气虚寒"较重的时候，这种情况多出现在外感症状完全消除之后、咳嗽清痰却迁延数日的病人身上，针对这种情况，笔者喜欢使用简单的"附子理中丸"来解决，基本4小时左右即可止咳。当然原因也很简单，因为在五脏中，肝气和脾气都会上升到肺中交换，所以稍微温一下"脾气"，配合"补中益气丸"，上升给肺，就可以轻松解决"肺气虚寒"的问题。这也是《黄帝内经》所谓"虚则补其母"的运用，是巧妙地利用五脏之间的关系，当然也可以直接用"补肺汤"之类加减，对本脏调补。

二、咳嗽黄痰

（一）症状鉴别治疗

在咳嗽出现"黄痰"的时候，一般是开始出现"热"象的时候。但是，这个"热"在临床中也要区别对待。

1."黄痰"初起

在从"清痰"刚开始出现"黄痰"的时候，这种黄痰，一般多是比较"清稀"，质感上不是很浓稠。此时常见的"热"是"郁热"，这种情况的热不必要急于"清热"，适当地发散开去，这种热就可以随之消散的。当然，要注意的是时间的把握、时机的把握，以及对这种"黄痰"的认识。

2."稠黄痰"

当出现"稠黄痰"的时候，此时表示呼吸系统里的热势已经比较重了。

注意，在这种情况下，最常见的病势变化：①病势加重，热势加重。这是病进的一种表现。此时用药应该考虑适当加入"清热化痰"的，甚至"滋阴化痰"等药。②正气来复、抗邪所致的热象，这种情况一般伴有全身不适症状开始减轻。这是正气抗邪、正盛邪退的情况。这种情况一般不必用药，注意观察病势就是了。③当病势继续发展，则会出现"黄绿痰"的阶段。此时的痰比较"浓"甚至是"坚"，某些时候甚至还会出现血丝、暗黑色的小血块。此时基本是病势发展要到极致的时候了，一般都可以在几天之内基本康复。但是此时也是比较难受的时候，用药可以加重"清热、化痰、滋阴"的力量。

一般情况下笔者都使用"麻黄杏仁甘草石膏汤"作为这类疾病基础方，结合四诊来实时跟踪病势的变化，并加减化裁。

（二）对证用药

在疾病发展阶段中，随着"郁热"的从轻到重，本方中"石膏"的用量也可以随之从轻到重。为什么这样用呢？

当郁热较重的时候，重点使用"麻黄"来宣发腠理，从而达到疏理肺气的作用，解除导致"郁热"的根源。这些理论在前面已经加以讨论过了。

如果肺气壅滞不重，或"肃降"影响不大，则可以不用配合"杏仁"。如果肃降影响较大，出现明显的胸闷、气逆的情况，则可以使用杏仁，甚至适当加大用量。如果必须，尤其是在这种症状拖延几天、症状较重时，也可以适当加入厚朴，配合杏仁来疏理上焦、中焦之气。

如果此时出现明显的"咳痰"，或痰浊较厚，则可以适当加入姜半夏，来达到降逆化痰的作用。

当初期"郁热"明显时，可以减轻石膏的使用量。一方面辅助麻黄宣发解表，一方面适当"清热"。当随着病情的发展，"郁热"开始向"化热"转化时，则可以根据病情、病势，随之侧重并加大石膏的用量。

当侧重于麻黄的宣发时，则以麻黄为主，石膏为辅。此时喝药，则应该以热服为要，只要别烫着，越热越好，以最大程度上发挥宣发的作用。而当侧重于石膏的时候，则麻黄为辅。此时喝药则以温服、凉服为要，尤其是当进入"黄稠痰"阶段，更要注意喝药的温度。控制药温，是可以更大程度上发挥出药效的。治病，效果与很多方面都有关系，不要在任何细节上出现疏忽、大意。

至于说到甘草，一般来说在使用麻黄的时候，应该考虑使用甘草的，前面也说过了。麻黄对肺气的消耗是非常大的，在使用麻黄攻邪的时候，适当配合炙甘草补中益气，给前锋部队的攻击提供足够的后勤供给，也是非常重要的。上面说的是炙甘草，其实当病势、热势加重而出现黄痰的时候，也可以用生甘草。

当然，"郁热"阶段，如果病人素体中气不足、肺气不足，则可以加入党参、黄芪、生白术之类。如果化热明显时，就不可用了，否则会火上浇油的。可以改用西洋参、沙参等滋阴补气。

如果热势转重，一般重用"石膏"都可以解决的。当然也有人喜欢加入金银花、连翘、山栀之类，也是可以的。这里的情况，与"温病"的某些情况是非常相似的。当热势化毒，黄绿痰比较重的时候，可以适当加入黄芩、知母等，以清热滋阴；同时可以使用法半夏或清半夏。痰中带血，若症状较轻，可不必考虑；若较重时，可适当选用沙参、白茅根、藕节、化橘红等，以清热凉血止血。

《伤寒论》中用药不多，能熟练化裁仲景的这些用药，一般情况都可以应对的。至于后世多用的如：桑白皮、知母滋阴清肺；黄芩、山栀子清泻肺热；瓜蒌、桔梗化痰止咳；鱼腥草、冬瓜子清泻痰热等，都是着眼于"症"的"对症用药"。但也没必要为了用药而用药，纯粹地"堆砌"。

我们今天的主流医学体系的理论主要只是传承于"明清以来的体系"，着眼的基本都是这样的"对'症'用药"。虽然也谈"治病求因"，虽然也谈"对证"，但终究达不到"汉唐"的理论深度。我们说过，明清以下与汉唐的理论体系"脱节"严重。笔者希望能通过这样细致全面的阐释，重新打通与汉唐理论体系的联系，让中医理论体系更切合本原的样子。

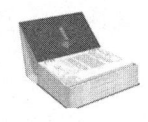

久咳

在风寒感冒中，"久咳"是一个比较常见的症状。往往在感冒的其他症状都已经消失之后，这种"久咳"还依然顽固地持续数天、数十天都很常见。

一、病因

导致"久咳"最常见的原因有如下三种。

（一）表证未清

就是始终处在这种风寒感冒的状态下，反复咳嗽、有痰。综合症状依然是感冒的样子，流涕、咳痰等，依然可以参看上面的论述加以处理。

（二）肺气虚寒

这种情况常见的也有两种导致原因。

1. 肺气虚、肺阳虚

明显表现就是呼吸气短、气促，言语乏力，自汗、畏风怕冷，咳嗽声低气短，痰稀薄等。可用补肺汤或补中益气汤（丸）。前者是直接补肺，后者是提升中焦之气补充上焦。两者着眼点各有侧重，前者直接用人参、黄芪补益肺气；紫菀、五味子理气止咳；熟地黄滋阴补肾金水相生；取气阴双补、阴中求阳。而补中益气汤则补土生金，所谓"虚则补其母"。两者着眼不同，可以具体根据病情选用。若肺阳虚比较重，则都可添加附子、细辛，或稍佐生姜。一般情况下，个人则喜欢使用补中益气汤（丸）通用。只要病人中焦不虚、不寒，借"补中益气"中的升麻、柴胡，可以迅速补充上焦肺气的。上焦气足，则肺阳虚也会自行开始恢复。所以由此所致的咳嗽也就会快速恢复。正所谓"治病求因"，这种咳嗽不必去"止咳"的。

2. "脾气寒"导致的"肺气寒"

这一点在前人的论述中未曾见过。但经过本人的理论分析，以及亲身体会，并在临床得到验证所得，很多病人在外感康复之后，会出现连续数天的咳嗽，而这种咳嗽表现为类似于上面所讨论的"肺气虚寒"出现的咳嗽，也是咳清稀白痰。两者之间的症状区别很细微，但在脉象上区别还是很明显的。当肺气虚时，则右寸虚弱或细弱；当见脾气寒时，右关濡弱。用药很简单，轻证可用"理中汤（丸）"，重证可以使用"附子理中汤（丸）"。

当中焦之气变得"寒凉"的时候，由中焦升发给肺，也会导致"肺气"随之而变得"寒凉"。这种原因导致的"咳嗽"，是温肺散寒所不能止咳的，而是需要直接从中焦入手，温煦脾气，则上焦肺气自然不在寒凉，咳嗽自然也就随之平复了。

所以，由"脾气寒"导致的"肺气寒"，可以使用"附子理中汤（丸）"合并"补中益气汤（丸）"，皆可以在数小时内消除咳嗽症状。

（三）肾气上逆

这种咳嗽一般多出现在久咳之后，或用药发散过度引动肾气所致。这种咳嗽往往表现为干咳无痰、猝然暴咳、剧咳，一次咳嗽一般持续时间较短，多在数十秒至数分钟，咳嗽时，或咳嗽之前有明显的气冲咽喉、咽喉发痒的感觉，随之就会急剧咳嗽。一次咳嗽过后，往往有一段时间无任何症状。此外，这种咳嗽还多见在半夜里出现。针对这种咳嗽，一般的止咳药基本无效，可以使用大蒜、吴茱萸，或丁桂儿脐贴贴敷两足涌泉穴，也可以使用刮痧法疏通背部太阳经与督脉。用药可以选择"桂附地黄丸""右归丸""参蛤散"等。

关于喘

喘证，从根本上来分，可以分为"实喘"和"虚喘"两种。"实喘"和"虚喘"在症状上的表现区别很明显。"实喘"一般多表现为"气短""气粗""气急"，呼吸比较有力，挺胸、抬肩、鼻孔张大；而"虚喘"则是"气短""气弱""气促"，呼吸较无力，多含胸、缩肩等。

从导致原因上来看，"实喘"的可以分为"气喘""痰（饮）喘""水喘""热喘""瘀喘"等几类。而这几类之中，又经常可以相互夹杂着出现，临床表现就会比较复杂。所以，对这些基础类型的辨别和掌握，是掌控临床常见的复杂症状的基础。

"虚喘"则可以分为"肺气虚喘""中气虚喘""肾气虚喘"几类。

从肺脏的气机变化来看，"实喘"基本都是因为某些原因导致的"肺气满"所致。

"虚喘"则基本都是某些原因导致的"肺气不足"所致。而"肾不纳气"导致的气喘，则比较另类，它属于"本虚标实"的情况。就是说这种情况虽然是划分在"虚喘"的范畴中，但病人虚损的是"肾气"；而对于"肺气"来说，则未必一定是"肺气不足"的。例如在病人刚刚开始出现"肾不纳气"的时候，一样会出现"气喘"，但此时病人往往没有明显的"肺气不足"，往往反而表现出类似于"实喘"，也有"气短""气粗""气急"，呼吸比较粗重，挺胸、抬肩、鼻孔张大等症状。其实，此时相对于"肺"来说，就是"实喘"，是"肺气有余"的一种表现。因为此时"肾"从"肺"中分流支出的减少了，"肺"自身相对来说就多出来一部分了。当然，随着病势的迁延，经历一段时间以后，虚损由肾及肺，也会出现"肺气不足"，这是症状的加重，以及开始影响他脏的表现。

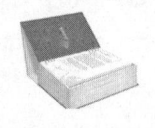

实喘

在伤寒感冒中，出现"实喘"的情况很多，最常见的有"气喘"和"痰喘"两大类，其次是"热喘""水喘"。而这其中还有一些必然的内在联系，这里面就贯穿着《伤寒》的"传经"理论。所以，认真讨论"喘证"的病因、病机，对研究和熟悉伤寒理论有着非常重要的作用。喘证，不仅仅只是所谓的"内科"，而是"伤寒"与"杂病"融合的典型代表。

所谓"喘证"，必关肺气。

本脏气机致喘，是"实喘"中的基础。因为所有"实喘"，不论是痰、水、瘀、热，还是其他脏腑的气机影响致喘，都必然会最先导致肺脏气机出现改变，才能随后出现"喘逆"的症状。

在"实喘"中，为什么会"喘"？很简单，就是因为"肺气满"。

那么，为什么会出现"肺气满"？

这个原因很多，首先最常见的就是"风寒束表"而导致的肺气宣发不及、肺气壅盛所致的喘促。

一、寒喘

（一）风寒感冒导致的喘——单纯的肺气问题

1. 宣发不及，肺气壅盛而喘促

这是因为风寒外邪束表，肺气的宣发不力，导致肺气在肺部、胸中出现壅盛，从而出现喘促、气逆的表现。这种情况和上面所说的"风寒束表"导致的咳嗽，导致原因基本一致。两者也常常相伴出现。一般病人在出现明显腠理郁闭、肺气壅盛而出现"咳嗽"的时候，大多都开始伴有胸闷、气喘的症状。致病机制相同，所以，在用药上也基本相同。使用"麻黄汤"，重新打开腠理，使肺气的宣发恢复正常，也就可以随之消除这种"气喘"的症状。

在《伤寒论》中，仲景所言的"太阳病，头痛，发热，身疼，腰痛，骨节疼痛，恶风，无汗而喘者，麻黄汤主之"。这里的"喘"，其最初始的原因是由"宣发不及"所致的。但随着病势的进一步发展，会随之而出现第二种致喘的原因——"肃降不及"导致肺气壅盛而喘促。这种情况与前一种情况经常会前后相伴出现。而出现这种情况，病情相对来说就已经在开始加深、加重了。因为这时病情通过对肺气肃降的影响，不仅仅只是影响到"肺脏"本身，随之还会进一步影响到其他的"脏气"。最常见的会影响到"胃气的通降""大肠气的通降"等。

2. 肃降不及、肺气壅盛而喘促

能够导致肺气肃降不及的原因很多，除了上述的由"宣发不及"导致肺气壅盛而致使肺气的"肃降不及"之外，随着病势的进一步发展，临床还会常见有"胃气通降不足"反过来导致"肺气的肃降不及"，"大肠气的通降不足"反过来导致"肺气的肃降不及"等。

3. 由"宣发不及"导致的"肺气肃降不及"

上面讨论过，在出现"腠理郁闭"的时候，会导致肺气的壅盛。这是风寒束表所致的第一顺序症状。而当"肺气壅滞"的时候，反过来也会加重"肺气肃降"，出现肺气肃降的不足，此时就会表现出"气喘"的症状。这是第二顺序的症状，是"次生症状"。虽然都是"肺气壅滞"，但是侧重却是各有不同的。

所以，在用药上，虽然也可以使用"麻黄汤"治疗，但是与"宣发不及"导致的肺气壅滞的用药，其侧重就有所不同。

上面"宣发不足"，则当是以麻黄为主，杏仁为辅。两者在配伍上可以是"君臣"关系。

而这里的"肃降不足"，虽然也还是可以用"麻黄汤"，但是在重用麻黄的同时，也要更加注意侧重杏仁的用量；两者可以同时作为"君药"来使用，甚至可以配合厚朴来辅助恢复其肃降功能，从而达到降气平喘的作用。

这里要重点指出的是：当这种"喘促"较重时，麻黄汤中当减少，甚至减少桂枝的用量。这是因为桂枝"有生发"肝气"的能力，而肝气上升输入到肺部，是"肺气"以及"卫气"的重要来源之一。所以，这种升提，虽然加强了"卫气"的能力，但同时也会导致"肺气壅滞"的进一步加剧。（详细分析，请参看"桂枝汤"章节，以及"卫气生成"章节的讨论。这里注意这点就是了，否则在用药"平喘"的时候，效果是会受到一定影响的。）

4. 单纯的"肺气肃降不及"导致的喘促

这里所谓的"单纯"的肺气肃降不及，是指在外感病邪在向里传的时候，在表的邪势已经有所减轻，而里证却随之开始加重，出现明显因为"肺气肃降不及"而导致的喘促。这种情况的症状表现，虽然与前面的大体相似或相同，但此时相对来说可能与喘促同时出现的"咳嗽"会减少，而更以"喘逆"为主。此时的病机，重点在"肺气肃降不及"，所以，虽然一样可以用"麻黄汤"，但用药重点则是以杏仁为君药，而方中麻黄则变成了臣使之药。

上面几种情况，是风寒感冒导致"喘逆"最初起的病程发展阶段，是这个阶段病势从浅入深的一个变化过程。在这个阶段中，导致"喘逆"的病机，是"单纯的肺气壅滞"。这个阶段的持续时间往往不定，可能是数小时之内，也有可能会持续几天。此时能及时准确地用药辨治，都可以做到覆杯而愈。当然，针灸、推拿、刮痧等技法，也都可以轻松解决。但本书基本以《伤寒杂病论》着眼，还是以用药做重点讨论。

（二）后期病势加重而导致的喘——胃气、大肠气壅逆

如果失治，随着病势的进一步入里，随着病机的进一步变化、合并，则会出现相对比较复杂的喘逆，下面将继续分别细化讨论。

胃气、大肠气壅逆会加重喘促，随着病势的进一步发展，病人身体内的脏腑气机变化，由于受到肺脏气机壅滞的影响，会进一步直接影响"胃气"和"大肠气"的通降，从而出现"胃气""大肠气"的壅滞，甚至气逆，这会进一步加重肺气的壅滞，表现为"喘促"的加重。虽然从表面上看，"喘促"似乎还是原来的"喘促"，但是其中病因、病机都在发生变化了。其中的道理，我们在前面的"食欲不佳""大便减少"等章节中已经详细讨论过了，读者可以回头参看。

在脏腑上，"肺气的肃降"与"胃气的通降"关系非常密切；在经络上，肺气与大肠气的通降关系也非常密切。所以，当肺气壅滞到某个限度，必然会对"胃气"和"大肠气"的通降产生足够的影响，从而出现"胃气"和"大肠气"的壅滞。而这种壅滞，反过来也会进一步加剧"肺气的壅滞"，从而导致气喘、气逆、咳嗽等症状的加重。所以，在此时的用药，就要分步着眼。

当"胃气""大肠气"的壅滞较轻时，可以直接通过"肃降肺气"来恢复"胃气"和"大肠气"的通降。此时用药，还是可以使用上面杏仁为君的"麻黄汤"。

当"胃气""大肠气"的壅滞较重时，则必须在"肃降肺气"的同时，加入"厚朴""陈皮""莱菔子"等，配合来通降"胃气"和"大肠气"。

但是，两者的症状非常近似，怎样去区别呢？怎样查知"胃气"和"大肠气"的壅滞情况呢？在四诊，尤其是在"脉象"上。可以重点去分析右寸、右

关的脉象（具体的脉象讨论，将在后面的"脉诊"中详细展开来讨论），在这里交代一个简单的方法，一般在几天不大便的时候，出现了"实喘证"，则可以适当考虑加入通降"胃气"和"大肠气"。当然这个毕竟比较粗糙，最好还是在脉证上去细分为好。

（三）痰喘（寒）——寒痰壅盛，导致喘促

痰喘，常见的可以分为"寒性""热性"两种类型。但往往又以"寒性痰喘"为最为多见、最为早见。所以，我们先从"寒性痰喘"开始讨论。

寒性痰喘的发生，一般都会出现在触冒风寒较重的病人，以及素有"肺阳不足"，或胸中"素多寒饮"的病人。

这种情况在外感中非常常见，这种"气喘"的病人，喉间往往带有"呼呼嚯嚯"的痰鸣音，也可同时伴有咳嗽，咳痰清稀、清白或稠白，具体是受病情程度决定的。这种发病的病人，往往多有哮喘病史，一旦触冒风寒很容易就会发病。导致这种情况的原因，其实也很简单。

当风寒之邪影响肺中时，肺中阳气的温煦能力就会相对不足，从而导致肺中原本正常敷布、代谢的津液，出现黏稠、凝结的状态，从而生成寒痰或痰饮。这个过程就像冷却的油脂会慢慢从润滑、流淌的液态，变得黏稠、凝结起来。这就是这种寒痰、咳嗽、咳清稀白痰的原因。

若病人素体就有"肺阳不足"，或胸中"素多寒饮"，再经风寒之邪的影响而生痰，导致肺中寒痰壅盛，则会出现胸中满闷、气喘、咳嗽等症状。

在治疗时，有以下两种情况需要辨证用药。

1. 病人原本无"肺阳不足"，或胸中"素多寒饮"等症状，只是忽然一次出现

这种情况就是感受风寒之邪太甚，以至胸中寒痰所生过多而导致的壅盛。如此则只需要温肺、散寒、化痰，即可平喘止咳，可以使用"小青龙汤"。个人喜欢使用"麻黄附子细辛汤"加杏仁、生姜、姜半夏、炙甘草。用麻黄开散寒邪；附子、细辛温经、散寒、化痰；生姜、姜半夏、杏仁温肺、化痰、降气；炙甘草依然是补益麻黄之耗损。基本可以在2小时左右达到止咳、平喘、痰鸣音减轻或消失的效果。很多人都固执地认为"麻黄附子细辛汤"是少阴经方，这里是不是用错地儿啦？不是，麻黄、附子、细辛三药都是可以通行十二经的，仲景只是在少阴经辨证中立法，但只要真正理解了病机、药力，皆可随宜用之。在这里，用药和看护要注意：药，一定要趁热喝、温覆取汗最好。（更多详细的煎药、用药以及看护、禁忌等方面的内容，请参看后面的相关章

节。要注意，这些环节，每一处都能对用药效果以及预后产生决定性的影响的，切莫轻视。）

2. 病人素有"肺阳不足"，或胸中"素多寒饮"的情况

一旦感受风寒袭肺，就会加重肺中痰浊的壅盛程度，从而出现气逆、喘促、哮喘的情况。这种病人的用药，除了上面第一部分的用药之外，还要充分考虑病人"虚损"的部分。所以，在使用"麻黄"的时候，就不能按照平常人的用量了，而要适当减轻。如果兼见中阳不足、肺气不足，则适当加入人参、黄芪、生白术、干姜等；若痰饮较重，还可适当加入陈皮、茯苓等。一般我个人喜欢使用"麻黄附子细辛汤"加杏仁、生姜、姜半夏、炙甘草、生白术、茯苓。针对这类病人的时候，根据每个人的具体情况，把方中各药的药量通过精细调整，一般都可以达到最佳效果。

这里强调一下，在这里个人为什么以"麻黄附子细辛汤"为方底？而不是以"小青龙汤"呢？这就是为了强调针对这种"痰喘"的重中之重，在于"散寒、温阳"；而不在于"化痰、平喘"。很多人看到"哮、喘"病中有"痰浊壅盛"，就喜欢化痰，却不知道这里的"痰"，是"化"不完的。不温阳、不散寒，一味地化痰，只能导致痰浊随化随生，化之不尽。最后痰还没有化尽，正气已经消耗先衰了，这反而会更进一步导致痰浊的壅盛。要知道，这种寒痰之所以会生成，根本原因就是"寒邪重、真阳亏"，才导致津液不化而成痰饮的。所以最根本的治疗，不在于如何尽力化痰，而在于"使之不生"。寒邪散、真阳复，津液自化，自然不再生痰了。已成之痰，稍用姜半夏、生姜、杏仁诸药温化开，则自然无患；用生白术、茯苓，健脾生金，燥湿化痰，兼补中益气。这里使用生白术，对补气的作用也是比较突出的，一般来说，在使用麻黄的时候常并用炙甘草，但当病人中焦、上焦之气较弱的时候，一般多用人参、黄芪去直接"补气"。而这种情况下，笔者则喜欢使用生白术，通过达到补中焦之气，来"生"上焦之气。这样除了取"培土生金"之外，还有个好处，就是可以避免用人参、黄芪来"补气"而导致的上焦壅滞。而且效果也非常不错。其实这个也是仲景理法中的一个化裁，仲景其实用人参并不多的，很多时候都是使用白术。而且仲景用人参，和我们今天用人参，目的也是不太一样，仲景用人参，大多是用来"生津"的。而我们今天则更倾向于"补气"。而仲景用来补气的，却往往使用的就是白术。这些仲景用药的细节，也要注意理解和区分。

此外，与寒性痰喘很接近的，还有"饮喘""水喘"，但相对来说要少见

一些，稍后再详细讨论，请注意参看。

二、热喘

一般来说，在风寒感冒中也经常出现一些"热喘"。所谓的"热喘"，顾名思义，和上面讨论的"寒喘"就有一定的区别了，上面的"寒喘"的病因，核心就是"风寒之气"。而在"风寒之邪"入侵人体之后，随着病势的发展、个人体质的差异，以及感受风寒之邪中"风邪"的"阳性属性"的多寡，在疾病的发展过程中会出现一系列"热"病的病理表现。如从风寒束表，导致肌肤腠理间"卫气壅盛"所致的"郁热"；以及风寒入里开始"从寒化热"；以及"邪传阳明"所见的"传经化热"等，在出现"肺气受热"导致"气逆气喘"时；在外邪从太阳经传阳明经开始化热时；在阳明经高热时；在足阳明、手太阴高热时；以及在热传手少阴、厥阴经时；都可能会出现"热喘"的症状。此外，"积痰化热"时，都可能导致肺中气胀、气逆、气满而出现"喘证"。下面将随着疾病病势的发展，来逐一展开讨论。

（一）郁热气喘

1. 定义与鉴别

所谓的"郁热"，是在疾病发展的初起阶段出现的"正气"（包括"卫气""肺气"等，在被壅滞之后，就会出现"气有余"的情况，经文曰："气有余，便是火。"）所以这时就会出现所谓的"郁热"，这就是"正气"被壅滞之后所产生的"发热"的病理表现。一般来说，"郁热"所产生的"热势"，都不会出现高热，一般多在38℃上下浮动。如果病人出现热势迅速上涨，出现39℃甚至很快往40℃去，这种发热一般都是"邪热"，是"病邪化热"所导致的。一般来说，"郁热"的热势比较温和，而"邪热"的热势则是比较贼，很生、很烈的感觉，皮肤接触会有些接近火炭的感觉，很多医案中所谓的"体若燔炭"，描述的就是"邪热"的表象。两者虽然都是"发热"，但区别也是非常明显的，要注意鉴别。（这些相关内容，请参看"发热"章节的详细讨论。）

2. 发病部位

"郁热"常见发病部位有两个，一个是在"腠理"和"经络"，一个是在"肺部"。在"腠理""经络"中出现的"郁热"也会导致"气喘"的出现。但由于"郁热"所导致的"气喘"从症状来说，相对比较平和一些，不像"邪热"所致的那样"气喘声粗"。

3. 治疗用药

在用药上，生在"经络（太阳经）""腠理"的"郁热"，可用"麻黄汤"，宣发其腠理，恢复卫气的循行常道，则这种"郁热"即可随之消解而"喘"平。

如果"郁热"生在肺部而出现"气喘"，则一般可以分成两种情况，一是单纯"郁热"阶段，这个阶段一般都是发热早期，可以使用"麻黄汤"宣肺理气，即可除热平喘；二是在一段时间的"郁热"之后，这种"郁热"还会逐渐转化成"实热"，此时可以使用"麻黄杏仁甘草石膏汤"，一方面宣发解郁，一方面清热理气，则热势消解、喘逆平复。

这两种情况下出现的"喘"，从症状表现上看，区别很小，几乎就是一样。那么如何仔细分辨呢？这里考究的就是"四诊"的功夫。例如同样的是脉"浮数"，但是两者的表现差别也是非常明显的。"郁热"在经络、腠理，其脉来是"浮而促"，舌苔往往是"白苔"；而"郁热"在肺部尤其是时间较长开始转"实热"时，脉象则表现为"浮而数"，舌苔则开始转为"薄黄苔"。

这里强调一下，这里的"脉促"，是指脉来"急促"的样子，而不是《濒湖脉学》中所言的"数动一止"［促脉，来去数，时一止复来。（《脉经》）］。

当出现"郁热"的时候，脉象也会出现"一息六至"的样子，但是，此时的脉象表现与病人高热时脉象也会出现的"一息六至"，是有本质区别的。《濒湖脉学》说："数脉，一息六至（《脉经》）。"这种阐释太过笼统了，"一息六至"就是"数脉"？高热中出现的"一息六至"是"数脉"，那么大病虚衰、动则心慌，脉也会出现"一息六至"，也是"数脉"？两者都是"数脉"？没有分别？当然不是。发热中的"一息六至"是"数脉"，而虚衰心慌的"一息六至"则当是"促脉"，是脉象急促的表现。两者虽然都是"一息六至"，若按照《脉经》所言，则皆当为"数脉"，但两者却存在着本质的区别，是有阴阳之分的。真正的"数脉"，一般为"阳"、为"实"；而"促脉"则一般为"阴"、为"虚"（也有部分属"实"）。一般来说，在"邪热"导致发热的时候，病人的脉象会表现为"数脉"；而在"郁热"之时，虽然也有"一息六至"的脉象表现，但非"热邪、实邪"所致，所以脉来只是"急促"，是这种"促脉"，而不能简单地看着"一息六至"就是"数脉"。此外，在某些特殊的阶段，"促脉"会随着病势的转化而转变为"数脉"。例如在"郁热"开始转化成"邪热"的时候，病人的脉象就会随之从"促脉"向

"数脉"转变。这其中有非常丰富的细节变化，从脉象、舌苔、咳嗽、咳痰、咳喘等症状都会出现一系列相应的细微变化。这些变化，不是坐在诊室、三天面诊一次就可以看到的。真正意义上的临床，就是随时看护在病人的身边，随时观察、发现病人的细微变化。

常见的还有"太阳经郁热""阳明经郁热""太阳阳明合邪"等。

（二）经热气喘

在感冒风寒之后，经过一段时间的蕴藉，常常会出现"风寒化热"的情况。要注意，这里的"化热"，和前面的"郁热"，虽然都会表现为"发热"，但实质却区别很大。前面已经讨论过，"郁热"是正气（包括卫气、肺气等）壅滞所产生的发热，是属于"正气的有余"（壅盛）。而"化热"则是"风寒之邪"经过蕴藉之后转化出的一种"邪热"，是邪势变化、发展，疾病症状出现变化的一种表现。这种"化热"是属于"邪热"，一般热势较高，起病迅速。这种情况导致的"热喘"，一般不需要刻意去"平喘"，只要及时清解热势，喘息一般都会随之消解。由于这个阶段的病势发展、变化非常迅速，所以用药上就需要精确把握病机、病势的变化。

在"风寒化热"时候，可以分为两个阶段。

1. 病势开始"从寒化热"的早期、中期

此时期能明显看到寒热并存的症状，例如白苔、咳嗽、清涕、清痰等寒象的同时，开始逐渐出现高热的症状，同时出现白苔开始转薄黄苔，出现清涕消失、咳痰清白黏稠或转黄痰、呼吸喘促等；脉象也会从开始的"浮紧"慢慢变成"浮紧而数"的情况。此时可以寒热两解，用"麻黄杏仁石膏甘草汤"就可以了。（这里要注意的是，这里的热势是"从寒化热"的开始阶段，是"寒病"向"热病"转化的表现。这个环节非常重要，如果能真正理解了，自然就会明白为什么汉唐时的"伤寒"包括"热病"了。例如在《难经·五十八难》中说："伤寒有五，有中风、有伤寒、有湿温、有热病、有温病。"在《素问·热论篇》也说："今夫热病者，皆伤寒之类也。"道理就在这儿。要看到病势变化的本质。）

2. 随着病势的迅速发展，已经"寒从热化"而出现"热势炽张"

此时期除了发热、咳、喘之外，前期的寒性症状表现则基本消失。此时则可以使用"白虎汤"，清热即可平喘。这里都是"经气化热"所致的影响。（这里要注意的是，这种热势如果失控，会很快从"经热"发展到"脏热"，即所谓的"肺脏热",这是病势进一步向里扩张的表现,见下节"肺热气喘"篇。)

(三)肺热气喘

随着病势的进一步发展,热势从"经"到"脏",出现"肺脏热"时,不仅会出现大热、气喘,同时还可能会出现肺阴匮乏的"燥"证。脉象则多见"脉短而数",可用"黄连石膏半夏甘草汤";若见热重伤津明显,除了适当加入黄芩、山栀子等加重清热之外,还应适当加入桑白皮、天花粉等,以滋阴生津。

一般来说,在"经热"的时候虽然对"肺脏"也有影响,但和"肺脏热"表现的情况区别还是很大的。"经热"对肺脏的影响,就像热水加入"冷锅"里,病势尚轻;而"肺脏热"则是"热水、热锅",病势入脏,则是很重了。此时除了对"阴液"的损耗巨大之外,对肺脏本身的损伤也是非常大的,切不可小视。一旦误治或失治,对肺脏的损伤极大,出现脏器损伤,乃至"肺萎"都是有可能的。其实,此时就是"热邪干肺"的情况,是"热病"的表现了。《素问·热论》篇中说:"今夫热病者,皆伤寒之类也。"这就是一个例证。

(四)痰热气喘

当病人素有痰浊较厚的情况下,通过外感化热或痰浊化热时,就会出现明显的"痰热气喘"。通常表现为发热、胸闷、气喘、气浊、苔黄腻、胸背上部皮肤如油、黏浊滑腻,热势较重时则可见喘带痰声。用药则也可用"黄连石膏半夏甘草汤"。与上面"肺热气喘"用药看似一样,但是用药侧重则区别很大。在"肺热气喘"中,主要是肺热为主,所以用药则以黄连、石膏为君药,用法半夏或清半夏稍微清热化痰、降逆平喘,用生甘草滋阴生津。而在这里"痰热气喘"中,则以清半夏为君,黄连、石膏为臣药。两者用药的侧重点是不同的。痰热重,则加鱼腥草、冬瓜子、海蛤粉等,以辅助清化热痰;热重可加黄芩、知母;津伤则可加芦根、天花粉等以滋阴生津;若气逆较重,则可加陈皮、苏子、莱菔子等,以降气平喘。总之,方药的应用,应当紧随病机、应势而为,组方,则当精准而灵动。

这种"痰热气喘"的情况,相对于"寒痰气喘"要少见得多。但危害程度却要大很多,一般来说,"寒痰气喘"失治,往往会迁延而导致慢性"哮喘";而"痰热气喘"如果失治则可能会导致高热失控、损伤脏腑。

在上面讨论的"热喘"中,在外感病人出现高热的时候,常常可以看到"气粗""气喘"的症状,这是因为肺气在受热之后,出现肺气"实而满"

的情况。大家都知道"脏气"应当"'满'而不能'实'";肺气一旦出现"满"而"实"的情况，则必然会出现"气逆、气喘"的情况。例如常见的所谓"肺炎发热"而出现的"气喘"，就是这种情况。

所谓的"肺热气逆"，就是指当出现肺热时，由于肺热而导致的"喘促、气逆"。在常见的风寒外感中，这种"肺热气逆"如果细分来，也常有两种情况，一种是"风寒化热干肺"，一是"高热气喘"，这些情况都很常见。

三、水喘

在风寒外感中出现的"气喘"症状，常见的除了上述的几种情况以外，还有一种"水喘"，也比较多见。

"水喘"一般包括三个方面：一是"误水致喘"；二是"积液致喘"；三是"阳虚水泛"。

（一）"误水致喘"

所谓的"误水致喘"，是在伤寒外感的治疗和康复期间，病人因为不适当地饮水，导致出现气喘的情况。在《伤寒杂病论》中仲景就说了："发汗后，饮水多，必喘；以水灌之，亦喘。""夫病患饮水多，必暴喘满。"这些情况，基本都是病人的调护不当所造成的，一般来说不需要特别用药，这种"气喘"基本上休息一段时间后都会自行恢复。

（二）"积液致喘"

所谓的"积液致喘"，是在伤寒外感中失治或护理不当，导致病情加重，出现"胸腔积液"或"心包积液"的情况。

1. "胸腔积液"

由于病情的发展导致病人出现"胸腔积液"，从而出现胸闷、气短、气喘、咳嗽等症状。严重的，病人不得平卧，卧则喘甚不得息，病人多见舌苔白、脉弦沉。相对来说，这些病情就比较重了。导致这种情况的原因比较复杂，有外寒直接导致上焦阳虚出现水津不化不运，从而出现积液；有失治导致上焦、中焦气化不足出现积液；有发汗之后病人大量饮水，导致水饮囤积不化，水气随脾气上升于肺而熏蒸集聚，总体是以水饮停聚上焦而发作。这种情况则需要根据《黄帝内经》"急则治其标"的原则，急当治水。身体壮实的，可用"十枣汤"攻逐水饮；体弱的可用"葶苈大枣泻肺汤"。

2. "心包积液"

这是由于病邪进入手少阴经，导致心包经"气阳两虚""阴邪泛溢"，从而出现"心包积液"的情况。病人往往有心慌、心悸、气短、气喘、手足冷或冷湿，多见出冷汗等症状，面色㿠白；脉浮促而弱，或沉细而促，这是由于病势深浅所决定的。关于用药，则要看病人体质，若新病邪实正气尚可，可直接攻邪，用"麻黄附子细辛汤"，汗而散之；若脉见虚象，则可用"麻黄附子细辛汤"麻黄减量，加白术、茯苓、桂枝、大枣、炙甘草、黄芪之属，温阳散寒，使邪从气化缓缓解散。

所谓的"胸腔积液"，乃是风寒之邪入侵"手太阴经"甚至"肺脏"所致，是典型的病邪入里的症状；所谓的"心包积液"，也是风寒之邪入侵"手厥阴经"甚至"心包"所致，也是典型的病邪入里的症状。两者在病势发展到一定程度，往往又会相互纠结而同时出现。

在感受风寒外邪之后，病邪常见的入侵路线是走"足六经"。同样的走"少阴"，也是走"足少阴肾经"更多一些，所以临床也常见很多病人在感触风寒之后，很快就出现了"急性肾炎"的情况。相对来说，风寒之邪走"手少阴心经"则相对来说要少很多，但也并不少见。常见邪损心阳而见的各种心系疾病，如"急性心肌炎"等。总体来说，风寒之邪（寒属性）常走"足六经"多；而温热之邪则多走"手六经"。（这些内容都将在后面的章节中有详细讨论。）

（三）"阳虚水泛"

由于病人因为"阳虚水泛"，也可能导致这种"水喘"。这种情况主要因为病人的脾肾肺三脏阳气虚衰，不能温化水津，导致水液停聚上焦，从而致喘。这种情况可以使用"真武汤"加"五苓散"，温阳利水、祛湿平喘。注意，这种情况下如果仅仅表现出的是"气喘"，则尚是轻证；随着病情进一步加重，就会出现比较严重的"水肿"了。

要注意，我们这里是从"风寒外感"的基础上展开的讨论，所以，最先着眼、着手的就是由此导致的"肺气"的变化情况。这是第一顺序症状。此外，由此为基础，还会出现一系列的次生症状，我们继续讨论。这里先把另一种在外感中导致"喘促"常见的情况讨论一下。

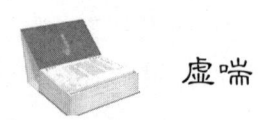

虚喘

"虚喘"则可以分为"肺气虚喘""中气虚喘""肾气虚喘"几类。

一、肺气虚喘

肺气虚喘，是由于肺气虚弱导致的喘息，一般在临床自发病中并不常见（当然，除了病人素有"肺气虚"的毛病，则也会出现这种"肺气虚喘"）。临床上常见的"肺气虚喘"，一般都是由于"误治"或"过治"严重损耗了肺气，从而造成的这种"虚喘"。例如过度"发汗"之后；或者病人"邪盛病急"，在用药调动肺气激烈抗邪，或病人素体虚弱的情况下勉强抗邪的过程之中或之后，都会出现这种"虚喘"。此外，很多"久咳"的病人，也是很容易出现这种"气喘"，这是因为久咳损伤了肺气，从而导致肺气虚。这种"虚喘"一般表现为：面色淡白、少气懒言、胸闷、气短、气喘促、肢体发颤等，寸脉弱或寸脉短（不足本位）。可用"补肺汤"直接调补；此外，如果病人的中焦尚可、中气不弱，也可以直接使用"补中益气汤"直接升提"中气"给上焦，以补肺气。

二、中气虚喘

中气虚喘，也是一般出现在"过治"或"误治"之后，发病机制与"肺气虚喘"基本相似，不过是病势上更重一些。一般来说，有出现"中气虚喘"的病人，大多会出现"肺气虚喘"的。因为导致这种"中气虚喘"的一个最直接的原因，就是病人在治疗的过程中被"损耗肺气"之后，又进一步"损耗中气"。可以使用"补中益气汤"或"补中益气丸"之类，去补益中气。也可以配合饮食调补，如热粥、药粥等。

这里要提醒一下，在"中气虚喘"之中我们推荐使用的是"补中益气汤"方。但是要注意，如果病人同时存在"肾气虚喘"（肾不纳气）的情况，在用药中柴胡、升麻的使用就要注意控制用量了。如果使用过量，这两味药的这种升提会直接强行升提"肾气"的，从而导致"肾气"更虚的情况。

三、肾气虚喘

在外感病中出现"肾气虚喘"的情况也很常见，主要原因有两方面：第一是病人素有"肾不纳气"的肾气虚喘；第二是在外感病误治或失治的情况下，也会看到由"损伤肾气"而导致的肾气虚喘。

（一）"肾不纳气"导致的肾气虚喘

所谓的"肾气虚喘"，是病人由于"肾气不足"导致的呼吸浅短、气促气喘的情况。一般情况下，这种"肾气虚喘"是单独存在的，由于肾的"纳气"能力不足，导致肺在吸气时"沉气浅短"，不能下达腰肾，所以出现了"肺气满喘"的表现。此证的病因，在于肾气不足，收摄无力。这种情况的治疗，可以使用"金匮肾气丸"随证加减使用。

（二）"肾不纳气"病久导致"水不生金"而出现的肾气虚喘

在病人"肾不纳气"久病的情况下，因为"金水相生"的原因，所以在肾气久虚的情况下，必然会出现"水生金"的不足，就会进一步表现出虚损"从肾及肺"的表现，从而导致这种"虚喘"进一步加重。这种情况的治疗，可以使用"金匮肾气丸"配合"补肺汤"使用。

（三）"肾不纳气"与"风寒外感"合邪所致的气喘

素有"肾不纳气"的病人在"外感受邪"之后，更容易出现"喘证"。原因很简单，在平时病人由于"肾气不足"导致的"肾不纳气"，从而出现"虚喘"。此时病人的呼吸本来就很浅短，所以当病人感受风寒之后，由于肌肤腠理的宣发途径被郁，导致"肺气有余"，所以就会比平常人更容易出现"气促、气喘"的症状。

在治疗上，这种"气喘"需要从两个方面来着手：第一就是"宣发肺气"；第二就是"补肾纳气"。

要注意，一般来说这种病人即使有"实喘"，在用药上还得顾及"肾不纳气的虚喘"为主，不可肆意"宣发"的。如果只知道"宣肺平喘"，则会加重"肺气、肾气"的进一步衰弱，反而会加重"气喘"的症状。

从根本上来说，"肾气虚喘"直接与两方面相关，首先就是"肾气不足"，其次就是"肾损及肺"。随着病情的逐步发展，这两方面会交织起来加重这种"肾气虚喘"的症状。这些都只是病人自身出现的情况，属于"虚证"的范畴，与外感发病是无关的。

但是，在外感病误治或失治的情况下，也会看到由"损伤肾气"而导致的"肾气虚喘"。这一类病人，本身没有"肾不纳气"的症状，但是在"外感风寒"的迁延、误治、失治之后，也可能会出现这种"肾气虚喘"。这种情况一是出在病邪"传经深入"少阴经的时候；还有一种是久病之后"损伤肾气"所致。

总而言之，在伤寒外感中，出现"喘证"的情况非常多。上面讨论的一些，仅仅是在最常见的风寒外感中最容易出现的一些病变。

发　热

在风寒外感中，经常会出现"发热"。所谓的"发热"，也叫"发烧"，是一种常见的生理、病理上的症状表现。人体的体温的维持与调节，是在体温中枢控制下完成的。它主要依赖于产热与散热的动态平衡，一旦这种平衡被打破，产热大于散热，人体体温便会升高。由于某种原因，使人体体温超过正常值0.5℃以上，即可称为"发热"。人们一般也称它为发烧。

在临床中，按发热的高低，"发热"一般被分为4个分级。

低热：37.4～38℃；中等度热：38.1～39℃；高热：39.1～41℃；超高热：41℃以上。

一般来说，在风寒外感中，出现"发热"的情况很多，常见的有"郁热""邪热"两大类。在疾病的迁延、误治、失治之后，还可能出现"虚热""正气来复发热"等发热表现。

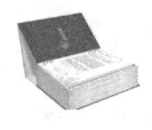

郁热

所谓的"郁热"，是指当风寒之邪在入侵肌表腠理时所出现的发热。

一、分类

一般来说，"郁热"可以分为两种情况：一是"正气被郁"，一是"风邪被郁"。

（一）正气被郁所致的郁热

由于"肌肤腠理"是"卫气""肺气"的循行通道，现在被"风寒"等外邪侵占了，就会导致"卫气""肺气"的正常循行受阻，"卫气"不能正常通行，"肺气"不能得到正常宣发，从而导致"卫气""肺气"在腠理处出现大量的壅滞。经文曰："气有余，便是火。"所以当壅滞达到一定值的时候，就会出现"发热"的症状表现。这种"郁热"，一般可以用"宣发腠理"的方法，把"风寒外邪"从肌肤腠理直接"宣散"出去，"卫气""肺气"的循行就能得到正常通行，由此而发的"郁热"也就随之而解了。这种情况，用药可以使用"麻黄汤"，注意好用法，绝对可以做到"覆杯而愈"。

（二）风邪被郁所致的郁热

前文中，我们已经讨论过，"风邪"有"寒""热"两种属性，当病人感触"风寒外邪"中，"风邪"的属性偏于"热"的时候，这种"风热"之邪入客肌肤腠理的时候，除了会导致"卫气""肺气"被郁滞而出现"郁热"，"风邪"在肌肤腠理的壅滞中，也会出现"郁热"。这种由于"风邪"郁滞导致的"郁热"，一般表现为发热较快，起势明显要比"正气郁热"来得快些，热势也会更高一些。这是属于明清以来后世所谓的"温病"的范畴。这时的用药，要分为两个方面去考虑："风邪"和"寒邪"，往往都是合并同时出现的。所以，在"风邪"出现"郁热"的同时伴有明显的"寒邪"，脉象多见"浮紧而大"，则可以使用"麻黄杏仁石膏甘草汤"；如果相伴的"寒邪"不明显，脉则多见"浮大"，则可以使用"银翘散"，辛凉宣散。

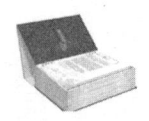

邪热

所谓的"邪热"，一般多指风寒之邪"入经、入脏腑化热"。常见的有"太阳经发热""阳明经发热""少阳经发热""邪热入肺发热""邪热入胃、大肠发热""邪热入心包发热"等。而"太阴经发热""少阴经发热""厥阴经发热"则相对来说要少见一些。"邪热"一般热势都比较高，容易出现高热、超高热；当然在用药，或其他方法散热之后，也会出现"低热"。

一、太阳病发热

太阳病发热一般可分为两大类，一类是"太阳中风"发热，一类是"太阳伤寒"发热。当"太阳经"开始受邪发病的时候，基本多会开始出现一些全身性的症状。而且随着疾病的从轻到重的发展，症状也会明显从轻加重。其实，这也是一种"传经"，是在本经中，病邪从浅入深的传递、发展。

在《黄帝内经·热病》中说："夫太阳主气，故先受邪。"《素问·评热病论》作："巨阳主气，故先受邪。"意思相同，说的都是"太阳经"是主宰"诸阳"之气的，是人体的防御部队和战斗部队，从最初的"边境"一线战场,到入里的二线、三线战场,太阳经都有非常重要的抗邪、防御功能。正是由于"太阳经"准军事化的防御机制和战斗机制,也就决定了在"外邪"入侵的时候,"太阳"是首先反应、最先投入战斗的。这就是所谓的"故先受邪"。至于"太阳主气"的意思,在《素问·热论》篇中做了更详细的解释,经中说:"巨阳者,诸阳之属也,其脉连于风府,故为诸阳主气也。"说的就是"太阳经"是"诸阳之属"。所谓的"诸阳之属",就是说身体各个部分的阳气,与太阳经都有统辖的关系。这句非常重要,真正理解了这句话的含义,就能在治疗"内证"的时候,也能精准地调动"太阳经"的力量来抗邪。

(一)"太阳中风"发热

太阳经中风的发热,往往伴有汗出、恶风的全身症状。脉象多为"浮缓"。这是太阳经被"偏阳性的风邪"所侵入,风之阳性主开泄,所以表现为腠理疏泄太过,汗出不收。《伤寒论》中仲景说:"太阳中风,阳浮而阴弱。阳浮者热自发,阴弱者汗自出。啬啬恶寒,淅淅恶风,翕翕发热,鼻鸣,干呕者,桂枝汤主之。"

"阳浮而阴弱"有两方面的意思:一方面是说"肝阳浮动、肝阴不足";另一方面是说"卫阳太过、营阴不足"。其实,两者是一个意思,都是由于感受"风邪"之后出现的"阴阳失衡"的情况。两者一个说的是本原,一个说的是表象。只是表现和作用所在不同而已。

《素问·阴阳应象大论》中说,"风"与"肝木",本是"同气",是同根同源的东西。所以,当人在感冒"风邪"的时候,这种"风邪"对"肝阳、肝气"就是一种"补",所以会导致"肝气"的亢盛。而肝主疏泄,由于肝气的亢盛,必然会导致其"疏泄"的太过。在人体的五脏,在五行生克关系中,肝属木、肺属金,是"金克木"的关系;而在五脏脏气升降转化中,肝气又是生发上升给肺,一方面补充"肺气",一方面生成"卫气",是"卫气"生成的重要来源之一。此外,卫气的宣发,也秉承了肝气疏泄的一些属性。可以直观地去理解,通过或借助肺气的宣发,也是肝气疏泄的一个重要途径。所以当感受"风邪"之后,往往会出现病人肌肤腠理"疏泄太过"的症状。这就是所谓的"阳浮"。而"阳浮者热自发",所以感受热属性的"风邪",会表现出"发热"的症状。这是从根本上去阐述的病理变化。

同样,在"肝气"亢盛的时候,也会导致"卫气"的亢盛。上面说过了,"肝气"是"卫气"生成的重要来源之一,当"肝气"亢盛的时候,单位时间内,升发提供给肺,以供应生成的"卫气"就会更多,这也是"阳浮"的意思。

所以，这里的"阳浮"，有两个意思：第一就是"肝气"亢盛；第二就是"卫气"亢盛。两者都属于"阳"，而"阳有余"就会发热，所以就会出现"阳浮者热自发"的病理表现。

这里的"阴弱"，也有两方面的意思：第一，由于"肝气"相对亢盛，则必然会出现"肝阴"相对不足；第二，腠理部分的"卫气"亢盛，必然会出现"阴津"的不足。这两组表现，一在脏腑，是肝脏突然得到"风气"的补益，而出现的"肝气（阳）强肝阴弱"的表现；一在肌肤腠理，是"卫气"突然亢盛，而出现的"阴津"相对不足的表现。这就是所谓的"阳浮而阴弱"。

因为"阳浮者热自发"，所以由此而导致的发热，只要把"多余"出来的"阳"疏泄出去，即可解决这里"发热"的病因。治疗上可用桂枝汤。

（二）"太阳伤寒"发热

太阳经在感受风寒所导致的"发热"，是临床最常见的发热症状。

一般来说，太阳经伤寒导致的发热，都是属于"邪实"的情况，一般这种发热，不必使用"清热药"治疗，而是根据病邪的属性，以及导致生理功能改变的情况，重新打开太阳及其相关的腠理肌肤，使外邪得以宣散排解，直接解除"发热"的外因，则"发热"即可随之而解。宣散太阳寒邪，可以使用"麻黄汤"或"麻黄系列汤方"。

二、阳明经发热

（一）阳明发热之高热

在感受风寒之后，病邪从"太阳"继续向里入侵，在进入"阳明"的时候，往往会出现明显的高热。在临床中，常常可见病人的发热热势会出现很快升温，常常会达到40℃左右，并且容易在高热区徘徊。

在常见的风寒外感中出现的"阳明发热"，常见的有两大类：第一是：热在经络，即白虎汤证系列；第二是热在脏腑，即承气汤证系列。

1. 热在经络

当病邪进入阳明经出现比较严重"化热"的时候，病人会出现快速体温升高的表现，热势很快就会突破39℃，甚至达到40℃以上，会出现口干、口渴、恶热等表现，甚至高热、神昏、谵语等症状表现。在病势开始的时候，还会有明显的"恶风、畏寒"的表现，但是随着病势的发展，很快就会出现"不恶风、畏寒"的表现，这就是病邪在从太阳经进入阳明经的过程，随着"恶风、畏寒"的逐步减轻，也就标志着病邪在逐渐离开太阳经进入阳明经；如果高热同时，始终伴随有"恶风、畏寒"的表现，则是太阳经病邪始终没有完全离开，这就是所谓的"太阳阳明合病"的表现。这种合病，可以使用"麻杏石甘汤"，两解其热。当病邪离开太阳，全部进入阳明的时候，则会出现高热而不恶风、畏寒，则可以使用"白虎汤"清退高热。两者的舌苔和脉象上，区别表现也很明显，当外邪开始从太阳经进入阳明经的时候，舌苔往往开始从"白苔"或"薄黄苔"，开始转"黄苔"或"黄燥苔"；脉象也会从太阳经病的"脉浮紧"转"脉浮促、浮数"，进入阳明之后，脉象则从"脉浮数"开始转"脉浮大"甚至是"脉洪大"。在病邪从太阳经到阳明经的不同阶段，脉象会表现出不同的变化。注意分别这些舌苔、脉象的变化，可以及时发现疾病的发展和走向，可以为准确用药提供必要的临证依据。

此外，若见高热、舌干苔燥、烦渴等症，可适当选用"白虎加人参汤"。

2. 热在脏腑

太阳病误治或失治之后，或当邪热进入阳明经迁延日久，则可能会导致邪热壅滞于阳明腑中，常见的如胃中燥结、大肠燥结等承气汤的症状。此时也会出现高热、神昏、舌苔干燥或起芒刺，严重的甚至会出现黑苔，脉象多见"数大""洪大"或"洪数"等，根据不同的临床症状，可以适当选用"承气汤"系列方。尤其是有些"热极"反而出现的"寒证"的情况，出现身体畏寒、怕风、脉"沉细"或"沉伏"或"沉微"等，症状极具欺骗性。这种情况，可用冷水试探，如果病人是真的"寒证"，则不喜欢喝冷水；而若是"热极似寒"，则其热在内，"格阴"于外，出现"外极寒而内极热"的情况，所以喜欢喝冷水。这种情况的治疗，尤其要注重"急下存阴"。在辨证用药时，一定要注意鉴别。这部分的内容，在日常所见的"高热"中，相对出现的比重较小；而在"温病"中，则非常多见。

（二）阳明发热之潮热

所谓的"潮热"，就是热势起伏，如潮水一涨一退。一般来说，"潮热"基本不会出现"大热""极热"的情况（但也有，较少见。）在阳明病中出现"潮热"，一般都提示大肠已受邪。

阳明病潮热，大便微硬者，可以大承气汤。

二阳并病，太阳证罢，但发潮热，手足漐漐汗出，大便难而谵语者，下之则愈，宜大承气汤。

阳明病，脉浮而大（一作紧）者，必潮热，发作有时，但浮者，必自（一作盗）汗出。

动作头痛，短气，有潮热者，属阳明也，白蜜煎主之。

白蜜煎方

人参一两　地黄六两　麻仁一升　白蜜八合

上四味，以水一斗。先煎三味，取五升，去滓，纳蜜，再煎一二沸，每服一升，日三夜二。

阳明病，发潮热，大便溏，小便自可，胸胁满不去者，与小柴胡汤主之。

阳明病，谵语，发热潮（一作潮热。当是），脉滑而疾者，小承气汤主之。

阳明病，谵语，有潮热，反不能食者，胃中必有燥屎五六枚也；若能食者，但硬尔，宜大承气汤下之。（《伤寒论》）

要注意，热在阳明腑的时候，出现的发热表现最为复杂，从"微热"，到"潮热"，到"大热"，到"热极"，都有可能出现。涉及"承气汤"系列的用药中，要注意两方面：第一，下不嫌迟；第二，急下存阴。这两个方面，虽然看起来似乎相左，但各自都有必须恪守的原则，必须要严格注意。

汗与杂病

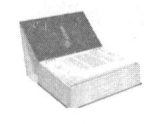

关于汗

一、汗的来源

汗,是人体表皮排出来的水分。

很多人都会认为,汗是从"毛孔"中排出的。这种说法并不准确的。人体的表皮都有排汗的功能,包括在手掌、脚掌这些没有"毛孔"的部分,也都是会排汗的。所以,汗,不仅仅是从"毛孔"排出的。

在《素问·宣明五气论》中说"五脏化液:心为汗,肺为涕,肝为泪,脾为涎,肾为唾,是谓五液。"这里说的,汗是一种正常的体液,与"心"有关。同时因为"心主血",所以就有了"汗血同源"的说法,说的就是这个关系。因此,在治疗中还由此衍生出"脱血者勿汗,脱汗者勿血"的警诫,说的就是,对于失血较多的病人,是不能轻易给他发汗的;同样,发汗(出汗)太过的病人,是不能轻易给他动血之药的。

其实,人体的汗,并不完全是出自于"心"的。例如在《素问·经脉别论》中就说:"饮食饱甚,汗出于胃。惊而夺精,汗出于心。持重远行,汗出于肾。疾走恐惧,汗出于肝。摇体劳苦,汗出于脾。"可见,汗是可以从不同的部位、不同的脏腑透出的。其实,这句话还有更深层次的意思。即汗,在特殊的条件下,是可以从脏腑通透到肌肤腠理的。掌握好这里面的东西,在很多邪传脏腑的治疗中,是可以加以利用的。

二、汗的治疗

学"伤寒"的,估计没人不知道"无汗用麻黄,有汗用桂枝"的"名言"吧?

这句话是不正确的,个人比较反对。

夏月伤寒,多有"汗出"者。"汗出"就不可用麻黄?"汗出"而"脉浮紧",也不可用麻黄?

要知道，该不该用麻黄，要看"脉"。

例如要看脉"浮紧"与否。"浮紧"之脉，可用麻黄的。"浮紧"而"汗出"，一样可用麻黄的。在《伤寒论》中，有汗用麻黄的条文也很多，例如经文"汗出而喘，无大热者，可与麻黄杏仁甘草石膏汤主之"，就是典型的病人已经有"汗出"而继续使用"麻黄"的例子。所以说，学习经典，决不能人云亦云，更不能先入为主。

三、发汗的时机

1. 或问："我已有汗出，为何还要发汗？"此不知"汗"者也。

你脉"浮紧"，即便是已经"汗如雨下"，又如何？只要脉依然"浮紧"，你的那个"汗"，就不是我要的"汗"。所以，即便是有汗，也一样需要通过"发汗"来"止汗"。

2. 或问："汗，也有不同？"此不读经者也。

《素问·经脉别论第二十一》曰："饮食饱甚，汗出于胃。惊而夺精，汗出于心。持重远行，汗出于肾。疾走恐惧，汗出于肝。摇体劳苦，汗出于脾。故春秋冬夏，四时阴阳，生病起于过用，此为常也。"

看似一样的"汗"，来路是不同的。

这个"汗"，是不是你要的"汗"？

你每天都是"汗出如水"，可脉"浮紧"依然。你的这个汗，就出的不对路子。只要还是"脉浮紧"，即使病人有这种"不对路子的汗"，一样还是可以用"发汗"，来"止汗"的。所以，不能够简单地使用"无汗用麻黄，有汗用桂枝"来教条地看待。应该着眼于"当汗、不当汗"的问题，该用就要用。

3. 或问："寒，闭腠理。不是就应该无汗？——此不知腠理者也。

"有汗出"，不等于"腠理开"。"腠理闭"，不等于"无汗出"。

因为："腠理"，不等于"毛孔"；"腠理"，不等于"汗孔"。

"腠理"是一个贯穿很深的体系，从最外的"毛皮"。一直贯穿到最深的"脏腑"。是一个非常庞杂的体系。

"毛孔"，只是"毛孔"。

"汗孔"，也只是"汗孔"。

它们不是等同关系的。

仲景在《金匮要略·脏腑经络先后病脉证》中，就分明说了。

"腠者，三焦通会元真之处，为血气所注。"

"理者，是皮肤、脏腑之纹理也。"

看清楚了，是"皮肤、脏腑之纹理"。而不是"皮肤之纹理"。

"腠理闭"，不等于"汗孔闭"。

虽然很多时候，"腠理闭"，也会导致"汗孔闭"而无汗。

但是，也一样有"腠理闭"，而"汗孔未闭"。一样是可以"有汗出"的。

中医，这些最基础的理论、最基础的知识点，不逐一厘清，能不糊涂吗？

更多相关内容，请参《医道宗源（一）》中的"腠理篇"。

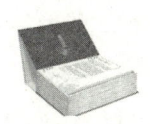

关于杂病

上面，我们比较系统地讨论了一下"感冒的一些常见症状"。有没有一些自己的感想呢？

这些"感冒的一些常见症状"，有多少，就是现在中医内科中的"杂病"？大家可以回想一下，这其中的哪些症状、哪些病症，是现在常见的一些杂病？

结合《金匮要略》一起看《伤寒论》，看看《金匮要略》中，有多少"杂病"，都是从"伤寒"中转化出来的？那么有什么是需要临床中好好注意的呢。

一、治病求本

仲景在卷首自序中说："虽未能尽愈诸病，庶可以见病知源；若能寻余所集，思过半矣。"这句话是什么意思呢？仲景说，这样虽然做不到能够治疗所有的疾病，但是可以做到见到一个疾病，就能知道这个疾病的源头是什么。如果能把我所归集的这些理论都掌握了，应该可以解决绝大部分的疾病的。强调了要"见病知源"。

"见病知源"，什么是"源"？"源"，就是最初始的、最本来的。所以，"源"，就是"第一病因"。

"治病必求于本"，"第一病因"的这个"本"，在哪里？

"肝肾阴虚"？是谁，导致了"肝肾阴虚"？

"脾肾阳虚"？又是谁，导致了"脾肾阳虚"？

二、病因总述

传统中医理论中的"病因"很简单，就是"三因"。即"内因""外因""不内外因"。

而仲景的《伤寒杂病论》的讨论就更简单了，只是重点讨论了"外因"中的"风、寒"两种病因的大略致病情况，以及涉及一点点"暑、湿、燥"的致病，以及一点点其他内容。

从风寒，到杂病。一点点入侵，一点点转化，每一点、每一处、每一时，都是有章可循、有迹可察的。

三、"气合而有形""得藏而有名"

仲景的《伤寒论》，讲的都是"气合而有形"的情况；而《金匮要略》中，讲的都是"得藏而有名"的情况。

六经受邪，邪气合于经络，故有病、有形，而无病名。但以某病而名之。为什么呢？就是因为此时的病邪，还是活动的，还在流走。所以，在太阳，就称其为"太阳病"，在少阴，就称其为"少阴病"。而没有定下"病名"。

邪气深藏，结于某处而为病，则可得到"某病"的"病名"。如《黄帝内经》的"伏梁""消瘅"、《金匮要略》的"诸水""霍乱"等，就有了每个疾病自己的病名。

伤寒，与杂病，本质区别在哪儿？

就在病邪有没有"定居"。仅此而已。

所以，看到"杂病"，要知道它是从哪里来的。这就是仲景所谓的"庶可以见病知源"。

四、论"邪气"

到现在，还有很多研究伤寒的学者，总是认为：身体、经脉是一个相对封闭的场所，所谓的"外邪"致病，只是"外邪"对身体气机产生的影响；而"外邪"，是不可能进入身体和经脉的。

并且由于理论，导致了在治病的时候，偏重于在体内脏腑之间进行 调、补、纠偏等，而并不太重视"抗邪"的内容。

《灵枢·九针十二原》中就说了："夫气之在脉也，邪气在上，浊气在中，清气在下。故针陷脉则邪气出，针中脉则浊气出，针太深则邪气反沉，病益。"并且，在《灵枢·小针解篇》中说得更清楚："针陷脉则邪气出者，取之上。针中脉则浊气出者，取之阳明合也。针太深则邪气反沉者，言浅浮之病，不欲深刺也，深则邪气从之入，故曰反沉也。"说的就是在经脉中，针刺

第七篇 感冒到底是怎么回事

的深浅程度，导致经脉中邪气是"透散"还是"深入"的两种趋势。

邪气是可以进入经络、进入脏腑的。也正因为"邪气"可以进入经络、进入脏腑，才有后面的"得藏而有名"。

所以，基础理论是环环相扣的，一个理论脱节，就必然会导致后续的一批理论脱节。明清以后的中医理论，为什么和汉唐时期的中医理论差异很大？为什么大家都承认医圣、承认药王，却不学医圣药王的医学体系？就是因为理论的脱节，导致抱着明清的中医理论，却无法理解汉唐的中医理论。

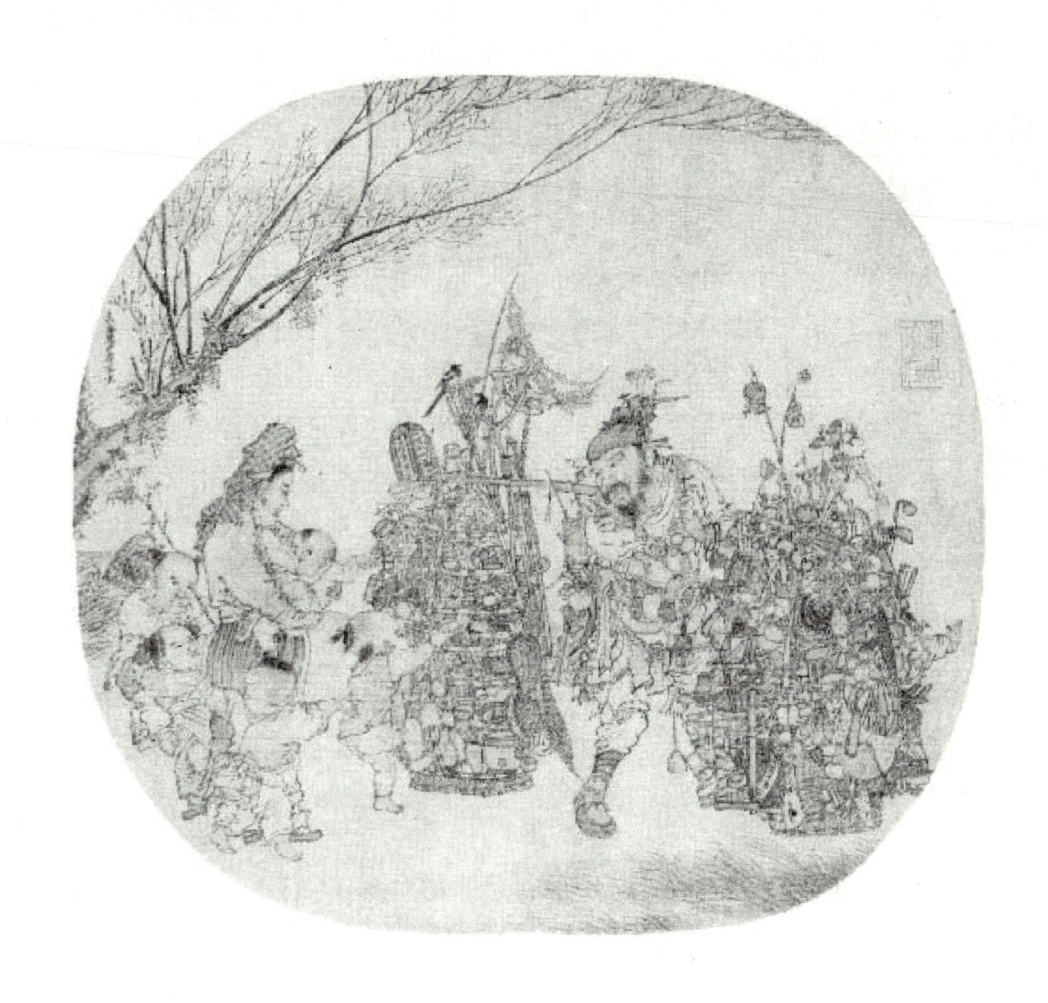

后　记

　　本书，我们在"伤寒"方向进行了展开讨论，即一般情况下"太阳病""阳明病"的发病情况，以及后续的可能传变方向等。这个是我们临床最常见、最基础、最多用的核心基础。也是仲景理论架构中"常"的内容。虽然仲景在伤寒的"太阳病篇""阳明病篇"的阐述，篇幅都是非常大的。但是，关于"寒"的核心内容中，"常"的部分，就这么点。

　　关于《伤寒论》的学习，基本所有的学习者，都会选择"逐条学习法"。就是死守着仲景的伤寒条文，一条一条地啃。其实，这是一种笨办法，会把仲景的东西学僵化了。

　　其实，仲景的《伤寒论》中，可以分出两大块来。

　　一块是"常"，就是"本经层受邪"的病变表现。

　　另一块是"变"。

　　"变"的内容就多了。关于本经层的合病、并病；关于本经层的误治、失治；关于本经层的"救逆"等，都是"变"的内容。

　　"变"是建立在"常"的基础上的进一步变化。

　　所以，没有足够扎实的"常"的理解和掌握，盲目上手就学"变"的内容，是难免有困难的。就像小学数学，加减乘除都没学好，就要求同时学习混合运算。怎么玩儿？

　　所以，我们把仲景《伤寒论》的条文，按照这个原则，分成"常"和"变"的两个方面。本书系列，都是先阐述这些"常"的知识。不要小看了这些看似大家都已经非常熟悉的条文。真正理解了，仲景的整个伤寒的理论架构就搭建起来了。而这个理论架构，才是汉唐中医理论体系中，对人体理解的一个最精简的框架。这个框架中涉及的基本组方、用药，就是仲景的"脏腑用药式"。这个才是仲景理论体系的精髓。是"理"→"法"→"方药"的着重体现。

　　好吧，更多内容，敬请待续《医道宗源》的后续分册。

吴作智